临床流行病学

（第二版）

主　编：王　蓓
副主编：（按姓氏笔画为序）
　　　　　庄　勋　张开金　李君荣　赵景波　喻荣彬
编　者：（按姓氏笔画为序）
　　　　　王　蓓　东南大学　　　　王莉娜　东南大学
　　　　　庄　勋　南通大学　　　　刘　沛　东南大学
　　　　　张开金　东南大学　　　　张徐军　东南大学
　　　　　李君荣　江苏大学　　　　李国春　南京中医药大学
　　　　　陆召军　徐州医学院　　　周　玲　南京医科大学
　　　　　金　辉　东南大学　　　　范宝剑　哈佛大学
　　　　　荆瑞巍　东南大学　　　　赵景波　哈尔滨医科大学
　　　　　高　倩　东南大学　　　　喻荣彬　南京医科大学
主　审：汪　宁
秘　书：荆瑞巍

东南大学出版社
—南京—

内 容 提 要

本书由七所医学院医教授编写,共16章,主要介绍疾病的群体现象及其测量、描述性研究及其评价、病例对照研究及其评价、队列研究及其评价、临床试验研究及其评价、病因学研究及其评价、筛检与诊断试验研究及其评价、疾病预后研究及其评价、临床研究的质量控制、循证医学、临床经济学评价、医学社会学及其在临床中的应用、中医药临床研究设计及其评价、临床研究选题及设计、临床研究论文与综述的撰写及评价。本书内容丰富,实用性强。

本书可作为临床医学专业研究生、5年制和7年制本科教材,同时可供临床医生参考。

图书在版编目(CIP)数据

临床流行病学/王蓓主编. —南京:东南大学出版社,2011.2 (2021.7重印)
ISBN 978-7-5641-2624-7

Ⅰ.①临… Ⅱ.①王… Ⅲ.①临床流行病学 Ⅳ.①R181.3

中国版本图书馆 CIP 数据核字(2011)第 019670 号

临床流行病学

出版发行	东南大学出版社
出 版 人	江建中
社　　址	南京市四牌楼2号
邮　　编	210096
经　　销	江苏省新华书店
印　　刷	南京京新印刷厂
开　　本	787 mm×1092 mm
印　　张	17
字　　数	425 千字
版　　次	2011年2月第1版　2021年7月第6次印刷
书　　号	ISBN 978-7-5641-2624-7
定　　价	34.00 元

* 凡因印装质量问题,可直接向读者服务部调换。电话:025—83792328。

前 言

临床流行病学作为一门年轻而又蓬勃发展的交叉学科,将流行病学与生物统计学原理和方法应用到临床医学的各学科中,发挥着弥合临床医学与预防医学之间"裂痕"的作用。它从群体的角度全面观察疾病与健康问题,并以临床问题为中心,指导临床科研设计和实施,科学严谨地评价研究结果,以获得真实可靠的研究结论,并进一步开展循证医学实践,在提高医学科研质量的同时,提高临床医学水平。广大临床医学工作者越来越清楚地认识到临床流行病学在临床疾病的诊断、治疗、预后判断和预防中所起的重要作用,以及循证医学理念在当今医学实践中的重要性,从而越来越多地表现出对临床流行病学知识和方法学的需求。

为了使教材内容不断更新与完善,从而有助于教学质量的提高,在认真分析和总结第一版教材使用情况的基础上,我们参阅了近年来出版的多部临床流行病学相关书籍,对本教材的修订再版原则进行了详细的讨论,并就本教材适用对象、教材特色、编写章节等问题达成了共识:(1)本教材适用对象主要为临床医学类专业七年制学生和临床医学硕士生,同时也可用于临床医学五年制本科及成人继续教育。(2)第一版各个章节的实例评价部分应保留并加以更新,使之成为本教材的特色之一,同时在各章节的编写中,尽量以案例为中心,增强本教材的可接受性和实用性。(3)增加临床经济学评价,以构成完整的临床研究评价体系,增加临床流行病学在中医药研究中的应用,以形成本教材的第二个特色。(4)依照流行病学方法体系,对各章节顺序进行适当调整。在编写过程中,充分考虑到不同层次医学生的知识背景和能力水平的差异,本教材既有流行病学和临床流行病学的基本原理、方法及其具体应用,又有相关研究领域的深入、拓宽和新进展,可供授课教师和学生根据需要有选择性地采用。前十章重点介绍临床流行病学相关概念、各种流行病学方法的应用与评价以及医学研究中的质量控制,以如何科学地进行临床科研设计、测量和评价为主线;第十一章介绍了越来越受到人们关注的循证医学和 Meta 分析方法的初步应用与评价;第十二章介绍了临床经济学评价的主要内容和方法;第十三章介绍了医学社会学主要方法在临床研究中的应用;第十四章则介绍了中医药临床研究设计及其评价。这些新增章节以及原有章节的修改完善,充分体现了本教材较为宽广的实用性。为了更好地满足临床专业研究生和临床医生科研的实际需要,在最后两章中较为系统而详细地介绍了临床科研选题以及临床科研设计书、综述和医学论文的撰写方法。

本教材的编写,得到了东南大学以及参编医学院校和各位编者的大力支持,汪宁教授作为审阅人为本教材的编写做出了总体的指导和细致的评阅,对此特致以衷心感谢。

由于主编水平有限,本教材难免会存在一些不尽如人意甚至错误之处,真诚地希望授课老师和医学生提出宝贵意见,并希望同行专家予以批评指正。

王 蓓　喻荣彬
2011 年 1 月

目录

第一章　绪　论 ·· 1
- 第一节　流行病学概述 ·· 1
- 第二节　临床流行病学概述 ·· 6
- 第三节　临床流行病学的特征 ·· 10

第二章　疾病的群体现象及其测量 ·· 15
- 第一节　概述 ·· 15
- 第二节　疾病频率测量 ·· 17
- 第三节　暴露和疾病关联强度的测量 ··· 22
- 第四节　疾病的群体现象 ··· 25

第三章　描述性研究及其评价 ··· 27
- 第一节　概述 ·· 27
- 第二节　横断面研究设计与实施 ··· 30
- 第三节　其他描述性研究 ··· 36
- 第四节　描述性研究的评价原则与实例评价 ··· 40

第四章　病例对照研究及其评价 ·· 44
- 第一节　概述 ·· 44
- 第二节　病例对照研究的设计与实施 ··· 46
- 第三节　病例对照研究的常见偏倚及其控制 ··· 55
- 第四节　病例对照研究的优点及局限性 ·· 57
- 第五节　病例对照研究的衍生类型 ·· 58
- 第六节　病例对照研究的评价原则与实例评价 ·· 60

第五章　队列研究及其评价 ·· 63
- 第一节　概述 ·· 63
- 第二节　队列研究设计与实施 ·· 65
- 第三节　队列研究资料分析 ·· 70
- 第四节　队列研究中的常见偏倚及其控制 ·· 77
- 第五节　队列研究的优点及其局限性 ··· 78
- 第六节　队列研究的评价原则和实例评价 ·· 79

第六章　临床试验研究及其评价 ········· 81
第一节　概述 ········· 81
第二节　临床试验设计与实施 ········· 84
第三节　临床试验的基本类型 ········· 93
第四节　临床试验注意事项 ········· 95
第五节　临床试验评价标准和实例评价 ········· 97

第七章　病因学研究及其评价 ········· 101
第一节　概述 ········· 101
第二节　病因研究的基本方法 ········· 103
第三节　病因学研究的评价原则与实例评价 ········· 110

第八章　筛检与诊断试验研究及其评价 ········· 114
第一节　概述 ········· 114
第二节　筛检与诊断试验评价研究设计与实施 ········· 115
第三节　筛检与诊断试验的评价 ········· 118
第四节　提高筛检和诊断试验效率的策略 ········· 129
第五节　筛检与诊断试验研究的常见偏倚 ········· 132
第六节　筛检与诊断试验研究的评价原则与实例评价 ········· 134

第九章　疾病预后研究及其评价 ········· 136
第一节　概述 ········· 136
第二节　疾病预后研究的设计与实施 ········· 139
第三节　预后研究中的常见偏倚及其控制 ········· 143
第四节　疾病预后研究的评价原则与实例评价 ········· 144

第十章　临床研究的质量控制 ········· 147
第一节　概述 ········· 147
第二节　偏倚的概念和种类 ········· 149
第三节　临床研究中的偏倚及其控制 ········· 150

第十一章　循证医学 ········· 161
第一节　概述 ········· 161
第二节　循证医学实践的步骤 ········· 167
第三节　Meta 分析 ········· 173

第十二章　临床经济学评价 ········· 186
第一节　概述 ········· 190
第二节　临床经济分析的类型 ········· 190

第三节　临床经济学的评价原则与实例评价 ·············· 198

第十三章　医学社会学及其在临床中的应用 ·············· 203
　　第一节　概述 ·············· 203
　　第二节　医学社会学的研究方法 ·············· 206
　　第三节　社会流行病学研究方法 ·············· 210
　　第四节　当前医学和病患中的某些问题 ·············· 212

第十四章　中医药临床研究设计及其评价 ·············· 219
　　第一节　概述 ·············· 219
　　第二节　中医药临床研究特点 ·············· 221
　　第三节　中医药临床研究的主要领域及其常见设计类型 ·············· 222
　　第四节　临床流行病学在中医药研究中面临的挑战 ·············· 226

第十五章　临床研究选题及设计 ·············· 232
　　第一节　概述 ·············· 232
　　第二节　临床研究选题的原则 ·············· 235
　　第三节　临床研究设计的主要方法 ·············· 237
　　第四节　临床研究设计步骤及设计书的撰写 ·············· 240

第十六章　临床研究论文与综述的撰写及评价 ·············· 250
　　第一节　临床研究论文撰写 ·············· 250
　　第二节　综述的撰写 ·············· 259
　　第三节　论文和综述的评价 ·············· 261

主要参考文献 ·············· 263

第一章 绪 论

临床流行病学(clinical epidemiology)是20世纪70年代后期在临床医学领域发展起来的新兴学科,是一门将流行病学原理和方法应用于临床诊断、治疗、预后判断、医学决策及临床医学研究等方面的方法学,对临床医生研究临床医学问题具有重要的指导意义和实用价值。它采用现代流行病学、医学统计学、临床医学及医学社会学的原理和方法来改善临床科研和临床工作,是临床医学的基础学科。

第一节 流行病学概述

流行病学(epidemiology)是一门医学基础学科,是探索疾病病因、开展疾病防治、促进人群健康、制定公共卫生政策和策略的重要工具。流行病学以人群为研究对象,通过对人群中疾病和健康状况的分布特征及其与环境、遗传等影响因素关系的研究,探索、建立和评价疾病防治的策略和措施。因此,流行病学对在群体水平上预防、控制乃至消灭疾病起着重要作用。

一、流行病学发展简史

如同临床医学的发展一样,流行病学也是在人类与疾病斗争的漫长历史中逐渐形成并发展起来的。随着人类对疾病认识的深入和人群疾病谱的变化,流行病学作为一门学科其研究范围及应用更加广泛和成熟。

(一)流行病学的起源

早在公元前,希腊医生希波克拉底(Hippocrates,BC 460—375年)在他的著作《论空气、水和地区》和《论瘟疫》中就提出了"流行病观察"及"环境在疾病的发生中起重要作用"的理论,并用"流行病(epidemic)"来表示疾病的流行。希波克拉底认为,气候变化和季节特征与疾病的消长有关;通过对空气、地域和水的观察可了解环境对疾病的作用,并强调物理因素对健康和疾病的影响。两千余年来,这一观点始终是人们认识疾病的理论基础,也是希波克拉底对流行病学的重要贡献所在。中国最早在《史记》(2 300余年前)中已用"疫"、"大疫"等来表示疾病的流行。

早年的病因学理论中的传染理论则起源于古代对病人的隔离措施,如中国早在隋唐时期为隔离麻风病人而设有"疠人坊";意大利于15世纪中叶规定外来船舶需在海港停留40天以接受检疫。这是流行病学的最初阶段,此期流行病学仅限于对疾病的简单描写与记载,缺乏系统的分析。

1683年显微镜的发明使科学家得以识别微生物,促进了传染理论的发展,并在距今一百多年前发展为细菌理论。

(二)流行病学学科形成期

自18世纪末至20世纪初,流行病学逐渐形成了独立的学科体系。此期出现了许多通过流行病学研究而有效控制疾病的经典范例。

1747年,作为临床流行病学的先驱,英国海军外科医生James Lind开展了流行病学史上第一项实验流行病学研究,对12名患坏血病的海员进行了分组的治疗试验,结果证实新鲜水果可预防坏血病。由于缺乏对相关疾病的了解和难以建立因果推断,直到1920年,坏血病才被一致认可为与饮食缺乏维生素C有关。

英国医师Jenner于18世纪末发明接种牛痘以预防天花。1844年,奥地利维也纳医院的产科医生Semmelweis观察到有大量产妇因产褥热而死亡,他通过回顾性群体调查分析后,提出了产褥热是由于做尸检的医生因未洗净黏附在手上的感染性物质而将其带入产妇体内所致,用含氯溶液充分洗手可使产褥热的发生大大减少。该成果比李斯特的无菌术早18年,比巴斯德的消毒理论早30年。1848年,英国医师John Snow对当时伦敦宽街的霍乱流行进行了详细的调查研究,应用标点地图法观察霍乱病例的分布,同时结合水泵站的供水分布,提出了宽街霍乱流行与该区水泵站供水有关,并进一步通过关闭该区域的供水泵站,使霍乱流行得到控制,从而论证了"霍乱经水传播",该结论比从粪便分离出霍乱弧菌早了近30年。这一流行病学现场调查、分析与疾病控制的经典实例提示在病原不明的情况下,流行病学即可发挥其独特的作用。

17世纪中叶,英国伦敦的医师John Graunt等人开始对社区的出生与死亡数字进行研究,并注意到急性和慢性疾病的死亡率在性别、城乡和季节分布等方面有差异;应用卫生统计学理论对英国的死亡率周报进行分析,提出了在死亡研究中用生存概率和死亡概率来代替绝对数和死亡比的方法;他在实践中还认识到在流行病学研究中设立比较组的必要性;编制了历史上第一份寿命表,并提出用寿命表技术来比较不同国家的健康水平。因此,Graunt被认为是早期流行病学方法研究的先驱。18世纪,英国统计总监William Farr用生命统计来研究各种公共卫生问题,他对"特异危险度"、"超额危险度"、"人年"、"生存概率"及"标化死亡率"等重要概念的提出和使用具有突出的贡献,William Farr不仅是现代流行病学的奠基人,还是公共卫生运动的先驱之一。

在流行病学方法研究和流行病学实践取得巨大成就的推动下,1850年,在英国伦敦首次成立了流行病学协会;1863年,首次出现了"科学的流行病学家"的称谓。这些均标志着流行病学学科的形成,此后,流行病学作为一门独立的学科逐步走入医学生的课堂。伴随着数位流行病学奠基人的过世,1870年,流行病学发展的第一纪元宣告结束。

此后的半个世纪,随着微生物学的发展,包括Louis Pasteur(1822—1895)建立了微生物理论和巴氏杀菌法,Robert Koch(1843—1910)分离鉴定出结核杆菌和霍乱弧菌,并建立了确定微生物为致病因子时的Henle-Koch 4条原则,流行病学逐步向基于病原学单病因理论的传染病流行病学过渡。流行病学在这一时期的发展,形成了传染病在人群中流行过程的三个环节理论,即传染病的流行是由传染源、传播途径和易感人群三者共同存在所致。

(三)流行病学学科的复兴与发展期

20世纪上半叶,在认识到病原微生物单因素理论并不能解释所有疾病病因的前提下,流行病学研究又迎来了蓬勃发展的新时期。

1914—1917年,Goldberger在三所孤儿院、两所疗养院和一所监狱进行了糙皮病的人群干预试验,发现糙皮病并非传染病,而是由于膳食中缺乏某种营养素所致。该结果较Elvejhen鉴定出糙皮病的病因是尼克酸缺乏要早20年。20世纪30年代,对水中氟含量与龋齿发病的研究结果促发了在美国密歇根Grand Rapids开展的一系列饮水加氟预防龋齿的干预试验。

人类疾病谱的变迁促进了传染病流行病学向非传染病流行病学的发展,随着人群健康状态的改善,期望寿命日益增高,导致了与年龄相关的慢性疾病如心脏病、癌症等发病率的增加,这一现象引起了流行病学家的重视。1948年英国Doll与Hill关于吸烟与肺癌关系的病例对照研究及1949年在美国弗明汉(Framingham)开展的大规模心血管病危险因素的队列研究,开创了慢性非传染性疾病病因研究的新天地,对现代流行病学学科框架的建立起到了极为重要的作用,被认为是流行病学新时期的开始。

在方法学上,病例对照研究方法在20世纪上半叶得到快速发展和广泛应用。40年代末,Doll和Hill关于吸烟与肺癌关系的病例对照研究引导出了队列研究;1951年Cornfield提出了相对危险度和比值比的概念与计算方法;1959年Mantel和Haenszel提出了著名的分层分析法;60年代Miettinen等发展了配比、偏倚、混杂及效应修饰等概念与研究技术。这些成就构成了现代流行病学方法的基本框架,而对这些方法的应用和实践,使现代流行病学呈现高速发展的趋势。

在传染病研究方面,1954年,由Salk组织开展了大规模的脊髓灰质炎疫苗现场试验,该试验涉及美国、加拿大和芬兰的150余万儿童,不仅证实了疫苗的保护效果,并为人类最终消灭脊髓灰质炎奠定了基础。

流行病学在此期的主要特点是研究范围由传染病扩展到一切疾病和健康状况,同时表现出向整个卫生领域甚至某些非卫生领域扩展的倾向,研究方法更趋系统和精细。1983年由Last主编的第一版《流行病学辞典》的正式出版标志着流行病学学科已得到了医学和公共卫生领域的广泛认可。

流行病学在其发展过程中形成了许多分支学科,且各分支流行病学正在飞速发展,如针对不同暴露因素的环境流行病学、职业流行病学和营养流行病学;针对不同疾病的传染病流行病学、肿瘤流行病学、心脑血管病流行病学、伤害流行病学;针对不同研究对象的临床流行病学、老年流行病学;使用不同研究技术和手段的遗传流行病学、分子流行病学等。各分支流行病学的基础是现代流行病学的理论和方法,而它们的共同点均是以人群为研究对象,反映了所有分支流行病学均服务于预防和控制人群中疾病的发生、改善人群健康水平这一目标。

随着流行病学应用领域的不断拓宽及研究方法的不断完善,流行病学发展的必然趋势是病因分析和干预措施效果评价并重;并同时关注测定个体暴露于危险因素后的疾病结局和衡量社区获得的干预或预防措施对疾病防治的效果。因此,流行病学不仅是医学科学研究中重要的方法学,更是促进全人群健康的重要手段。

二、流行病学定义的演变

在流行病学学科的形成与发展过程中,随着不同时期疾病谱的变化以及流行病学研究应用领域的扩大,流行病学定义也经历了一个逐步完善的过程。

流行病学的英文epidemiology来源于希腊语epi(在……之中、之上)、demos(人群)和logos(研究),可直译为"研究人群中发生的事件的学问"。

早期的流行病学被认为是研究疾病流行尤其是传染病流行的科学。1927年Frost将流行病学定义为"流行病学是关于传染病的人群现象和传染病的自然史的科学……";1931年,Stallybrass提出"流行病学是关于传染病的主要原因、传播蔓延以及预防的学科"。

1936年前苏联的流行病学教材中将流行病学定义为"流行病学是一门研究疾病流行的科学,它研究流行发生的原因、发展规律、熄灭条件并拟订与流行病做斗争的措施"。这些定义均侧重于对传染病的研究。

随着社会经济发展和生物科学技术进步对传染病的有效控制,全球范围内平均期望寿命大幅度提高,传染病死亡率大幅度下降,疾病谱和死因谱从以传染性疾病为主向慢性非传染性疾病为主转变。1970年,MacMahon提出"流行病学是研究人类疾病的分布及决定疾病频率的决定因子的科学"。1980年,Lilienfeld在回顾过去50年间的流行病学定义以后,他认为"流行病学是研究人群群体中疾病之表现形式(表型)及影响这些表型的因素的科学"。

在20世纪80年代,流行病学的研究目标由原来的衡量疾病的发生向着探索和评价危险因素、控制疾病、改善群体健康的目标转化。流行病学定义也演变为Last(1983年和1990年)在《流行病学辞典》中所给出的:"流行病学是研究人群中与健康相关状态和事件的分布及其决定因素,以达到控制疾病和促进健康的目的"。

目前,我国在统编教材中所采用的流行病学定义是:"流行病学是研究人群中疾病与健康状况的分布及其影响因素,并研究防制疾病及促进健康的策略和措施的科学"。

三、流行病学研究方法概述

流行病学是一门应用广泛的学科,形成了一套具有严谨逻辑推理性的科学研究方法。流行病学的定义中阐述了流行病学的三阶段研究任务,即揭示疾病与健康状况的流行与分布现象,分析找出流行与分布的规律与原因,在此基础上制定预防控制疾病、促进健康的策略和措施并进行效果评价。不同阶段的研究任务需要运用不同的流行病学方法来实现。

流行病学研究方法有多种分类。按研究性质,可将流行病学研究方法分为观察性研究、实验性研究与理论性研究;按设计类型,可将流行病学研究方法分为描述性研究、分析性研究、实验性研究及理论流行病学研究;按具体的应用目的和研究对象的不同,描述性研究又主要分为现况调查(又称横断面研究)和生态学研究,分析性研究则包括病例对照研究和队列研究,实验性研究则可分为临床试验、现场试验和社区干预试验等。

描述性研究主要是描述疾病或健康状态的分布特征,起到揭示现象、为病因研究提供线索的作用,即产生和提出病因假设;分析性研究主要是起到检验或验证病因假设的作用;实验性研究则用于评价干预措施的效果,证实或确证假设;理论性研究是采用数学模型或计算机模拟,从理论上研究疾病发生、发展与转归的规律。

流行病学往往以观察为基础,首先采用描述性研究,通过对所研究疾病或健康状态及其可能的影响因素在不同时间、空间和人群间分布特征的描述,产生暴露于某因素与疾病或健康状态相关的假设。在获得了研究假设后,流行病学常常运用病例对照研究或队列研究,来观察患有所研究疾病和无该病人群中某些因素的暴露比例,或暴露于某因素与不暴露于某因素的人群中相应疾病的发生率,由此检验暴露因素与疾病发生的关系。在条件允许的情况下,可采用流行病学实验研究对从观察性研究中获得的疾病危险因素实施干预,通过评价干预措施的效果,来验证暴露因素是否是疾病发生的危险因素或病因。流行病学研究的最终目的是提出干预措施以预防疾病的发生,并评价干预措施的效果,效果评价主要采用流行病学实验方法,其中最理想的评价方法是随机对照试验,虽然有时伦理问题不可避免,但其结果最有说服力。

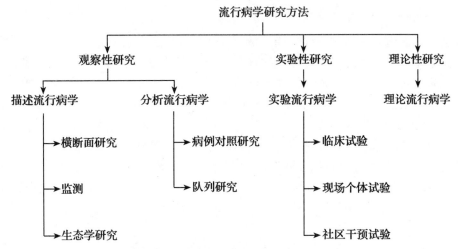

图 1-1 流行病学研究方法的基本分类

四、流行病学的基本特征

流行病学作为一门医学科学的基础学科和方法学,具有以下基本特征。

(一)群体的特征

流行病学是研究人群中的疾病与健康状态。以人群为研究对象是流行病学区别于其他医学学科最显著的特点之一,而且这一特点在各种流行病学分支学科和研究中均能体现,如临床流行病学,所研究的不是某个病人个体,而是患有某种疾病的患者人群。流行病学的调查研究结果主要是"群体诊断",用于发现群体中存在的与健康相关的主要问题以及产生这一问题的主要原因,从而有针对性地提出在人群中预防疾病、促进健康的策略与措施。

(二)对比的特征

在流行病学研究中始终贯穿着对比的思想,对比是流行病学研究方法的核心。只有通过对照比较,才能呈现出不同,进而才能从中发现疾病发生的原因或线索。如对比肥胖组与非肥胖组的糖尿病发病率,对比流感疫苗接种组与非接种组的流感发病率,在两组相同疾病患者中对比两种不同治疗方案的疗效等。流行病学研究常常是针对不同的人群,如疾病人群与正常人群或亚临床人群的某种事件发生概率进行对比分析,这种比较不是对数据表面大小的直观比较,而需要经过统计学检验进行判断,这也是流行病学研究较为独特之处。

(三)概率论的特征

流行病学很少用绝对数表示群体中疾病或健康状况的分布情况,多使用各种频率指标,如发病率、死亡率等,因为绝对数不能显示人群中发病和死亡的危险度。较稳定的频率实际上就是一种理论概率,流行病学强调的是概率,如不能因某长期吸烟者活了 90 岁而未患肺癌或某不吸烟者患了肺癌而否认吸烟是肺癌的重要危险因素,而应该从概率论的角度认识吸烟者比不吸烟者患肺癌的危险度(概率)要高很多倍。概率必须有正确的分母数据才能得到,这些分母常来源于人口统计资料或实际调查中,并且需要足够的数量和合理的分布,这样才能获得较为稳定和具有代表性的概率。

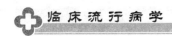

(四)社会学的特征

社会由人群组成,人群生活在一定的社会环境中,其疾病与健康状况不可避免地被打上社会的烙印,受到各种社会环境因素的综合影响。在研究疾病的病因或预后因素时,除了要考虑研究对象的内在生物学特性外,还必须考虑其社会因素,包括职业、文化、经济收入、社会阶层、宗教信仰、生活环境等。一些疾病不单单是医学问题,而是社会问题,如艾滋病,其预防与控制需要全社会各方面的共同努力。另一方面,流行病学研究往往需要借助社会学的研究方法,如非概率性抽样、问卷的设计及其调查技巧、定性研究及分析方法等;随着社会的发展,人群健康与社会进步、经济发展的关系日益明显,因此进行决策及采取措施时,也需要运用社会手段,如加强宣传教育,改善工作和生活条件,改进卫生设施及医疗保健服务等。流行病学是医学中结合社会因素最多的学科之一。

第二节 临床流行病学概述

一、临床流行病学的基本概念

临床流行病学(clinical epidemiology)是 20 世纪 70 年代后期发展起来的一门新兴学科。与流行病学的定义一样,其概念和内涵也随着学科的发展及学者们的认识而有所不同。加拿大的临床流行病学家 Sackett 等认为"临床流行病学是临床医学的一门艺术"。美国 Weiss NS 提出"临床流行病学是医疗保健工作人员研究其观察人群中疾病结局的一门学科"。Fletcher 等认为"临床流行病学是流行病学的原理和方法应用于解决临床医学中的问题"。

国内学者对临床流行病学的定义可分为两类,一类是以流行病学家为代表的,他们认为:临床流行病学是流行病学的一个分支,是应用流行病学的原理和方法解决临床诊断、治疗和预后判断等科学研究乃至医院管理等多方面问题的一门新兴学科。另一类是以临床医学家为代表的,他们认为:临床流行病学是一门新兴的临床医学基础学科,是在临床研究和医疗实践中创造性地将流行病学方法和卫生统计学的原理与方法有机地与临床医学相结合,发展和丰富了临床医学的方法学。它的作用体现为三个方面:深化对疾病发生、发展和转归规律的认识;提高对疾病的诊断和治疗水平;在临床医学实践中进一步发展现代流行病学。

在《流行病学词典》第二版中,临床流行病学被定义为:在研究临床医学问题中进行科学观察并对其结果作出解释的一门方法学,其任务是应用流行病学的原理和方法,去观察、分析和解释临床医学中的诊断、筛检、治疗、预后以及病因等研究中所遇到的问题。临床医生掌握和运用临床流行病学方法,有助于正确处理临床观察中随机误差和系统误差的影响,提高临床观察、研究和判断的正确性。

上述各定义虽不尽相同,但总体上都认同:临床流行病学是一门将流行病学原理和方法应用于临床诊断、治疗、预后判断、医学决策及临床医学研究等方面的方法学。它采用现代流行病学、医学统计学、临床医学及医学社会学的原理和方法来改善临床科研和临床工作,是临床医学的基础学科,对临床医学研究和实践具有重要的指导意义。

临床流行病学是流行病学与临床医学相结合的产物,是现代医学适应于当代科技发展及人类需求的结果。临床流行病学运用流行病学家建立和发展起来的各种理论和方法解决临床问题，为各类临床问题寻找科学答案，并且以当前所能获得的最佳证据来指导临床决策的制订和实施，在参考同一疾病患者群体信息的基础上，对个体病人进行诊断与治疗。

著名临床流行病学家 Fletcher 认为，临床流行病学是对单个病人作预测的科学，它运用研究病人群体的严格科学方法，对许多有类似临床表现的病人进行测量，以保证对单个病人预测的准确性。临床流行病学的目的是建立和发展能够减少系统误差和随机误差造成误导的临床观察和实验方法，从而得出符合真实情况的结论。因此，每一位临床医学工作者都需要学习和掌握这一门方法学，为临床医疗实践和医学研究奠定坚实的基础。

二、国外临床流行病学发展概况

1938 年美国耶鲁大学内科学和预防医学教授 John Paul 首先提出临床流行病学的概念，他认为传统的流行病学是研究人群疾病的分布和影响因素，而临床流行病学则是为临床医师和临床科学研究者服务的重要方法学，临床流行病学家是从病人中着手研究各种临床问题。虽然经历了三十多年，但未得到临床医学界的重视。直到 20 世纪 70 年代后期和 80 年代初期，通过 Sackett、Feinstein 和 Fletcher 等学者的共同努力，在临床研究和医疗实践中，创造性地将流行病学及医学统计学的原理和方法，有机地与临床医学相结合，发展和丰富了临床研究方法学，创建了现代的临床流行病学，并从理论上阐明了临床流行病学的定义、范畴和内容。

Sackett 精辟地分析了基础医学、临床医学和流行病学之间的相互关系，他认为在本世纪中叶，几乎所有基础医学研究和绝大多数流行病学研究都是和临床密切结合的，以解决病人存在的实际问题。随后在生物医学中出现了分子生物学的革命，流行病学研究中出现了近代计算机信息革命，这两场革命使得基础医学和流行病学研究越来越脱离临床，不能直接为病人解决实际问题，这是一个矛盾。如何解决这个问题，使临床研究能更深入地发展？他认为只有发展临床流行病学，使直接为病人服务的临床医师，经过严格训练，既掌握生物医学科学，又将流行病学和医学统计学的原理和方法应用到临床的诊断和治疗过程中去，才能使临床研究获得深入发展。Sackett 在他的专著中将临床流行病学称为"临床医学的基础科学"，即临床医学工作者除了需要生物医学的基础知识，还需要掌握临床流行病学这门基础课，因此每位临床医师都需要有临床流行病学的基本知识。

Fletcher 认为临床流行病学是将流行病学的原理和方法应用于临床，以解决临床上碰到的问题，因此，临床流行病学是一门科学地解释和观察临床问题的方法学。他认为临床流行病学区别于其他医学的最重要特征是所研究的对象是完整的病人及病人群体，而不是动物或人体内的某些细胞与组织、激素与受体等个别微观世界，因此，临床流行病学是宏观研究临床问题的科学。

临床研究是在病人中进行，它有别于动物实验，许多研究条件难以控制，经常容易发生各种偏倚(bias)。要提高临床医学研究的水平，必须要有科学的方法学，因此 Feinstein 在他的专著《临床流行病学》中，将临床流行病学称为临床研究的"建筑学"，也就是临床研究的方法学。

20 世纪 80 年代初，在美国洛克菲勒基金会卫生科学部前任主任 Kerr White 和 Scott Halstead 医学博士等的资助和支持下，于 1982 年建立了国际临床流行病学工作网(Inter-

national Clinical Epidemiology Network，INCLEN）。INCLEN 的建立，大大地推动了全世界临床流行病学的发展。它的第一期项目是在美国、加拿大和澳大利亚建立了5个国际临床流行病学资源和培训中心（Clinical Epidemiology Resource and Training Center，CERTC），包括美国的宾夕法尼亚大学、北卡罗来纳大学，加拿大的麦克马斯特大学、多伦多大学及澳大利亚的新堡大学。5个 CERTC 为全世界，尤其是为发展中国家培养了大量临床流行病学高级专业人才。通过它们在22个国家建立了临床流行病学单位（Clinical Epidemiology Unit，CEU），CEU 分布在各国的重点医科大学中，其中包括中国2所大学，即原上海医科大学和原华西医科大学。通过努力，各 CEU 所在国进行了大量的临床流行病学普及工作，在研究生和本科生中开设了临床流行病学课程，应用临床流行病学的新方法在临床各专业中进行了大量临床研究工作，大大提高了所在国临床研究的水平，并使 INCLEN 在所在国扩大了影响，相继建立了各自的临床流行病学工作网，如东南亚临床流行病学工作网（South East Asia Clinical Epidemiology Network，SEACEN）、中国临床流行病学工作网（China Clinical Epidemiology Network，CHINACLEN）等。INCLEN 每年召开学术年会一次，并创建了国际临床流行病学工作网通讯（INCLEN Newsletter）刊物，将《慢性病杂志》改编为《临床流行病学杂志》。在20世纪90年代初，INCLEN 进入其总体计划的第二期项目，通过第二期项目，INCLEN 组织不断发展和壮大，使临床流行病学事业不断扩大，临床流行病学学科的知识得到广泛和深入地普及。

三、国内临床流行病学发展简况

中国于1980年引入该学科，经过我国临床流行病学工作者20余年的努力工作，在卫生部和中华医学会的领导下，我国的临床流行病学得到长足的发展，目前这一新学科正在临床医学领域内发挥越来越大的作用，显示出巨大的生命力。1980年，在洛克菲勒基金会资助下，我国有4位医学教授参加了在英国剑桥大学为发展中国家高级临床医师举办的为期一个月的临床流行病学研讨会，在回国后将他们学习的临床流行病学原理和方法介绍到原上海医科大学和原华西医科大学。1982—1983年间该两校先后派遣高级临床医师赴美国、加拿大的临床流行病学培训中心进行为期1~2年的临床流行病学培训，这批高级医师学成回国后就成为上海医科大学和华西医科大学建立 INCLEN CEU 的骨干力量。与此同时，在卫生部的领导下，我国13所部属院校接受了世界银行的教育贷款，该贷款项目中有一项非常重要的项目，即临床研究的设计、测量与评价（Design, Measurement and Evaluation，DME）。DME 已成为临床流行病学的核心内容，其目的是针对目前临床医学研究中存在的问题，为提高临床医学研究水平提供科学的方法学。

世界银行贷款 DME 项目在13所院校中成立了 DME 组织，并在卫生部贷款办公室领导下，在上海医科大学、华西医科大学和广州中医学院建立了3所国家级 DME 培训中心，举办了多次全国性学习班，为全国重点医学院校培训了大量临床流行病学骨干教师。上海医科大学和华西医科大学在 INCLEN 支持下培训了相当数量并具有一定质量的临床流行病学家，两校已成为发展我国临床流行病学事业的牵头力量。此后，原北京医科大学、协和医科大学、原湖南医科大学、山东医科大学、中国医科大学、中山医科大学、原同济医科大学、白求恩医科大学、第四军医大学等20余所医学院校相继建立了各种形式临床流行病学/DME 单位，并对研究生和本科生开设了临床流行病学课程，不少院校还编写了相应的教材，建立了住院医师、主治医师临床流行病学继续教育短训班。世界银行贷款 DME 项目的实施为临床流行病学在我国的普及奠定了基础。

1989年4月在卫生部直接领导下,在原华西医科大学、原上海医科大学发起下,在成都召开了首届临床流行病学/DME学术会议,在会议期间成立了中国临床流行病学工作网(China Clinical Epidemiology Network,CHINACLEN)。参加CHINACLEN的医学院校及相应机构共44所,CHINACLEN的建立是我国临床流行病学发展史上的一个里程碑,意味将有组织有领导地发展我国临床流行病学事业。第2届临床流行病学/DME学术会议于1991年4月在上海举行,参加CHINACLEN的单位已达130个。1992年4月,经中华医学会第二十届常务理事会第十二次会议审议同意组建中华医学会临床流行病学分会,并在1993年4月在广州举行的第3届全国临床流行病学/DME学术会议上正式成立了中华医学会临床流行病学分会,至此,我国临床流行病学的学术活动已正式纳入中华医学会的统一领导。全国临床流行病学的发展又有了长足的进展。《中华医学杂志》开辟临床流行病学专栏,不少应用临床流行病学方法研究临床问题的文章出现在国家一级杂志上,表明临床流行病学作为一门新兴的学科日益深入临床各领域,并逐渐为临床高级专家所接受,日益显示其重要意义。正如1995年9月在张家界召开的第4届临床流行病学/DME学术会议上,卫生部前副部长殷大奎在贺信中指出"临床流行病学是临床医学与现代流行病学、生物统计学等互相渗透、结合形成的新型边缘学科,它使临床工作者从宏观的、群体的角度来观察研究个体病人,更全面、更准确地认识疾病发生发展的规律,因此也是重要的临床医学基础学科。它对提高临床诊断治疗水平,改善病人预后,从而保障人民群众生命健康将起到不可取代的作用。正因为这样,临床流行病学这一学科被越来越多的国家所重视,并规定为一些高层次医学院校教学中必备课程,这种情况在世界上一些有名望的大学更是如此。卫生部历来重视和支持临床流行病学的发展。"

在INCLEN的资助下,上海医科大学和华西医科大学分别从1993年和1994年开始在国内建立临床流行病学硕士生培训项目,开始招收三年制临床流行病学硕士生。采用中外合作方式培养我国高级人才,不仅为临床研究生培养开辟了一条新的道路,而且为我国培训临床流行病学高层次专门人才奠定了基础。这些都反映了我国临床流行病学正向纵深发展。

四、临床流行病学的任务与目的

在《临床流行病学工作网通讯》中,对临床流行病学的任务、临床流行病学培训的目的以及工作网的宗旨作了明确的阐述。

临床流行病学的任务是:①临床论据的评价;②评价筛检项目的效能;③建立评价临床防治措施质量的方法;④为卫生保健实施经济学评价。

对临床医师进行临床流行病学培训的目的是:①增强临床医师解释医学文献中容易混淆和互相矛盾结论的能力;②为临床医师提供确立诊断、治疗和预后决策更为合理的依据;③指导临床医师对临床措施的评价;④给临床医师提供方法,通过调查工作来研究疾病的因果关系。

临床流行病学工作网(INCLEN)的宗旨是:"在最可靠的临床依据和最有效使用卫生资源的基础上,促进临床医学实践,从而改善人民健康。为达此目的,本工作网内的各国临床医师、统计师及社会学家需共同奋斗,以建立和维持最佳的医学研究和医学教育的能力和水平。"

第三节 临床流行病学的特征

一、临床流行病学的核心内容——DME

由于病人个体在体质状况、心理状态、主观感觉、病情严重程度、病程发展阶段以及所处社会、家庭经济环境等多方面均存在着差异,而有关临床资料又来源于不同科室和不同人员,使得以病人及其临床资料为研究对象和依据的临床医学研究具有相当的复杂性。面对病人的复杂临床状况和多源性临床资料,如果没有科学的方法来识别真伪和防止各种影响因素的干扰,就很难保证临床医学研究结果的真实性和可靠性,也就不利于对疾病的正确诊断和治疗。临床流行病学的中心任务就是针对临床医学实践中的复杂情况,运用流行病学和生物统计学的原理和方法,与临床实践密切结合,建立科学的临床研究设计、测量与评价的方法,并应用于临床医学研究中去,深刻、准确、全面地认识和分析复杂的医学现象,从而获得临床研究的正确结论。因此,由加拿大麦克马斯特大学的临床流行病学家所概括的临床研究的设计(design)、测量(measurement)和评价(evaluation),即 DME,被公认为临床流行病学的核心内容。它可以指导临床工作者更好地解决临床问题,如疾病的病因、诊断、治疗以及预后等,提高临床工作者的评价能力,包括对临床论据的评价、诊断与治疗方法或措施的评价、保健措施的评价以及对医学文献的评价等。

(一)设计

设计(design)是指在开展临床研究以前对研究工作将涉及的诸多方面进行全面的考虑和科学的安排,是临床科研实施前最重要的内容,科研设计的好坏直接影响其研究结果。要不断地提高临床科研水平,就必须强调科研设计的重要性。临床流行病学不仅可为各种类型的临床研究提供科学的设计方案,而且还指出了不同设计方案的优缺点、适用范围、科学性与可行性。

临床科研设计一般应包括以下几项基本内容:

1. 确定最佳设计方案　各种研究设计方案的论证强度和可行性各不相同,每一种方案都有一定的适用范围和局限性,因此必须根据临床研究目的和临床问题的性质,并结合研究者的工作条件等,选择最佳的科研设计方案。

2. 研究对象的选择　要考虑目标人群和样本人群。目标人群是指涉及研究目的的患有某种疾病的所有病人,临床研究只能对从目标人群中抽取的一部分样本人群进行研究,因此必须考虑合适的抽样方式,以便获得有一定代表性的样本人群,同时还需要科学地估算合适的样本量,既要防止样本量不足而造成错误结论,又要避免样本量过大而造成的浪费。此外,由于临床医学研究的对象是病人,因此所确定的研究对象必须符合公认的诊断标准,同时还要根据所研究的具体问题,明确纳入标准和排除标准,以保证研究对象具有统一、可比的基本条件,并考虑研究对象在临床研究中的依从性和受益性。

3. 研究对象的分组与对照的合理设立　一项合格的临床研究必须要设立合理的对照,应将研究对象分成试验组和对照组进行比较研究。分组时尽可能采用随机分配的方法,只有真正的随机分组才能使各组除研究因素以外的其他影响因素分布均衡,以增强可比性,否则将影响研究结果和结论的正确性。

4. 研究指标的确定　研究指标应与研究目的相符合,能客观地、定量或定性地描述研究对象所出现的主要反应以及变化,这些指标的测定方法和测定时间也应在研究实施之前预先设计好。

5. 研究质量的控制　临床研究与动物实验不同,在研究过程中存在许多影响因素,有些甚至难以控制,这些因素将导致各种偏倚的出现。因此,对研究中预期的或不能预测而可能发生的各种偏倚,设计中应进行估计,并采取相应的措施或方法以防止或减少其对研究结果的影响,从而保证研究的真实性。

6. 数据的分析处理方法　在研究设计中,应根据可能的预期结果及其相关资料的性质,决定拟采用的统计学分析方法。数据的处理必须符合医学统计学的原理和使用条件。

以上设计内容将在本书各章中详细阐述。

(二) 测量

作为研究对象的病人均具有一定的临床表现,在接受试验措施后试验组和对照组的临床表现又将出现一定的变化,这些表现和变化都应采用各种计数指标和计量指标进行衡量。测量(measurement)就是用定量方法来衡量和反映各种临床现象及其变化。

1. 测量的内容

(1) 疾病发生的频数:如发病率、患病率等。

(2) 疾病的结局及预后:如痊愈、好转、恶化、死亡以及病死率、生存率、死亡率、致残率、并发症发生率、缓解率、复发率等。

(3) 各种实验室指标的测量:如尿蛋白、血糖、血脂、血细胞分类计数、特异性抗原与抗体滴度、心功能指标、各种影像学检查指标等。

(4) 疾病的症状和体征:如血压、体温、呼吸困难程度(轻中重度)、心脏杂音(Ⅰ～Ⅲ级)、浮肿程度(＋～＋＋＋)、疼痛感等。

(5) 疾病对生活质量的影响及预后估计:如恶性肿瘤的五年生存率、病后的生存质量指数、综合性的预后指数等。

(6) 与疾病的发生、发展有关的因素的测量:如各种暴露指标的测量,还包括对生活方式、行为特征、膳食状况、心理性格特征等的调查。

(7) 卫生经济学相关指标的测量:如检查费、药费、手术费以及进行成本-效果分析、成本-效用分析等。

2. 测量时的注意事项　对临床科研中所获得的各种数据,研究者必须清楚其确切的含义和数据的性质,不同性质的数据应采取不同的统计学处理方法,不能误用;要采用具有良好灵敏度和特异度的客观测量方法,若需研究者自行判断,则应采用盲法进行,以保证测量的真实性和可靠性;同时还要充分考虑到临床测量中的各种测量变异和生物学变异,因为这些变异常影响研究结果的正确性,应设法减少和控制。

(三) 评价

评价(evaluation)是指运用科学方法所制定出的各类原则来评价各种临床证据或研究结果,以探讨其真实性(validity)、可靠性(reliability)和实用性(applicability)。由于临床研究中易产生各种偏倚,所以对其进行严格的评价极为重要。

对临床研究的评价主要包括:①临床数据真实性评价;②诊断试验的评价;③临床治疗试验的效果评价;④疾病预后的评价;⑤疾病病因及其联系强度的评价;⑥卫生经济学评价;⑦对各类医学研究文献的评价等。

加拿大麦克马斯特大学的临床流行病学和医学统计学教研室系统地介绍了各种评价原则和标准。例如应用 8 条原则评价诊断试验,应用 9 条标准评价有关病因和因果关系的论断,应用 6 条标准来评价各种防治措施的效果,应用 6 条标准来评价预后的估计等。这些评价原则和标准被广泛采用,详细内容将在本书有关章节中介绍。

二、临床流行病学的临床特征

临床流行病学与临床医学的关系体现了临床流行病学的临床特征,其研究对象是病人,应用者则主要是临床医师。临床流行病学的基础之一是临床医学,它是在临床医学基础上建立起来的一门方法学,它的研究目的和任务是解决各种临床问题,包括疾病的诊断和治疗、疾病预后估计和预后因素的研究、疾病病因和危险因素的研究以及疾病分布规律的研究等,因此临床流行病学的研究基地应在临床科室,临床流行病学家首先必须是不脱离临床实践的并且有一定临床实践经验的临床医师,这样才能在临床医疗实践和临床科学研究过程中,不断应用临床流行病学的方法解决临床工作中的具体问题,从而促进临床医学的发展。临床医师在每日临床实践中面临着许多临床决策问题,面对日新月异、种类繁多的临床检验项目,如何选择灵敏度、特异度高的诊断试验应用于临床,淘汰那些真实性不高、可靠性不好的检验项目?如何合理用药,选择经过科学验证的高效价廉的治疗方法应用于病人?如何对有关疾病预后估计问题给予科学的正确回答?这些临床决策单凭经验是远远不够的,需要应用循证医学的原则,以获得更为科学正确的结论,从而应用于临床。因此,有人将临床流行病学称为"床旁流行病学(bed-side epidemiology)",其意义就是解决临床具体问题。学习临床流行病学的方法学,如果不应用于临床实践以解决临床实际问题则没有生命力。临床流行病学的方法学具有普遍意义,因此可以广泛应用于临床各科,各科临床医师在学习临床流行病学时没有专业的限制。

另一方面,Sackett 提出,临床流行病学是一门临床医学的基础课。过去的临床医学是建立在单纯的生物医学的基础上,因此人们所能想到的基础课主要是解剖学、生理学、病理学、药理学等。然而临床医师面临的问题十分复杂,由于临床医学的研究对象是病人,除了生物医学因素外,社会因素、心理因素甚至经济状况等都对临床工作有着极大的影响,世界各国不论是发展中国家或发达国家都面临着医疗费用日益上涨的现实,价格上涨与治疗效果并不成正比,许多国家政策决策者都日益意识到合理使用医疗资源的重要性,迫切需要用强有力的科学方法来筛选诊断和治疗措施。许多临床医学专家也日益意识到单靠临床经验作临床决策常不可靠,因为临床现象千变万化,一个临床医师不可能把所有临床问题都实践到,还必须借鉴科学的方法来广泛地总结临床规律。这些单靠生物医学的基础课也是不够的。因此临床流行病学成为临床医学的基础课之一,作为临床医师都必须学习这门临床医学的基础课,这样才能成为一名优秀的临床医师。

同时临床流行病学还促使临床医学从经验医学走向循证医学。传统医学对诊断、治疗和预后的决策是建立在临床医师个人的经验之上,而循证医学是临床医学的新范例,即提供给病人的医疗是建立在目前所能获得的最佳证据的基础上,要求临床医师运用新的技巧,包括有效的文献检索、运用评价临床文献的正规方法,以获得最可靠的信息,然后依据这些证据,对就诊病人的诊断、治疗及预后做出科学决策。循证医学是近年来发展起来的新领域,以 Sackett 为首的专家对循证医学的发展做出了巨大的贡献。

三、临床流行病学的流行病学特征

临床流行病学是在临床医学中发展起来的流行病学分支学科,因此它也具有流行病学所具有的特征,即群体的特征、对比的特征、概率论的特征以及多学科结合的特征。传统流行病学的定义经过长期的争议,自 20 世纪 80 年代以来已逐渐统一,认为流行病学是一门研究疾病、健康及卫生事件(health event)在人群中的分布规律及其影响因素,以制订合理的预防保健对策和措施,并评价这些对策与措施效果的科学。传统流行病学在长期发展中所形成的科学的方法学日益在医学科学众多领域里起着十分重要的作用,流行病学已渗入到临床、基础和预防医学各个领域,和各有关学科相互结合、相互渗透与交融,从而产生了许多边缘学科和交叉学科,流行病学的分支学科越来越多,如分子流行病学、遗传流行病学、血清流行病学、肿瘤流行病学、职业流行病学、药物流行病学、管理流行病学、临床流行病学等等,从这个角度看,临床流行病学就是流行病学在临床医学领域中应用的一个分支。

临床流行病学的原理和方法来自传统流行病学。总的来说,对临床医学的研究也包括微观和宏观两种方法、两个方面,微观方法发展较快,已进入分子生物学时代,并起着越来越重要的作用;但对临床医学的宏观研究,长期以来多停留在病例报告和病例分析等描述性的研究阶段,处于较为落后的状况,许多临床医学专家逐渐意识到流行病学的方法学及其群体观念在临床医学研究中也起到十分重要的作用。随着临床流行病学的发展和在临床医学中的应用,流行病学的方法学也有了一定的发展,例如临床流行病学中有关诊断试验的评价方法来自流行病学筛检试验评价方法,但至今已获得更丰富的内容,包括受试者工作特征曲线(receiver operator characteristic curve,ROC 曲线)、似然比的应用等;对于流行病学中有关评价的方法,加拿大麦克马斯特大学的临床流行病学家制定出许多规则来评价有关诊断试验、治疗效果、预后评定、病因推论等,直至 Sackett 发展形成了系统的循证医学;随着医学模式由单纯的生物医学模式转向社会—心理—生物医学模式,在临床流行病学的方法中还引进了医学社会学和卫生经济学的原理与方法。在临床医学家、流行病学家、生物统计学家和医学社会学家的共同努力下,逐渐形成了现代临床流行病学的方法学。

临床流行病学的流行病学特征还反映在其研究对象的转变。通过对临床流行病学研究方法的应用,使临床医师从对个案病例的关注发展为对同一疾病群体的关注,从仅关心主动就诊的院内病人发展为关心社区中散在的临床前期病人或"亚健康"人群,同时还使临床医师对疾病的认识发生了改变,促使临床医师认识疾病的全貌或疾病的自然史,了解疾病在人群中的分布及发生频率,进而关心和研究病因和危险因素等,在重视治疗的同时重视预防。

四、临床流行病学的临床医学研究特征

临床流行病学的特征还在于强调临床医学研究结果的真实性(validity)和研究结论的科学性。真实性包括内部真实性(internal validity)和外部真实性(external validity)。内部真实性是通过严格的科研设计、正确收集数据、排除各种偏倚和干扰因素的影响,从而在观察研究的结果中获得可靠的结论。外部真实性指抽样研究所获得的结论是否与总体一致,即研究结论推广到总体中的其他病例是否也适用,因此研究结果与结论要经过更多临床实践的检验。临床流行病学不仅介绍适用于临床医学的各种研究方法,还比较各种方法的优缺点,评价研究结果的真实性、可靠性与实用性,同时对临床医学研究的选题原则、科研设

计报告的撰写、医学论文与综述的撰写等都有详细的介绍,所以临床流行病学的内容涉及临床医学研究的全过程,是临床医学研究必须遵循的方法学。

目前临床研究也可分为微观和宏观两个方面,微观研究与宏观研究相辅相成,不可偏废。当前微观研究的临床医学已进入到分子生物学时代,宏观研究的临床医学已进入到临床流行病学时代。21世纪新型的临床医师,如果没有临床流行病学的基本知识,将不能成为一名好的临床医师,由此可见在我国发展临床流行病学的重要性。总之,临床流行病学是一门在临床医学的基础上发展起来的研究和解决临床问题的方法学,它的原理和方法主要来自流行病学,它的任务与目的主要是提高临床科研的水平,提高研究的真实性和实用性,以促进现代临床医学的发展。因此,可以将临床流行病学作为一门临床医学的基础课,一门流行病学的分支学科以及一门临床医学研究的方法学。

五、临床流行病学与循证医学

临床流行病学的发展体现出三方面的意义,一是反映了医学模式的转变,由简单的生物医学模式转变为社会—心理—生物医学模式;二是反映了临床医学研究对象的转变,由单纯关注临床就诊患者转变为同时关注社区中临床前期患者以及各类亚健康人群乃至健康人群;三是使临床医学从经验医学走向循证医学。

循证医学(evidence-based medicine,EBM)是临床医学的一种新的理念和实践方法,它有别于传统的经验医学,要求任何医疗决策的制订都应基于现有最佳的临床证据,即医生对个体患者的诊断与治疗、专家制订临床治疗指南、政府制订地区乃至国家的医疗卫生政策等都应根据现有的最可靠的科学证据而进行。

临床证据来源于临床医学研究,要产生出科学可靠的证据,必须正确选择医学研究的方法并严格遵循医学研究的原则,而临床流行病学及其核心内容DME为开展临床医学研究提供了科学的方法和原则。另一方面,对已有的大量的研究证据要进行评价,选择高质量的研究证据并进行适当的综合分析,才能最终获得现有最佳证据,临床流行病学又为研究证据的评价和综合分析提供了原则和方法。因此,临床流行病学是开展循证医学实践的基础和必备条件。

(王蓓 汪宁)

第二章 疾病的群体现象及其测量

从群体角度研究疾病的发生、发展和预防控制规律,是流行病学这门学科的最显著特征。由于疾病在人群中的发生不是随机现象,往往在不同的人群、不同的时间和不同的地区中呈现某种聚集性。疾病在什么人群发病多或少,在什么时间发病多或少,以及在哪些地区中发病多或少的现象,称为疾病的人群现象。疾病的分布(distribution of disease)是指疾病的人群现象,也即疾病在不同的人群、不同的时间、不同的地区间客观存在的态势(pattern),是一个变化的连续动态过程,受到病因、环境、人群特征等自然因素和社会因素的影响。了解疾病的分布是阐明疾病流行规律、探索疾病病因和评价防制效果的基础。通过描述并比较疾病的分布特点,可提供病因研究线索;通过比较不同暴露人群疾病分布数据,可以评价暴露因素和疾病发生之间的关系,为病因研究提供定量测量基础;通过疾病分布的变化情况,可评价疾病预防和控制措施的效果。因此,疾病分布是流行病学研究的起点和归宿,疾病群体现象的测量和描述是流行病学研究的基础和重要组成部分。

第一节 概 述

流行病学从群体(即人群)的角度研究疾病和健康状况等相关问题。"人群"是指"成群的人",如某个国家或某个地区所有的人,某地65岁以上的老年人,某地所有的糖尿病患者。人群是由个体组成,个体间既具有某些共同的属性(如性别相同、居住在同一个地区等),也由于遗传背景、生物学变异、成长经历等不同而具有个体差异(如是否暴露某因素、暴露程度、是否发病,不同的预后转归等)。只有从群体的角度描述疾病在不同人群、不同时间和不同地区发生和死亡的频率,才能全面客观地呈现疾病的发生、发展规律;通过不同人群疾病频率指标的差异和比值,才能准确地评价某个因素和疾病发生、死亡的关系和程度大小,科学地评价预防控制策略和措施的效果。因此,各种率、构成比和比值是流行病学学科的标志(hallmark),显著地区别于其他医学学科。

一、疾病群体现象的测量

研究疾病的群体现象主要测量两个方面的内容:一是疾病频率的测量,二是暴露和疾病关系的测量。

1. **疾病频率的测量** 通过各种频率指标(率和构成比)描述人群中某种疾病的发生、死亡和预后转归的概率,评价人群疾病发生、死亡和某种结局出现的风险,或描述人群中某种疾病或某种健康状态的比例,评价人群的疾病负担,是描述性流行病学的最主要目的。包括发病频率指标、死亡频率指标、疾病负担指标和疾病预后评价指标。

2. **暴露和疾病关联强度的测量** 在流行病学研究中,暴露(exposure)是指人体接触于某种物理、化学和生物学物质,或者具备某种状态,或者具备某种特征。如接触 X 射线,吸烟、饮酒、感染流感病毒、具有某种基因型，均可称为暴露；男性相对于女性也可说是一种暴露。总之，暴露是相对于所要研究的疾病而言的，如果研究高血压和冠心病之间的关系，则高血压也可称为暴露。

通常暴露的测量是针对每一个个体进行的，但需要从群体角度描述不同人群或不同疾病患者中某个暴露因素的比例，进而评价暴露和疾病之间的关系。

病因研究是现代流行病学研究的核心内容之一。通过不同设计类型的研究，获得暴露和未暴露者某病发生频率的数据，或患病和未患病者某暴露因素比例的数据，评价暴露和疾病发生是否有关联（association）以及关联强度（strength of association），是流行病学病因研究的基本思路。测量暴露和疾病之间的关联强度可为病因研究和因果推断提供定量依据。

二、疾病群体现象测量注意事项

疾病群体现象测量有其自身特点，应遵循概率论和数理统计学的原则。

1. **明确率、构成比和比值之间的区别** 率（rate）是指在某一确定人群中某些事件发生的频率，描述特定时间里某事件发生的速度，可用来说明疾病在人群中的发生有多快。一个率由分子（发生数）、分母（可能发生的总数）、事件发生的特定时间和乘数组成。计算率时，一定要明确某个特点的时间区间，如一年、一周；严格来说，分子一般是新发事件数，分母必须有可能成为分子。

构成比（proportion）是表示同一事物局部与总体之间数量上的比值，分子和分母的单位相同，而且分子包含于分母之中。常用 $P=a/(a+b)$ 来表示。一般反映事物静止状态内部构成成分占全体的比重，可用来说明受疾病影响的人群（患者）或某一特征的人群占人群多大比例。

比是两个变量的数值之商。表示分子和分母之间的数量关系，而不管分子和分母所来自的总体如何。分子和分母是两个彼此分离的互不重叠或包含的量。分子和分母本身可以是绝对数，也可以是率、比例或比。简单地说，比就是一个数除以另一个数的值。所以，率也是比，但是比不一定是率。

2. **明确分子和分母的界定** 正确地界定分子和分母以及相关之间的关系对计算频率指标至关重要。流行病学关注疾病的发生数和死亡数（分子），但更关注产生这些病例和死亡的人群基数（分母），因为只有在分母正确的基础上才能客观测量某病疾病发生和死亡的概率或风险。

3. **明确样本指标和总体指标的关系** 实际工作中，往往借助抽样调查的数据描述人群疾病频率指标或关联强度指标，通过样本资料来推断总体，故应该考虑到抽样误差的存在，从抽样的代表性和样本含量两方面解释测量指标的代表性。样本频率指标只是点值估计（point estimate），应推算抽样总体指标 95% 可信区间（confidence interval, CI），进行区间估计（interval estimate），用样本资料推断总体指标的可能范围。进行两个不同地区的疾病频率指标比较时，还要考虑两地人群年龄、性别等构成的影响，合理地进行调整，也即标准化（standardization）。

第二节 疾病频率测量

描述疾病的分布,通常是计算疾病在不同人群、不同时间和不同地区中发生的频率,然后进行分析,得出其分布特征。本节将介绍流行病学常用的疾病频率测量指标。

一、发病频率指标

(一)发病率(incidence rate)

1. 定义　表示一定期间内(一般为一年)、特定人群中某病新病例出现的频率。
2. 公式

$$发病率 = \frac{一定期间内某人群中某病新病例数}{同期暴露人口数} \times k \quad (式2-1)$$

$k = 100\%, 1\,000‰,$ 或 $100\,000/10$ 万……

3. 应用
(1)反映疾病发生的频率或强度,说明发病的危险性(风险)。
(2)描述疾病的分布。
(3)探讨发病因素。
(4)提出病因假说。
(5)评价防制(治)措施的效果。
4. 注意事项
(1)分子与分母的确定:分子是一定期间内的新发病例数。若在观察期间内同一个人多次发病,一般计为多个新发病例,而不是一个新发病例(如流行性感冒、细菌性痢疾等)。对发病时间难确定的一些疾病可将初诊时间作为发病时间(如恶性肿瘤、精神病等)。分母是同时期暴露人口数,指有可能发生该病的人群,应该剔除那些在观察期间内不可能发病的人,包括因曾经患病或预防接种而获得免疫力的人和观察起始时正在患病的人。但实际工作中常不易做到,因此常用同时期的平均人口数近似地代替暴露人口数。通常,小样本发病率的计算应按照公式进行,而大样本时,分母可为年平均人口数。此外,应注意资料来源的准确性。一般发病率的分子数据来源于疾病登记报告,如果登记报告制度不健全或存在漏报等现象,会影响发病率计算的准确性。
(2)发病专率:发病率可按不同特征(如年龄、性别、职业、种族、婚姻状况、病因等)分别计算,此即发病专率。
(3)在比较不同资料时,应考虑到年龄、性别等人口特征的构成,进行标准化。

(二)罹患率(attack rate)

罹患率与发病率在性质上完全一样,也是测量新发病例的指标,区别在于其观察时间较短(一般少于一年),可以小时、日、周、月为单位,也可以一个流行周期为阶段,使用比较灵活。可以理解为短时间、小范围人群的发病率。常用于疾病暴发时分布的描述和病因探讨。

(三)续发率(secondary attack rate,SAR)

1. 定义　指在一个集体单位内(如家庭、病房、幼儿园班组、集体宿舍等)发生传染病时,在该病最短潜伏期至最长潜伏期之间易感接触者中发生的病例数占所有易感接触者总数的比例。原发病例(primary case)的易感接触者如发病,称为二代病例(secondary case)。故续发率也称二代发病率。

2. 公式

$$续发率 = \frac{一个潜伏期内易感接触者中发病人数}{易感接触者总人数} \times k \quad (式2-2)$$

$k = 100\%$

3. 应用

(1) 评价传染病的传染力大小。

(2) 分析影响传染病传播的因素。

(3) 评价传染病防治措施的效果。

4. 注意事项 在计算续发率时,须将原发病例从分子及分母中剔除;当需要分别计算第二代、第三代等不同代次的续发率时,应注意传染病患者"代次"的划分。

二、死亡频率指标

(一) 死亡率(mortality rate 或 death rate)

1. 定义 指在一定期间内(一般为一年)、特定人群中的死亡人数与该人群同期平均人口数之比。

2. 公式

$$死亡率 = \frac{某人群某时期死亡人数}{该人群同期平均人口数} \times k \quad (式2-3)$$

$k = 1\,000‰$,或 $100\,000/10$ 万……

3. 应用

(1) 通过评价一个人群总的死亡水平,可用来衡量人群因病伤死亡危险性的大小。

(2) 反映某地区不同时期的居民健康状况和卫生保健工作总体水平,为卫生保健工作需求和规划提供科学依据。

4. 注意事项

(1) 上述方法计算的一般是粗死亡率(crude mortality rate,CMR)或总死亡率,由于不同国家(地区)、不同年代人口的年龄、性别等人口特征的构成可能不同,所以粗死亡率不能直接比较。必须按人口特征(年龄、性别等)进行调整,计算标准化死亡率(SMR)后才可比较,以排除因年龄、性别等构成不同所造成的假象。

(2) 死亡率也可按特征别(如年龄、性别、职业、种族等)或疾病别(如胃癌、冠心病、艾滋病等)分别计算死亡专率。某些病死率高的疾病(如狂犬病、某些恶性肿瘤等),其死亡率与发病率十分接近,这时死亡率基本上可代表其发病率,而且准确性高于发病率,因此常用作病因探讨的指标。

(二) 病死率(fatality rate)

1. 定义 表示一定时期内(一般为一年),患某病的全部病人中因该病而死亡的频率。

2. 公式

$$某病病死率 = \frac{某时期内因某病死亡人数}{同期确诊的某病病例数} \times k \qquad (式2-4)$$

$k=100\%,1\,000‰\cdots\cdots$

3. 应用

(1) 表示确诊疾病的死亡概率。
(2) 可反映疾病的严重程度,也受到早期诊断和救治水平等影响。
(3) 多用于急性传染病,较少用于慢性病。

4. 注意事项

(1) 当某病死亡专率和发病专率均相当稳定时,可由公式2-5推算出病死率。

$$某病病死率 = \frac{该病死亡专率}{该病发病专率} \times 100\% \qquad (式2-5)$$

(2) 用病死率来评价不同医院的医疗水平时,应注意可比性。

(三) 生存率(survival rate)

1. 定义 指某病患者中从病程某时点起,经若干年随访后尚存活的病人数所占的比例。

2. 公式

$$n\text{年生存率} = \frac{随访满n年尚存活的病例数}{随访满n年的病例数} \times k \qquad (式2-6)$$

$k=100\%$

3. 应用

(1) 反映疾病对生命的危害程度。
(2) 一般用于评价某些慢性病(如癌症、心血管疾病等)的远期疗效或随访结局。

4. 注意事项 研究生存率必须要进行随访。随访起始时间一般以确诊日期、手术日期或住院日期计算;计算时间一般以年为单位(如1年、3年、5年、10年生存率等),也有以月、日为单位的(用于生存时间较短的疾病)。

(四) 累积死亡率(cumulative mortality rate)

1. 定义 指在一定时间(一般长于一年)内死亡人数占某确定人群人口数的比例。

2. 公式

$$累积死亡率 = \frac{某人群某时期死亡人数}{该人群同期人口数} \times k \qquad (式2-7)$$

$k=100\%$

3. 应用 常用于人群随访或较长时间内死于某病的累积概率大小,多用于队列研究。

4. 注意事项 有时可把各年龄组死亡专率相加得到累积死亡率,这时由于不受人口构成影响,两个累积死亡率可直接比较。

(五) 超额死亡率(excess mortality rate)

1. 定义 指因某病流行(如流行性感冒)而造成某特定时期内另一种疾病(如肺炎)的

死亡率明显超出历年平均水平,这个死亡率减去历年平均死亡率所得到的差值即称为超额死亡率。

2. 应用　可用来说明某病的流行强度。例如,流行性感冒的发病率很难确定,病死率又极低,为了测定其流行强度,可使用超额死亡率这个指标。如可先根据历年肺炎月别死亡率计算出肺炎月别死亡率平均值,再把目前流行性感冒流行期实际的肺炎月别死亡率与之相比较,便能清楚地显示出本次流行性感冒的流行强度。

三、疾病负担指标

(一) 患病率(prevalence rate)

1. 定义　又称现患率、流行率,是指某特定时间内总人口中某病现患病例(包括新、旧病例)所占的比例。

2. 公式

$$患病率 = \frac{某时期特定人群中某病现患(新、旧)病例数}{同期平均人口数} \times k \quad (式2-8)$$

$k=100\%, 1\,000‰,$ 或 $100\,000/10$ 万……

3. 应用

(1) 反映人群某病的现患情况,常用来描述病程较长的慢性病的发生或流行特征,一般通过现况调查获得。

(2) 可为医疗设施规划、估计医院床位周转、卫生设施及人力需求、医疗质量评价和医疗经费投入等提供依据。

4. 注意事项

(1) 患病率可按观察时间的不同分为时点(time point)患病率和期间(period)患病率两种。其中,时点患病率较常用,理论上时点应是无长度的,但实际工作中常以不超过一个月为度。期间患病率的时间范围较长,通常超过一个月,但一般不超过一年。实际应用中,如无特殊说明,均指时点患病率。

(2) 患病率与发病率、病程的关系:患病率受两个因素影响,一是发病率,二是病程。对于慢性病,由于病程长,人群中病例数会年复一年地积累,导致患病率较高;但对于急性病,多在较短时间内痊愈或死亡,患病率则相对较低。当某地某病的发病率和病程在相当长时期内保持稳定时,患病率、发病率和病程三者的关系是:

$$患病率(P) = 发病率(I) \times 病程(D) \quad (式2-9)$$

该公式可用于推算某些疾病的病程。如有人曾调查美国明尼苏达州癫痫的患病率是376/10万,发病率为30.8/10万,则病程=376/30.8=12.2年。

(3) 患病率的高低还受到疾病的诊断和治疗水平、病程的长短、病例和健康者的迁入和迁出、报告率的高低等因素的影响。

(二) 感染率(infection rate)

1. 定义　是指某特定时间内所检查的人群样本中,某病现有感染者(包括显性感染和隐性感染)所占的比例。在性质上与患病率相似。

2. 公式

$$\text{感染率} = \frac{\text{受检者中阳性人数}}{\text{受检人数}} \times k \quad \text{(式2-10)}$$

$k = 100\%$

3. 应用

(1) 常用于调查人群感染状况,特别对那些隐性感染、病原携带及轻型和不典型病例较多的传染病调查较为有用(如乙型肝炎、艾滋病、寄生虫病等)。

(2) 估计传染病的流行态势,为制定防制措施提供依据。

(3) 评价传染病防制工作效果。

(三) 潜在减寿年数(potential years of life lost, PYLL)

1. 定义 是某病某年龄组人群死亡者的期望寿命与实际死亡年龄之差的总和,即死亡所造成的寿命损失。

2. 公式

$$PYLL = \sum_{i=1}^{e} a_i d_i \quad \text{(式2-11)}$$

式中:e:预期寿命(岁);

i:年龄组(通常计算其年龄组中值);

a_i:剩余年龄,$a_i = e - (i + 0.5)$,其意义为:当死亡发生于某年龄(组)时,至活到 e 岁时,还剩余的年龄。由于死亡年龄通常以上一个生日计算,所以尚应加上一个平均值 0.5 岁。

d_i:某年龄组的死亡人数。

3. 应用

(1) 是人群中疾病负担测量的一个直接指标,也是评价人群健康水平的重要指标。

(2) 可用于衡量某种死因对某年龄组人群的危害程度。

(3) 多用于综合评估导致某人群早死的各种死因的相对重要性,为确定不同年龄组重点疾病提供依据。

(4) 也适用于防制措施效果的评价及卫生政策分析。

4. 注意事项 由于潜在减寿年数考虑了年龄构成,能消除死亡者年龄构成的不同对预期寿命损失的影响,可直接评价疾病对人群健康影响的程度。

(四) 伤残调整寿命年(disability adjusted life year, DALY)

1. 定义 指从发病到死亡所损失的全部健康寿命年,包括因早死所致的寿命损失年(years of life lost, YLL)和疾病所致伤残引起的健康寿命损失年(years lived with disability, YLD)两部分。

2. 应用

(1) 是一个定量计算因各种疾病造成的早死与残疾对健康寿命年损失的综合指标,是用于测算疾病负担的主要指标之一。

(2) 从宏观上认识疾病和控制疾病。可用于跟踪全球、一个国家或地区疾病负担的动态变化及监测其健康状况的改进情况,还可初步评价医疗卫生干预措施的效果。

(3) 对不同地区、不同对象(性别、年龄)、不同病种的 DALY 分布进行分析,可以帮助确定危害严重的主要病种、重点人群和高发地区,为确定防治重点及研究重点提供科学依据。

(4) 可进行成本效益分析。研究不同病种、不同干预措施挽回一个 DALY 所需的成本,以求采用最佳干预措施来防制重点疾病,使有限的资源发挥更大的效益。

四、疾病预后评价指标

临床上,疾病预后的评价指标很多,可从不同的方面评价疾病的治疗效果和预后转归。常用的评价指标有治愈率、缓解率、复发率、致残率、病死率和生存率等。

1. 治愈率(cure rate) 是指治疗后某一疾病患者的治愈人数占接受治疗患者总数的比例。治愈率常用于病程较短不易引起死亡的疾病。

$$治愈率 = \frac{患某病治愈的患者人数}{患该病接受治疗的总患者人数} \times 100\% \quad (式 2-12)$$

2. 缓解率(remission rate) 是指给予某种治疗后,进入疾病临床消失期的病例数占治疗例数的百分比。

$$缓解率 = \frac{治疗后进入疾病临床消失期的病例数}{接受该种治疗的总病例数} \times 100\% \quad (式 2-13)$$

3. 复发率(recurrence rate) 是指疾病经过一定的缓解或痊愈后又重复发作的患者数占接受观察患者总数的百分比。

$$缓解率 = \frac{复发的患者数}{接受观察的患者总数} \times 100\% \quad (式 2-14)$$

4. 致残率(disability rate) 是指发生肢体或器官功能丧失占观察者总数的百分比。

注意事项:上述指标常用于病程较长病死率较低的疾病,比如许多慢性非传染性疾病的病情复杂,预后多样,常可表现为缓解、复发、好转、恶化、致残、死亡等,可用这些结局指标表示疾病的预后。但要注意,这些事件在每位患者中出现的机会应只有一次或仅计算一次。

第三节 暴露和疾病关联强度的测量

从群体角度来说,暴露的效应既可表现为人群疾病发生频率或死亡频率的改变,也可表现为患病人群既往暴露比例的异常。暴露和疾病关联强度的测量是在频率测量指标的基础上对病因作用或防制效果做出估计,从而得到因果强度或比重的指标。下面简要介绍相对危险度和比值比两个指标,其他关联强度指标将在本书相关章节介绍。

一、相对危险度

1. 定义 相对危险度(relative risk,RR),又称率比(rate ratio,RR)、危险比(risk rati-

o,RR),是指暴露于某个因素人群的发病率(或死亡率)与不暴露于该因素人群的发病率(或死亡率)之比。是反映暴露因素和疾病关联强度的一个基本指标。

2. 公式

$$RR = \frac{暴露组的发病率(或死亡率)}{非暴露组的发病率(或死亡率)} = \frac{I_e}{I_o} \quad (式2-15)$$

3. 意义　RR 说明暴露于某个因素人群发病(或死亡)的危险性(或风险)是未暴露者的倍数。RR=1时，表明暴露和疾病之间没有关系。RR>1时，表明暴露可增大人群疾病发生(或死亡)的风险；RR<1时，表明暴露可降低人群疾病发生(或死亡)的风险。RR 越远离1，表明暴露和疾病之间的关联强度越大。表2-1列出了一个常用的判断标准。

表2-1　相对危险度与关联强度

RR		关联强度
0.9~1.0	1.0~1.1	无
0.7~0.8	1.2~1.4	弱
0.4~0.6	1.5~2.9	中
0.1~0.3	3.0~9.9	强
<0.1	10~	很强

(Monson RA,1980)

4. 应用　常用于队列研究中评价暴露和疾病之间的关联强度。

二、比值比

通过比较患病人群(病例组)和未患同种疾病人群(对照组)的暴露比例，也可评价暴露和疾病之间是否存在关联，此为病例对照研究的基本原理。但病例组和对照组最多只是所有病例和所有对照有代表性的样本，并不知道人群中暴露者和非暴露者的总体是多少，故无法直接计算真实的发病率，因而无法直接通过计算相对危险度来测量暴露和疾病的关联强度。但可以估计相对危险度，比值比就是相对危险度的一种估计值，可用以测量暴露和疾病之间的关联强度。

1. 定义　比值比(odds ratio,OR)，也称优势比、交叉乘积比，是指病例组的暴露比值和对照组的暴露比值之比。OR 是 RR 的估计值，表示暴露和疾病之间的关联强度。

最简单的病例对照研究只研究一种暴露因素与疾病的关系，所得调查结果可归纳为表2-2形式：

表2-2　病例对照研究调查资料归纳表

组别	暴露		合计
	有	无	
病例组	a	b	$a+b$
对照组	c	d	$c+d$
合计	$a+c$	$b+d$	$a+b+c+d$

所谓比值(odds)是指某事物发生的可能性与不发生的可能性之比。则病例组的暴露比值为 $\frac{a/(a+b)}{b/(a+b)}=a/b$，对照组的暴露比值为 $\frac{c/(c+d)}{d/(c+d)}=c/d$，故：

$$OR = \frac{病例组的暴露比值}{对照组的暴露比值} = \frac{a/b}{c/d} = \frac{ad}{bc} \quad \quad （式2-16）$$

2. 意义　OR 的含义和 RR 一样，说明暴露人群疾病发生的危险性（或风险）是未暴露者的倍数。OR=1 时，表明暴露和疾病之间没有关系。OR>1 时，表明暴露可增大人群疾病发生的风险；OR<1 时，表明暴露可降低人群疾病发生的风险。OR 越远离1，表明暴露和疾病之间的关联强度越大。

3. 应用　用于病例对照研究中评价暴露和疾病之间的关联强度，是 RR 的估计值。OR 与 RR 之间的近似程度与人群总体的患病率或发病率有关。当疾病频率小于 5% 时，OR 是 RR 的极好近似值（表 2-3 和表 2-4）。

表 2-3　不同患病率时 OR 与 RR 的差异(%)

非暴露组患病率(%)	RR				
	1.5	2.0	3.0	4.0	5.0
0.1	0.1	0.1	0.2	0.3	0.4
0.5	0.3	0.5	1.0	1.5	2.1
1.0	0.5	1.0	2.1	3.1	4.2
5.0	2.7	5.6	11.8	18.8	26.7
10.0	5.9	12.5	28.6	50.0	80.0

表 2-4　不同发病率和 OR 时的 RR

OR	发病率(I_o)			
	0.20	0.10	0.05	0.01
2	1.7	1.8	1.9	2.0
3	2.1	2.5	2.7	2.9
4	2.5	3.1	3.5	3.0
5	2.8	3.6	4.2	4.8
6	3.0	4.0	4.8	5.7
7	3.2	4.4	5.4	6.6
8	3.3	4.7	5.9	7.5
9	3.5	5.0	6.1	8.3
10	3.6	5.3	6.9	9.2

第四节 疾病的群体现象

一、疾病的流行强度

疾病流行强度是指某种疾病在某地区一定时期内、某人群中发病数量的变化及其病例间的联系程度，常用散发、暴发、流行及大流行等表示。常用来描述传染病的人群表现。

（一）散发

散发（sporadic）是指某病的发病率呈历年的一般水平，各病例间在发病时间和地点方面无明显联系，表现为散在发生。确定散发应参照当地前3年该病的发病率水平而定，在未明显超过既往一般水平时即可称为散发。散发适用于范围较大的地区（如区、县以上范围），不适用于小范围的人群（如托儿所、工厂、学校等）。

传染病呈散发状态的常见原因有：

1. 该病因在当地常年流行或因预防接种的结果使人群维持一定的免疫水平。如麻疹流行后，易感人群数减少或因应用麻疹疫苗后人群中具有一定的免疫力，而呈散发。

2. 一些以隐性感染为主的传染病，可呈现散发。如脊髓灰质炎、乙型脑炎等。

3. 一些传播机制不容易实现的传染病也可呈现散发。如个人卫生条件好时，人群中很少发生斑疹伤寒，一些人畜共患疾病由于人与动物接触机会少故很少发生，如炭疽。

4. 某些长潜伏期传染病也易呈现散发，如麻风病。

（二）暴发

暴发（outbreak）是指在一个局部地区或集体单位中，短时间内突然有很多相同的病人出现，这些人多有相同的传染源或传播途径。大多数病人常同时出现在该病的最短潜伏期与最长潜伏期之间。如食物中毒、托幼机构的麻疹、流行性脑脊髓膜炎等的暴发。

（三）流行

流行（epidemic）是指一个地区某病发病率明显超过历年的散发发病率水平。说明存在促进发病率升高的因素，应引起注意。流行的判定应根据不同病种、不同时期、不同历史情况进行。

（四）大流行

大流行（pandemic）是指疾病蔓延迅速，涉及地域广，其发病率水平超过该地区一定历史条件下的流行水平且跨越国界、洲界。如流行性感冒、霍乱在历史上曾发生过多次世界性大流行。当前艾滋病、甲型H1N1流感的流行也是呈全球性的。

二、疾病分布的描述

借助于各种频率指标，通过图表和文字可描述疾病在不同的时间、不同的地区和不同的人群中的分布规律，是描述性流行病学（descriptive epidemiology）的重要内容。

人群可依据不同的特征来分组，如年龄、性别、职业、种族、民族、婚姻状况等。不同特征人群的行为和环境暴露不同，其疾病的分布可能不同。研究疾病的人群分布有助于探讨流行因素和致病原因。

从时间角度来看，疾病现象都不是恒定的，而是经常随时间发生变动。随着时间的推移,病因的种类或分布、围绕人群的环境和人群的易感性都在发生变化。因此,研究疾病的时间分布是流行病学研究中最基本、最重要的一个方面。

不同地区疾病的分布不同,主要反映了致病因子在这些地区作用的不同。一般来说,所处的特殊地理位置、地形及地貌、气象条件等自然环境因素,和当地人群的风俗习惯及社会文化背景等社会环境因素共同影响疾病的地区分布。了解疾病的地区分布,有助于提供病因线索及制定防制策略。

实际工作中,通过综合地描述疾病在人群、时间和地区间的分布情况,即可掌握疾病流行的全貌和规律,有利于全面获取有关病因线索和影响流行的因素等信息,为制定疾病预防控制策略和措施提供科学依据。

(喻荣彬　范宝剑)

第三章 描述性研究及其评价

从方法学角度来看,流行病学可分为描述性研究、分析性研究、实验性研究和理论性研究。描述性研究被列为四种研究方法之首绝不是偶然的,不仅因为描述性研究是其他三种研究方法的基础,也正是由于它而衍生出后三种研究方法。在分析性研究、实验性研究和理论性研究方法尚未系统化以前,流行病学应用的主要是描述性研究方法。有人认为描述性研究仅仅是对资料描述一番,不涉及深奥的理论与技术,这是对流行病学的误解。事实上,流行病学中的描述是分析性描述,离开了描述性研究,无论过去和现在人们都不可能揭示出任何一起群体发病的原因。

第一节 概 述

一、描述性研究的概念

描述性研究(descriptive study)又称描述性流行病学,是指根据日常记录资料或通过特殊调查所得到的资料(包括实验室检查结果),按照不同地区、不同时间及不同人群特征分组,对某一个社区人群疾病或健康状态的分布情况进行简单描述。它主要描述疾病分布的三大特征,即地区分布、时间分布和人群分布特征。通过比较,初步分析存在分布差异的原因,提出进一步研究方向或初步防治对策。

在现场流行病学调查中,当发生急性传染病暴发或出现食物中毒案例时,为了尽快控制流行以保障人民的生命健康,往往先依据对病例分布描述得出的初步结论,迅速提出应急控制措施。例如,1988年初,上海市卫生防疫部门发现在短期内有众多甲型肝炎病例异常出现,根据这些早期病例的饮食史并参考了1983年该市甲型肝炎暴发流行的历史教训和对市场上大量销售毛蚶的了解,初步判断生食毛蚶是导致此次甲型肝炎流行的原因,及时提出建议迅速中止了毛蚶的销售。以后边采取措施边开展流行病学和病原学调查,避免了更多人罹患甲型肝炎,成为在防疫工作紧急情况下应用描述性研究的一个范例。

二、描述性研究的类型

在实际工作中,横断面研究、个案调查、病例报告、纵向研究和生态学研究,甚至暴发调查都可归属于描述性研究的范畴。其中以横断面研究最为典型。表3-1比较了三种主要描述性研究设计的特点及优缺点。

表 3-1 三种主要描述性研究类型的比较

类型	特点	优点	缺点
横断面研究	所有观察变量的测量都集中在一个时间点,对潜在的暴露因素与疾病结局不作区分	研究人群及资料收集易于控制,资料收集完整,所需时间短;暴露与疾病的信息来自于同一组研究对象;可通过研究获得患病率资料;一次可研究多种暴露因素与多种疾病	不能明确暴露与疾病的时间关系;可能存在测量偏倚、幸存者偏倚、低应答率引起的信息偏倚;无法获得发病率及相对危险度资料;不适用于罕见暴露与疾病
病例报告	详细描述某种罕见疾病的单个病例或一组病例	可为发现新的疾病或不良反应提供线索,预示新的研究方向	研究结论仅适用于所研究的个别病例,不能推论到一般人群;不能用于建立因果关系
生态学研究	分析比较潜在的危险因素与疾病结局的分布有无相关性;资料的收集基于群体水平,无个体水平的信息	可充分利用现有资料,节省时间和财力;可用于评价干预措施及政策对人群中疾病状况的影响;可发现在个体水平研究中不易发现的意外结果	易产生生态学谬误;暴露与疾病的信息并非来自同一组研究对象

(摘编自 Merrill RM,2010)

三、描述性研究常用的基础资料

描述性研究的关键在于对信息做出正确判断。收集的基础资料是否可靠?对研究背景和基本形势的估计是否适当?事关任何一项流行病学调查的成败。因此,正确应用描述性研究方法收集基础资料是关键的一步。

(一)社会人口学资料

社会人口学资料是描述性研究中最常应用的资料。主要包括姓名、年龄、性别、种族、职业、教育程度、经济收入和地址等。对这些项目进行登记统计的目的有两个:第一,为流行病学分析提供分母。整个研究人群的人口数可以作分母,具有某一特征(如同年龄组、同性别人群)的人口数也可以作分母。倘若只关心分子不关心分母,说明尚未掌握用流行病学最基本的人群观点分析问题的方法。第二,便于和研究对象取得联系,以进一步开展随访研究。

(二)死亡资料

死亡是一个很明确的概念,发生于一个时点,是一次性事件,不存在重复死亡的现象。死亡是最严重的公共卫生事件,人类开展死亡统计的时间最早,对死因分类的研究也最充分。1836 年英国率先制定"出生与死亡登记法",到 1874 年开始对不进行登记的人实行处罚,逐渐杜绝了死亡漏报现象,积累了长达一个世纪以上的十分珍贵的死亡统计资料。这些资料对于描述和分析死亡原因、疾病治疗的预后情况、寿命统计分析、人的寿命极限、制定公共卫生决策,乃至研究英国文明进化史都发挥了重要作用。我国公安部门有较完整的死亡人口统计登记。卫生部从 1957 年开始在北京等 13 个市,1975 年开始在上海、江苏所辖的18个县,系统地收集统计死因分类资料,到1990年统计范围已扩大到32个市和72个县。1980年,中国医学科学院流行病学微生物学研究所(现隶属于中国疾病预防控制中心)在我国建立了自愿组成的疾病监测系统,开始了死因分类统计工作;1990年,通过分层抽样方式牵头组建了有145个市县监测点参加的疾病监测点系统。目前,全国疾病监测系统由分布在全国31个省(区、市)的161个监测点组成,总监测人口7 300多万,主要收集死亡个案和人口信息。该系统每年出版一册年度分析报告,并采用国际通用的ICD-10疾病分类法进行死因分类。

开展死亡统计并在此基础上做死因分析,是流行病学研究的重要内容。有了死因分类的基础资料,就很容易发现异常死亡现象,各国以异常死亡为线索开展了一系列目的明确的流行病学调查。一些如Kuru病、军团病、新生儿肉毒中毒症、Lyme病、艾滋病和SARS等新发现的疾病,都是从发现异常死亡现象开始着手调查而取得重大突破的。

(三) 疾病资料

与死亡不同,疾病的发生不是一个很明确的概念,采用不同的诊断方法,对疾病的判断可能不同,甚至会有较大差异。疾病发生于一个时点,患病后持续一个时段,发病与患病的流行病学意义截然不同,一个指新发生情况,一个指现患情况,前者用发病率做统计,后者用患病率做统计。疾病的发生不仅可以造成死亡,也可以造成短期或长期劳动力的丧失。由于绝大多数疾病的发生率远远高于死亡率,因此人们将调查疾病发生的原因,列为流行病学研究的主要内容。

世界各国对疾病资料的系统收集是从传染病疫情统计开始的。美国疾病控制和预防中心(CDC)2010年规定需报告的传染病病种包括炭疽、霍乱、黄热病、艾滋病、SARS及新型甲型H1N1流感等共计60种。我国根据《中华人民共和国传染病防治法》规定,将目前需报告的传染病病种分为甲、乙、丙三大类共计39种,其中甲型H1N1流感、传染性非典型肺炎(SARS)、人感染高致病性禽流感和手足口病为近几年新增加的病种。世界卫生组织(WHO)过去一直将鼠疫、霍乱、黄热病和天花列为国际检疫传染病。由于近年来出现SARS和甲型H1N1流感等新的传染病,造成世界范围内的大流行,WHO于2005年对《国际卫生条例》进行重大修订。新条例除规定各国需向WHO通报天花、脊髓灰质炎和SARS等传染病外,更将范围扩展到国际关注的一系列广泛突发公共卫生事件,包括正在出现的疾病。系统收集的传染病疫情资料为开展流行病学调查和制定卫生防病规划提供了必不可少的基础资料。近年来,一些发达国家率先开展了对肿瘤、心脏病、脑卒中和高血压等慢性病的监测工作,不仅收集死亡资料,也对发病率或患病率开展调查。我国一些有条件的城市和部分疾病监测点也已开展了慢性病的监测工作。

针对疾病发生的异常现象,或者新发现原因不明疾病的流行,应迅速建立监测系统并开展流行病学调查。例如,1986年美国发现月经期妇女罹患中毒性休克综合征的人数突然异常增加后,迅速建立了全国中毒性休克监测系统,经调查证实为由市场上流行的高吸收度月经棉所致。

(四) 其他资料

例如,与病因有关的自然因素和社会因素、与宿主有关的易感性以及与环境有关的自然环境和社会环境等,都是重要的描述性研究基础资料。

第二节 横断面研究设计与实施

横断面研究(cross-sectional study)是在一个特定的时间内,即在某一时点或短时间内,通过普查或抽样调查的方法,对特定人群中有关因素与疾病或健康状况的关系进行调查,确定患病率,从而描述这一时间内的疾病分布以及观察某些因素与疾病之间的关系。由于它描述疾病的指标主要是患病率,因此也称为患病率研究(prevalence study)。由于所收集的资料既不是历史的记录,又不是随访研究所得,而只是调查当时所获得的资料,故又称之为现况研究。

一、横断面研究的特点

1. 观察性研究 横断面研究不同于实验性流行病学研究,它直接调查收集客观存在的实际情况,无人为施加的因素或干预措施,属于观察性研究。如调查对象是否患病、调查对象是否吸烟、调查对象从事何种职业等。

2. 无事先设立的对照组 横断面研究不同于分析性流行病学研究,它事先无需专门设立对照组,但在资料整理分析中可自然形成对照。如患者与非患者、吸烟者与非吸烟者等。

3. 只反映某一特定时间人群的疾病与暴露情况 横断面研究是在某一特定时间(某一时点或短时间)内进行的,所收集的是调查当时的资料,许多研究指标的情况既不能代表过去,也不能推断将来,而只能反映该特定时间内的情况。如调查时的吸烟习惯与既往的吸烟史常不一致。

4. 疾病与暴露同时存在 由于研究是在一个较短的时间内进行,所调查的也是该时间内的疾病与暴露的状态,此时疾病与暴露同时存在,由于这种"因果并存"的局面,不能肯定孰前孰后,因此难以确定因果关系。

二、横断面研究的目的与用途

1. 描述疾病的三间分布情况 通过对某一地区人群的调查,获得某种疾病在地区、时间和人群中的分布,从而发现高危人群,为疾病的防制提供依据。

2. 描述某些因素与疾病的关联,提出病因假设 如通过冠心病及其危险因素的调查,发现高血压、高血脂、肥胖、吸烟及有关职业与冠心病有关联,从而为进一步采用分析性研究探索冠心病的病因提供了初步病因线索。

3. 评价防制措施的效果 即对某病干预措施实施前后的患病率进行调查和比较,从而评价该措施的防制效果。

4. 早期发现和及时治疗病例 查出某地区患有所研究疾病的所有患者,从而达到早发现、早诊断和早治疗的目的。如乳腺癌的普查就是我国实施二级预防的典型实例。

三、横断面研究的种类

(一)普查(census)

1. 概念 普查是指在特定的时间内,对某一特定人群中的每一个成员进行的调查或检查。

2. 目的 普查的目的分为三类，可因不同的研究工作而异。一是为了早期发现和及时治疗病例，如对一定年龄范围内的女性进行阴道涂片检查，以早期发现宫颈癌患者，并给予及时治疗；二是为了制定人体某些指标的正常值，如制定血红蛋白、血糖或血压等生理生化指标的正常值范围；三是为了了解某人群的健康状况及其影响因素，如了解某特定人群中高血压的患病率，了解儿童生长发育或营养状况等。

3. 优缺点 普查的优点是：①能发现普查人群中的全部病例，以便给予及时治疗；②不存在抽样误差；③可同时观察多个因素与多种疾病；④无医德问题；⑤可同时进行医学科普知识宣传。普查的缺点是：①不适用于患病率低和检查方法复杂的疾病调查；②由于普查对象多，难免出现漏查、漏诊和误诊；③由于工作量大，工作人员多，很难进行深入细致的调查，调查质量不易控制。

(二) 抽样调查

1. 概念 在实际工作中，若不是为了早期发现和早期治疗患者，而是要揭示疾病的分布规律，就可以从研究对象的总体中按一定的原则抽取一部分有代表性的个体（统计学上称为"样本"）进行调查。用这部分人的调查结果，估计出总体的患病率或某些疾病特征，这就是抽样调查(sampling survey)。它是一种以小测大，以局部估计总体的调查方法。在流行病学研究与日常医疗卫生工作中，抽样调查占有重要的地位，它几乎可以实现横断面研究的所有目的。

2. 优缺点 抽样调查的优点是：①较普查节省人力、物力和时间；②工作量小，调查工作易细致。抽样调查的缺点是：①调查设计、实施和资料分析比较复杂；②重复和遗漏不易发现；③不适用于变异过大的资料（包括人群、疾病等）；④不适用于发病率很低或所需样本超过总体75%的情况。

四、横断面研究设计的主要内容

(一) 研究目的

研究目的是研究设计的核心和关键，它决定了研究设计的其他内容。因此，研究设计时应明确：①此项研究要回答或解决什么问题？②研究的意义是什么？

(二) 研究方法

研究方法是研究设计中非常重要的环节之一，应根据研究目的选择适当的研究方法，如普查或抽样调查。目前在流行病学中所使用的抽样方法有单纯随机抽样、系统抽样、分层抽样、整群抽样和多级抽样，后三种方法较常用。

1. 单纯随机抽样(simple random sampling) 先对所有研究对象进行编号排序，再用随机数字表或抽签、摸球、电子计算机抽取等方法进行抽样。其基本要求是使每个研究对象都有同等机会被抽中。例如，需要在一个950人的群体中随机抽取十分之一人口进行某项调查，我们可以先将这950人编号、排序，然后从随机数字表中选取95个三位数，将大于950和重复的数字舍弃，再按顺序补充，直到选足95个人为止。此方法是最基本的抽样方法，也是其他抽样方法的基础。虽简便易行，但只能用于数目不大的情况下，对大规模的现场调查并不适用。

2. 系统抽样(systematic sampling) 随机地确定一个抽样起点，按照一定的顺序，机械地每隔一定数量的单位抽取一个单位，组成样本。例如，要从1 000户中抽取10%做样本,可先在门牌号1～10号之间用单纯随机抽样抽取一户,如抽到6,其后每间隔9号抽取一户,即6,16,26,36,…,996号等共100户。本法较简单方便,它使样本在整个人群中的分布比较均匀,代表性较好。但若各单位的排列具有某种规律性变化时,则抽取的样本会出现系统误差。

3. 分层抽样(stratified sampling) 先按研究对象的某种特征(如性别、年龄、职业、教育程度等)将总体分为若干层,再在每层内进行随机抽样,组成样本。分层后的抽样群体其层内变异,应该远小于层间变异。分层随机抽样又分两种:一是等比例分层随机抽样,即各层内抽样比例相同,如每层均抽出10%的研究对象;二是最优分配分层随机抽样,即按照一定的要求,不同层抽取样本的比例不同,以获得变异程度最小、代表性最好的样本。分层抽样可减少由各层特征不同而引起的抽样误差,还能根据特殊需要在不同层按不同比例抽样,是横断面研究常用的抽样方法。

4. 整群抽样(cluster sampling) 先从研究人群总体中直接抽出若干群体(如村、班级、车间、居委会等)作为观察单位组成样本,然后对每个被抽取群体中的所有成员进行调查。其抽样单位是群体而不是个体。该抽样方法便于组织实施,易被群众接受,且节省人力和时间,多用于大规模的现场调查。但由于其抽样误差相对较大,因此需适当扩大样本含量,一般应比单纯随机抽样法多50%的样本。

5. 多级抽样(multi-stage sampling) 这是大规模调查时常用的一种抽样方法,实质上是上述几种抽样方法的综合运用。从研究人群先抽取范围较大的单位,称为一级抽样单位,再从一级单位中抽取范围较小的二级抽样单位,进一步再抽取范围更小的三级单位……最终组成调查样本的既可以是个体,也可以是较小的群体。每个阶段的抽样都可采用上述四种基本抽样方法进行。如市→区→街道→居委会→住户→人。多级抽样可以充分利用各种抽样方法的优势,克服各自的不足,并能节省人力、物力。缺点是在抽样前要掌握各级调查单位的人口资料及其特点,有时比较困难。

(三)研究对象

应根据不同的研究目的选择不同的研究对象。

1. 目标人群及其来源 目标人群是研究结论所能推论到的那个总体人群。该人群依研究目的不同而各异,可以是符合一定诊断标准的某病所有患者,或是具有某种特征的某个人群等。而研究对象则是这个目标人群中一个有代表性的样本。当目标人群为某病患者总体时,研究对象既可来自医院,也可来自一般社区人群。在横断面研究中,研究对象更多的是来自于一定条件下的一般人群。

2. 样本大小 在横断面研究中,选定了抽样方法后,还需要确定所要抽取的样本大小,即确定保证研究结果具有一定代表性和精确度所需要的最小样本含量。样本过大或过小都是不恰当的。调查对象过多,有时反而不易达到精密、迅速,甚至产生不必要的浪费;而样本太少,会导致抽样误差大,代表性差,且不易发现真实的差异。

(1) 样本大小主要取决于三个因素:①预期患病率或阳性率高,则样本可以小些;②抽样指标的变异程度越大,则样本量越大;③对调查结果精确度的要求高,即容许误差小,则样本要大些。此外,样本含量还受研究对象之间的变异程度以及研究结果的可信度$(1-\alpha)$和把握度$(1-\beta)$的影响。可信度和把握度愈大,所需样本也愈大。

(2) 当调查均数时,样本大小的估算公式为:

$$N = \left(u_a \frac{s}{d}\right)^2 \qquad (式3-1)$$

式中，N 为估算的样本大小；u_a 为第Ⅰ类错误（α）的标准正态离差，通常取 $\alpha=0.05$，则 $u_{0.05}=1.96$；s 为样本标准差；d 为容许误差，即样本均数与总体均数之差，一般设为样本标准差的 10%。

（3）当调查率时，样本大小的估算公式为：

$$N = u_a^2 \frac{PQ}{d^2} \qquad (式3-2)$$

式中，P 为预期患病率或阳性率；$Q=1-P$；其他符号意义与公式（3-1）中相似，d 一般设为预期患病率或阳性率的 10%。

当容许误差 $d=0.1P$ 时，$N=400\times Q/P$；
当容许误差 $d=0.15P$ 时，$N=178\times Q/P$；
当容许误差 $d=0.2P$ 时，$N=100\times Q/P$。

公式（3-2）只适用于二项分布资料，且患病率太大或太小时均不适用。

在调查一些患病率很低的疾病时，样本大小可参考 Poisson 分布期望值可信限表进行估算。

（四）研究指标及其测量

1. 指标的确定　研究指标即调查的内容或项目，由研究目的所决定。研究指标应包括暴露与结局两类指标。暴露泛指研究对象所接触的各种外在因素（如环境因素、职业因素等）和自身所具有的各种内在特征（如年龄、性别或某些临床检测结果等）及行为习惯（如吸烟、饮酒等）；结局指研究对象是否患病或某种检测指标的大小及是否阳性等。

2. 指标的测量　研究指标应尽量采用定量和客观的指标，少用定性和主观的指标。每一项研究指标均应有明确的定义或说明。测量的方法应先进、灵敏、特异、可靠、价廉，且安全易行。

（五）资料收集

1. 利用现成记录和统计资料　如普查或体检资料，传染病报告资料、病案资料等。

2. 通过调查表收集资料　如表 3-2，调查表是横断面研究获取资料的最主要方式。调查表设计的好坏，直接影响着资料收集的完整性和可靠性。

（1）调查表的设计原则：①项目完全，该有的项目一个不少；②不过于繁琐，不该有的项目一个不多；③文字表达准确、简单、易懂、易回答。

（2）调查表的类型：①开放式问卷：给应答者充分的自由，尽情回答。其特点是调查气氛随和，能调动被调查者的积极性，但易发生答非所问。②封闭式问卷：给应答者对问题的回答予以明确的限制，通常用"是"与"否"来回答。其特点是项目明确，不易走题，且调查结果便于统计处理，但缺点是应答者对不确切的答案会随意选择。③复合式问卷：是上述两种问卷的结合，一方面将一个问题可能出现的多种答案均给出，由应答者选出符合自己情况的几项；另一方面对一些数量化的资料可由应答者直接填写，如开始吸烟的年龄、平均每日吸烟量等。

表 3-2　吸烟情况调查表

1. 您曾吸过烟吗:(1) 吸过□　(2) 不吸□	□
2. 吸哪一种烟:(1) 有过滤嘴□　(2) 无过滤嘴□	□
3. 每天吸烟量:＿＿＿＿支	□□
4. 吸入深度:(1) 深吸□　(2) 一般吸□　(3) 不吸入□	□
5. 您初次吸烟年龄＿＿＿＿岁	□□
6. 若已戒烟,戒了＿＿＿＿年	□□
7. 回忆吸烟史:偶尔吸＿＿＿＿年	□□
＜5 支/天＿＿＿＿年	□□
10～20 支/天＿＿＿＿年	□□
＞20 支/天＿＿＿＿年	□□
8. 共同生活中有谁吸烟:(1) 丈夫□　(2) 妻子□　(3) 子女□　(4) 无□	□

(3) 调查表的结构:包括四个部分。①导语及填写说明:向调查对象解释该项调查的目的和意义,并说明如何填写问卷。②一般项目:包括调查对象的姓名、性别、年龄(最好是填出生年月日)、职业、教育程度、经济收入等一般情况,这些项目与患病情况一起分类汇总,就是疾病分布的重要内容。③调查的主要内容:一是关于现在患病或健康状况,倘若目的是要查明某病患病情况,应有统一的疾病诊断标准,其最后结果为定性二分类数据(患病或不患病);倘若目的是同时要建立健康正常值标准,要测量并记录各种指标的测量值。二是关于暴露情况,目前的横断面研究常常伴有对病因的初步探索,因此要选准因素,可包括个人生活习惯、遗传因素及环境因素等。④调查者项目:包括调查者姓名、调查时间等,由调查者填写,目的是用于准确计算年龄、便于资料的审核以及增强调查者的责任感。

(4) 通过预调查完善调查表:调查表初步设计完成后,在进行正式调查之前,一般都需要进行预调查。预调查的对象通常从与目标人群相似的非目标人群中选择一小样本人群,按照正式调查将采用的方式进行调查。其目的是使研究者通过实践查找调查表设计中存在的问题,检查每个问题和整个问卷的准确性及可靠性,以便对调查表进行适当的修改。例如调查对象是否愿意配合、完成一份调查表所需的实际时间、调查表中是否有表达不清的项目使被调查者难以回答、使用的语言是否与被回答者的文化水平相符、哪些问题会有较高的不应答率、操作指南中的说明是否清楚明白、对开放式问题是否按期望的方式做了回答、调查的项目是否过多而使调查对象感到厌烦等。通过预调查应能发现调查表设计中存在的大多数问题。

(5) 调查员进行培训:为使参加横断面研究的人员掌握一定技术和知识,从而收集到可靠的原始资料,在调查开始之前应对调查员进行培训。具体培训内容包括:①学习调查疾病的有关理论知识、调查方法与检测技术;②培养工作责任心;③训练询问技巧与对群众的组织宣传工作;④强调调查资料的可靠性,避免因调查工作不深入细致而造成的偏倚;⑤努力做到不遗漏调查对象,提高应答率,随时分析影响应答的原因,以便有针对性地一一予以纠正。

(六) 资料的整理与分析

1. **资料的审核**　检查与核实原始资料的准确性、完整性,填补缺漏并删除重复,对可疑者进行核对或复查。

2. 基本分析方法

(1) 根据研究目的将原始资料归纳分组、列表。

(2) 计算各研究指标:如患病率、抗体阳性率、感染率、构成比、某因素的流行率,某指标的均数、标准差、标准误等。

(3) 描述性分析:将疾病和因素按不同的社会人口学特征(如性别、年龄等)和时间、地区等进行分布特征的描述。比如,可分别列出男性和女性的患病率、不同年份的感染率或不同地区某因素的流行率等。

(4) 单因素分析:比较各组之间的率或均数是否有差异,以提示某因素与疾病之间是否有联系。例如,可比较男性与女性的患病率是否有显著性差异,以初步判断性别是否与该病有联系。又如,可比较同性恋者与异性恋者的 HIV 抗体阳性率有无差异,以探索性行为方式是否与 HIV 感染有联系。

(5) 多因素分析:在单因素分析的基础上,应用多元回归等统计分析方法,同时分析多种因素与某疾病的关系。例如,可同时分析性别、年龄、种族、吸烟、饮酒、喝咖啡等因素是否与青光眼有联系。

五、横断面研究的常见偏倚及其控制

横断面研究中常见的偏倚有以下两大类。

(一) 选择偏倚

选择偏倚(selection bias)是指在选择研究对象过程中所产生的偏倚,包括:

1. 选择性偏倚　在调查过程中,被抽中的调查对象没有找到,而随便找了其他人代替,从而可能破坏了调查对象的同质性。应该设法找到被抽中的所有调查对象,否则也要尽量找与该调查对象条件相似的人代替。

2. 无应答偏倚　调查对象不合作或因种种原因不能或不愿意参加,从而降低了应答率,以后亦未补查。倘若应答率低于 80%,则调查结果的代表性值得怀疑。应该耐心细致地向调查对象解释本研究的重要性及研究结果可能惠及其本人和同类病人,获得调查对象的理解与配合,提高应答率。有时需要随机抽取部分无应答者作补充调查,比较无应答者与应答者之间在研究因素及主要混杂因素方面有无显著差异,以评估调查结果的代表性。

3. 幸存者偏倚　在横断面研究中,调查对象均为幸存者,无法调查死亡者,因此不能概括某病的实际现况,带有一定的局限性和片面性。队列研究可弥补这一缺陷。

(二) 信息偏倚

信息偏倚(information bias)是指在收集资料过程中所产生的各种偏倚,使所获得的资料缺乏真实性或可靠性,包括:

1. 调查对象的报告或回忆偏倚　当询问调查对象有关个人疾病史、个人生活习惯、经济状况等资料时,由于种种原因,回答不准确而引起偏性,称之为报告偏倚。另外,患者因受疾病的折磨而能较清晰地回忆过去的暴露史,但健康的调查对象常因不介意而遗忘过去的暴露史,此为回忆偏倚。应该尽量选用客观指标以提高所获资料的质量。

2. 调查员偏倚　调查员有意识地深入或诱导调查某些人,而比较马虎地调查另一些人,这时也会导致偏倚。应该对调查员进行培训,提高调查技巧,强调调查质量。

3. 测量偏倚　指测量工具、检验方法不准确或化验技术操作不规范等而造成的偏倚。应该使用统一的测量方法,样品最好在同一个实验室进行检测。

六、横断面研究的优点及其局限性

（一）横断面研究的优点

1. 横断面研究所需时间短,花费少,比较容易实施。
2. 横断面研究可以弥补常规报告资料的不足。
3. 横断面研究的样本来自一般人群,而不是到医院就诊的患者,研究结果有较强的推广意义。
4. 横断面研究可以一次观察多种疾病状况及多种相关暴露因素。
5. 横断面研究的调查群体内有自然形成的同期对照组,使结果具有可比性。

（二）横断面研究的局限性

1. 横断面研究调查时疾病与暴露同时存在,不能直接估计某种致病因素和某病的确切因果联系,即难以区分病因在先还是疾病在先。
2. 横断面研究只能得到患病率资料,而不能获得发病率资料。
3. 横断面研究只适用于所涉及的暴露因素不易发生变化的情况　如血型、基因型等是不易变化的因素,而吸烟、饮酒等则是可变的因素,因为当前的吸烟或饮酒状况并不能完全代表既往的吸烟或饮酒情况。
4. 横断面研究适用于病程长的慢性病研究　对于病程较短的疾病不能充分发现患者,因为调查时一些人可能已经痊愈,而另一些人则可能在调查后才发病。另外还需注意慢性病缓解期的患者。
5. 横断面研究要求调查在短时间内完成　调查时间一般不宜超过一个月,以使在调查期间所研究的疾病或因素相对稳定不变,但由于时间仓促,尤其对于大型调查,所获资料可能不够详细可靠。

第三节　其他描述性研究

除横断面研究外,其他常用的描述性研究还包括个案调查、病例报告、纵向研究和生态学研究。

一、个案调查

（一）概念

个案调查(case investigation),又称个例调查或病家调查,是指对个别发生的病例、病例的家庭及周围环境进行的流行病学调查。病例一般为传染病患者,也可以是非传染病患者或病因未明疾病的病例。

个案调查与其他调查的主要区别在于它的调查数是"1",可以是一个患者、一个家庭或一个疫源地等。有时个案调查是暴发调查的一个组成部分。个案调查一般无对照,亦无人群有关变量的资料,不宜用来分析变量与疾病的关系。

（二）目的与用途

1. 调查该患者发病的"来龙去脉",从而采取紧急措施,防止或减少类似病例的发生。

倘若为单个传染病病例时,实际上就是对疫源地的调查。

2. 核实患者的疾病诊断并进行护理指导。

3. 掌握当地疫情,为疾病监测提供资料。

(三) 调查内容

个案调查主要通过访问和现场调查收集资料。除应调查一般的社会人口学资料外,还应核实诊断,调查患者可能的感染日期、发病时间、地点和传播方式、传播因素和发病因素等,确定疫源地的范围和接触者,从而指导医疗护理、隔离消毒、检疫接触者和采取宣传教育等措施。

(四) 特殊病例的调查

有些特殊病例,特别是原因不明的病例,有时虽然只是1~2例,亦需进行个案调查。例如,1859年冬,德国医生Zenker诊治了一位"伤寒患者"。该患者为20岁的女性,旅馆服务员,圣诞节发病,元旦即卧病不起,1月20日到医院就诊,一周后不治身亡。尸检时Zenker在患者肌肉内发现有许多旋毛虫,他即到该女服务员工作的旅馆调查。发现该旅馆老板娘几乎与该女服务员同时发病。详细询问得知,1859年12月21日该店曾宰杀过一头猪。Zenker从剩下的猪肉取样检查,发现有许多旋毛虫包囊。进一步调查发现,该旅馆老板和屠宰者后来也发生了同样的疾病。这样,Zenker从一个病例的调查开始,通过其流行病学实践,首先发现了人是怎样感染上旋毛虫的,为医学做出了贡献。

二、病例报告

(一) 概念

病例报告(case report)是临床上详细地介绍某种罕见病的单个病例或少数病例。借此新出现的或不常见的疾病或疾病不常见的临床表现,能引起医学界的关注,从而可能形成某种新的假设。它是临床医学与流行病学的一个重要连接点。

(二) 目的与用途

1. 病例报告往往是识别一种新的疾病或暴露的不良反应的第一个线索　许多疾病都是首先通过病例报告被发现的,例如,孕妇服用沙立度胺(反应停)引起新生儿短肢畸形,口服避孕药增加静脉血栓栓塞的危险等。病例报告实际上是监测罕见事件的唯一手段,常可激发人们去研究某种疾病或现象。例如,发现艾滋病的过程,很能说明病例报告在识别新的疾病和形成有关病因假设上的作用。艾滋病的发现始于美国临床医生的病例报告。1981年,美国Gottlieb等报道在1980年10月和1981年5月间,在美国加州洛杉矶的三个医院收治了5例患一种罕见的卡氏肺囊虫肺炎的年轻男性同性恋者,他们同时伴有巨细胞病毒及白色念珠菌黏膜感染。同时,Friedman Kien博士等向美国CDC报告了1979年1月至1981年7月的30个月中他在纽约及加州发现26例同性恋男性患卡波济肉瘤,其中纽约20例,加州6例,年龄为26~51岁,平均39岁。全部病例都是根据皮肤病变、淋巴结或其他器官肿瘤的组织病理学检查结果作出诊断的,其主要临床表现为皮肤或黏膜呈现斑点或结节状蓝紫色病变。7例卡波济肉瘤患者确诊后发现有严重的感染,6例患有肺炎,4例活检证实为卡氏肺囊虫肺炎。这种肺炎以往只在免疫系统受抑制的老年癌症患者中发生,通常是化疗的结果,并且男女发病机会相等。这些报告引起了美国CDC的重视,提出假设并开始了一项监测项目来定量地分析这个问题。该项目的实施很快证实了同性恋者中有发生这种综合征的高度危险。以后的病例报告又提示艾滋病还可在经静脉注射毒品者中及接受输血或血液制品者中经血传播。随后，又认识了许多艾滋病的特殊危险因素，并证实了人类免疫缺陷病毒（HIV）感染导致艾滋病。

2. 病例报告有时可用于阐明疾病和治疗的机制　例如，怀疑麻醉药氟烷能引起肝炎，但是由于暴露于氟烷后发生肝炎的频率很低，并且手术后肝炎还有许多其他的原因引起。因此，"氟烷肝炎"难以确立。然而，如下的病例报告可以澄清这个问题。一名使用氟烷进行麻醉的麻醉师反复发作肝炎并已肝硬化，肝炎症状总是在他进行麻醉工作后几小时内发作。该病例暴露于小剂量氟烷时肝炎即复发，再加上有临床观察、生化检验和肝脏组织学等方面的证据，从而证明了氟烷可引起肝炎。

3. 病例报告还可介绍疾病不常见的临床表现。

（三）缺点

由于病例数相对较少，而且有高度选择性，易发生偏倚，因此病例报告不能用来检验是否存在着真正的联系。它只是基于一个或少数几个人的经历，所发现的任何危险因素都有可能只是巧合。由于其固有的偏倚，以及不能估计所描述的事件的频率或机会的作用，不应该以病例报告作为改变临床诊断和治疗的依据。

三、纵向研究

（一）概念

纵向研究（longitudinal study）是在特定的时间范围内，对特定人群中有关暴露因素或疾病及健康状况重复进行测量，以研究暴露或疾病随时间推移的自然动态变化。也就是对一组人群定期随访，对若干次横断面调查结果进行分析，以动态地监测暴露或疾病的演变情况并分析其原因。

（二）目的与用途

1. 比较同一批研究对象在不同时间点观察变量的差异　例如，美国人普遍认为从感恩节到元旦假期期间平均体重会增加 5 磅。Yanovski 及其同事对这个很流行的说法进行了检验。他们调查了 195 例成年志愿者，在几个月之内连续 4 次对每个人的体重进行重复测量。测量的时间分别为：①九月下旬或十月上旬；②十一月中旬；③一月上中旬；④二月下旬或三月上旬。结果显示，各观察期间的平均体重变化分别为：增加 0.4 磅（假期前），增加 0.8 磅（假期中），减少 0.2 磅（假期后），增加 0.5 磅（三月后）。他们的研究认为，美国人假期中体重增加的数量比以前普遍认为的要少，但假期中增加的体重在假期后仅部分消减，这可能是成年人体重逐渐增加的一个原因。在这项研究中，"假期"是暴露因素，"体重增加"是结局变量，研究者对同一批研究对象在暴露期与非暴露期的结局变量进行了比较。值得注意的是，该研究中没有独立的对照组，研究对象本身形成了"自身对照"（引自 Koepsell 和 Weiss，2003）。

2. 更复杂的纵向研究设计可涉及更多的观察时间点，或者比较一组人群与另一组人群的观察变量随时间变化的模式。

（三）缺点

在许多纵向研究中，所观察到的暴露期与非暴露期之间结局变量的部分甚至全部差异可由各种其他因素而非暴露本身所导致，这可以看作是一种混杂偏倚。

四、生态学研究

(一)生态学研究的概念

以人群或社区为基本单位收集和分析资料,进行暴露与疾病关系的研究,在流行病学中称为生态学研究(ecological study)。它描述某疾病或健康状态在各人群中所占的百分数或比数,以及有各项特征者在各人群中所占的百分数或比数。从这两类群体数据分析某疾病或健康状态的分布与人群特征分布的关系,从而探索病因。如图3-1显示了中国河南某些县食盐销售量与不同地区的食管癌死亡率。河南省某些县食管癌死亡率较高,似乎与高盐饮食有关,但难以排除其他可能的因素,诸如在该病高发地区人群既有高盐摄入,酒类消耗量亦有增长,而饮酒是该病一个已知的危险因素。

生态学研究与其他流行病学研究方法不同,其他研究方法是以个体为观察、分析单位。生态学研究的观察单位是群体而不是个体,无法得知个体暴露与效应间的关系。群体的单位一般按行政或地理区域划分,如乡、县、市、省甚至整个国家。

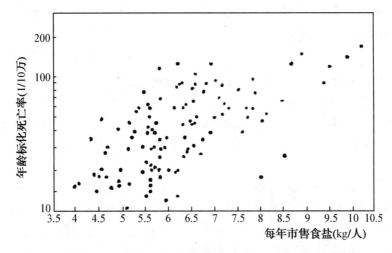

图3-1　中国河南某些县食盐销售量与食管癌死亡率的关系(陆建邦等,1997)

(二)生态学研究的方法

1. 生态比较研究(ecological comparison study)　指比较不同人群中某疾病率或死亡率的差异,以了解某疾病在不同人群中的分布有无异同点,从而为探索病因提供线索。例如,通过生态比较研究发现:①结直肠癌在发达国家比发展中国家更常见。这促使人们考虑饮食习惯和环境污染是否与结直肠癌的发病有关。②结直肠癌的发病率和死亡率的性别比接近1,提示有关的暴露在男性和女性中应是相近的,并再次提示与饮食和环境暴露的联系。③结直肠癌的发病率城市高于农村,提示某些危险因素在城市比农村更为普遍。因此,工业活动导致的环境污染应考虑可能为与结直肠癌有关的因素。

2. 生态趋势研究(ecological trend study)　指连续观察不同人群中某疾病的发病率或死亡率,了解其变动趋势,并分析这种发病率或死亡率的变动是否与人群中哪个因素的变动趋势相一致,从而为病因研究提供线索。例如,联邦德国沙立度胺(反应停)销售量与新生儿短肢畸形病例数存在明显的时间相关关系,提示沙立度胺(反应停)可能是新生儿短肢畸形的原因。又如,Hatch和Susser研究表明,1975—1985年间某核工厂周围69个地区基础γ射线水平与儿童癌症(包括白血病等)的发病率变动存在关联,为探索γ射线与儿童癌症的关系提供了依据。

(三) 生态学研究的用途

1. 生态比较研究可以从群体角度提供病因假设的线索 这些病因,可以来自自然环境、心理或社会环境。如化学肥料、杀虫剂、除草剂等的大量应用,造成许多新物质、人造物质进入自然环境,引起新的疾病和中毒。又如研究空气污染与肺癌的关系;脂肪摄入量与乳腺癌的关系等。

2. 生态趋势研究可以初步评价干预措施的效果 如在某人群中推广低钠盐,然后比较推广低钠盐前后人群平均钠摄入水平的变化与人群平均血压值的变化趋势,以评价低钠盐干预的效果。

3. 生态趋势研究可以应用于疾病监测工作 如疟疾的发生和流行以及预防控制是由有关的生态学因素决定的,可通过监测按蚊的密度而预测疟疾的流行强度。又如在1959至1966年间,由于发现哮喘死亡与支气管扩张剂销售量同步增长,英格兰和威尔士于1968年停止无处方的支气管扩张剂的销售,使哮喘死亡率明显下降。

(四) 生态学研究的优缺点

1. 优点

(1) 生态学研究常可用于对常规资料或现成资料(如数据库)的分析,因而节省时间、人力、物力,可以很快得到结果。

(2) 生态学研究可以综合评价采用多种措施的某项干预规划对人群中疾病的影响。

(3) 生态学研究可以发现在个体水平研究中不易发现的意外结果。

2. 缺点

(1) 生态学谬误(ecological fallacy):在生态学研究中,研究者只知道所研究人群内的暴露数和非暴露数、患病数和非患病数,但不知道在暴露者中有多少发生了疾病,在非暴露者中有多少发生了疾病,即没有个体水平的暴露与疾病的信息。因此,直接用生态学研究的结果作因果关系的推论,可能产生生态学谬误。

(2) 缺乏对混杂因素的控制能力:在生态学研究中,往往不能有效地控制混杂因素的作用。原因之一是群体研究的混杂因素与个体研究的混杂因素常常不同;原因之二是生态学研究中暴露与疾病的信息往往以其他常规资料间接来反映,如以烟、酒的税收来估计人群中烟、酒的消耗量,但这种估计是不完全的,有时可能会存在较大偏差。

第四节 描述性研究的评价原则与实例评价

尽管描述性研究有许多类型,但其中以横断面研究最为典型。本节就以横断面研究为例,来讨论如何对描述性研究进行评价。

一、评价原则

1. 研究目的是否与横断面研究的适用范围相符。
2. 为何种类型的横断面研究,是普查还是抽样调查。
3. 采用哪种抽样方法选取调查对象,调查对象的代表性如何。

4. 调查是否在同一个较短的时间内完成。
5. 是否考虑到研究中可能出现的偏倚及其解决办法。
6. 所采用的研究指标及统计分析方法是否适当。
7. 研究所得出的结论是否客观,科学性如何。

二、实例评价

上海市 2 型糖尿病患病情况现状调查(摘编自:中华医学杂志.2006,86(24)1 675—1 680)

【目的】 了解上海市社区居民 2 型糖尿病、糖调节异常(IGR)的患病率及其分布特征。

【方法】 采用多阶段分层整群随机抽样方法,对上海市城、乡社区居民 15～74 岁居民进行横断面调查。

【质量控制】

调查方法:调查人员均由医学专业人员组成,经培训考核合格后方能参与调查。课题组聘请外部质控组负责抽取 5% 的被调查者进行入户复查。

检测方法:使用校正过的仪器,并对某些指标进行重复测定。

诊断标准:采用国际统一的诊断标准,并排除 1 型糖尿病患者。

统计学分析:调查资料用 EpiData 软件双遍录入,计算总体人群和各年龄组人群的患病率。同时采用 2000 年中国总人口分布进行年龄标准化,分别计算男性和女性以及城区和农村的年龄标准化患病率。

【主要结果】

1. 应答率及人群基本特征　共有 14 401 人参加本次调查,其中 11 589 人(男性 4 621 人,女性 6 968 人)按要求完成本次调查。应答率为 80.5%(男性 67.9%,女性 91.7%),男性应答率低于女性。失访人群基本特征与研究人群基本一致,差异无统计学意义。

不同性别之间,年龄、身高、体重、腰围、臀围、腰臀围比、收缩压、舒张压、餐后血糖、饮酒、吸烟、文化程度、高密度脂蛋白、总胆固醇和甘油三酯差异有统计学意义(均 $P<0.01$),体质指数和空腹血糖差异无统计学意义。

2. 总患病率　上海市居民 2 型糖尿病、糖耐量低减(IGT)和空腹血糖受损(IFG)患病率分别为 8.6%(1 000/11 589)、6.9%(802/11 589)和 1.0%(120/11 589)(标化率为 6.2%、5.1% 和 0.8%)。

3. 性别和年龄分布(表 3-3)　男性 2 型糖尿病、IGT 和 IFG 患病率分别为 8.9%(412/4 621)、6.4%(296/4 621)和 1.0%(47/4 621),女性 2 型糖尿病、IGT 和 IFG 患病率分别为 8.4%(588/6 968)、7.3%(506/6 968)和 1.0%(73/6 968),2 型糖尿病、IGT 和 IFG 患病率在男女之间差异无统计学意义(均 $P>0.05$)。

男性和女性 2 型糖尿病和 IGT 患病率的峰值均位于 65 岁以上年龄组,男性 IFG 患病率峰值位于 55～64 岁年龄组,女性 IFG 患病率峰值位于 65 岁以上年龄组。

表3-3 不同年龄组2型糖尿病、IGT和IFG患病情况的性别分布

年龄组(岁)	例数	2型糖尿病		IGT		IFG	
		例数	%	例数	%	例数	%
男性	4 621	412	8.9#	296	6.4#	47	1.0#
15~24	574	4	0.7	11	1.9	0	—
25~34	433	3	0.7	15	3.5	3	0.7
35~44	808	46	5.7	48	5.9	10	1.2
45~54	1 252	110	8.8	78	6.2	12	1.0
55~64	790	101	12.8	57	7.2	13	1.6
65~	764	148	19.4	87	11.4	9	1.2
女性	6 968	588	8.4	506	7.3	73	1.0
15~24	437	5	1.1	3	0.7	1	0.2
25~34	457	3	0.7	13	2.8	2	0.4
35~44	1 431	47	3.3	74	5.2	3	0.2
45~54	2 334	154	6.6	169	7.2	33	1.4
55~64	1 185	134	11.3	106	8.9	13	1.1
65~	1 124	245	21.8	141	12.5	21	1.9

注：与女性患病率比较，# $P>0.05$

4. 城乡分布 城市2型糖尿病、IGT和IFG患病率分别为11.2%(730/6 500)、6.4%(419/6 500)和1.2%(77/6 500)(标化率分别为6.5%、4.9%和0.8%)，农村2型糖尿病、IGT和IFG患病率分别为5.3%(270/5 089)、7.5%(383/5 089)和0.8%(43/5 089)(标化率分别为3.8%、5.4%和0.7%)，城乡之间2型糖尿病和IGT患病率差异有统计学意义($P<0.05$)，IFG患病率差异无统计学意义($P=0.073$)。

新诊断2型糖尿病比例为47.6%，其中农村为69.3%(187/270)，明显高于城市[39.6%(289/730)]($P<0.01$)(表3-4)。

表3-4 糖尿病患者中新诊断2型糖尿病的比例(例数)

年龄组(岁)	2型糖尿病	新诊断病例	比例(%)
农村	270	187	69.3*
15~44	51	35	68.6
45~54	97	77	79.4
55~64	67	42	62.7
65~	55	33	60.0
城市	730	289	47.6
15~44	57	31	54.4
45~54	167	81	48.5
55~64	168	70	41.7
65~	338	107	31.7
合计	1 000	476	47.6
15~44	108	66	61.1

续表 3-4

年龄组(岁)	2型糖尿病	新诊断病例	比例(%)
45~54	264	158	59.8
55~64	235	112	47.7
65~	393	140	35.6

注：与城市新诊断病例比较，* $P<0.01$

5. 超重、肥胖以及高血压人群中2型糖尿病、糖耐量低减和空腹血糖受损患病率情况

超重、肥胖人群中2型糖尿病患病率为11.5%(454/3 946)和16.3%(207/1 273)，IGT患病率为8.9%(352/3 946)和12.0%(153/1 273)，IFG患病率为1.4%(57/3 946)和2.3%(29/1 273)，明显高于体质指数正常人群[分别为5.3%(337/6 364)，4.6%(294/6 364)，0.5%(34/6 364)]（均 $P<0.01$)。中心性肥胖人群中2型糖尿病患病率为16.5%(525/3 173)，IGT患病率为11.7%(372/3 173)，IFG患病率为1.6%(52/3 173)，明显高于无中心性肥胖人群[分别为5.6%(475/8 416)，5.1%(430/8 416)，0.8%(68/8 416)]（均 $P<0.01$)。高血压人群中2型糖尿病患病率为17.4%(479/2 752)，IGT患病率为11.0%(303/2 752)，IFG患病率为2.0%(56/2 752)，明显高于无高血压人群[分别为5.9%(521/8 837)，5.6%(499/8 837)，0.7%(64/8 837)]（均 $P<0.01$)。

【结论】 上海市2型糖尿病患病率呈快速增长趋势，应注重对富裕起来的农村地区居民进行2型糖尿病筛查。

【论文评阅评语】

1. 本文是一次以抽样调查方式进行的横断面研究，通过调查来了解某特定人群的糖尿病患病情况，目的明确。

2. 采用多阶段分层整群随机抽样方法，抽样方案设计合理，应答率较高，调查人群基本能代表目标人群，调查对象的代表性较好，抽样误差较小。

3. 采用国际统一诊断标准，在调查、检测和统计分析过程中均考虑和实施了质量控制措施，调查结果比较真实可靠。

4. 对研究中可能出现的偏倚进行了有效控制。通过比较失访人群与研究人群的基本特征而控制潜在的无应答偏倚，通过聘请外部质控组抽取5%的被调查者进行复查而控制信息偏倚，通过以性别、城乡分层以及年龄标准化计算糖尿病的患病率而控制混杂偏倚。

5. 在调查糖尿病患病情况的同时，对可能与之有关的多种因素进行了调查，不仅获得了该人群中糖尿病的分布情况（如不同年龄、性别以及城乡的患病情况），而且通过比较特殊人群（如超重、肥胖以及高血压人群）与一般人群的糖尿病患病率，可提示有意义的病因线索或在一定程度上检验病因。

6. 由于这只是一次横断面性质的描述性研究，因此还不能确定因果关系。

总之，这是一篇设计严谨，调查准确，资料可靠，结果可信的横断面研究报告。

（范宝剑）

第四章 病例对照研究及其评价

病例对照研究(case-control study),又称回顾性研究(restrospecfive study),是最常用的一种分析性流行病学研究方法,主要用于检验病因假设和探索疾病的危险因素、预后因素等。

第一节 概 述

最早的病例对照研究是1843年W. A. Guy向伦敦统计学会所做的关于职业暴露与肺结核关系的报告。直到第二次世界大战以后,病例对照研究这种流行病学方法得到了大量的应用。1947年,Schreck和Lenowitz报告了对阴茎癌的病例对照研究结果,提出未做环切的包皮过长和性卫生不良是阴茎癌的病因;1947年Sartwell用病例对照研究证实了输血与肝炎的关系;1950年有多个病例对照研究资料阐明吸烟与肺癌的关系,同时病例对照研究方法还有效地应用于白血病、膀胱癌、乳腺癌、宫颈癌、肺癌和胃癌等恶性肿瘤的病因研究;此外,病例对照研究也可用于食物中毒等的疾病暴发的病因调查中。此后,随着1951年Cornfield和1959年Mantel与Haenszel对病例对照研究方法的发展和完善,提出相对危险度的估计方法后,20世纪60年代以来,病例对照研究方法日臻完善,进一步地得到了广泛应用。在研究药物不良反应、母亲吸烟与婴儿先天畸形的关系、小剂量放射线照射与白血病的关系、体力活动与冠心病死亡的关系、使用阴道棉塞与中毒性休克综合征的关系、高龄初产与乳腺癌的关系、饮酒量与食管癌的关系等课题研究中,应用病例对照研究都取得了其他流行病学方法所难以取得的成功。尤其是1971年Herbst等仅通过对8例年轻女性阴道腺癌和32例对照的研究,阐明了其病因是母亲妊娠期间服用的己烯雌酚,可作为病例对照研究应用的成功典范。

一、概念与基本原理

(一)概念

病例对照研究是分析性流行病学研究方法之一,其基本原理是以确诊的患有某种特定疾病的患者作为病例,以不患有该病但具有可比性的个体作为对照,通过询问、实验室检查或复查病史,搜集既往各种可能的危险因素的暴露史,测量并比较病例组与对照组各因素的暴露比例,经统计学检验,若两组暴露比例的差别有统计学意义,则可认为该因素与疾病之间存在着统计学关联。在评估了各种偏倚对研究结果的影响之后,再借助病因推断技术,推断出某个或某些暴露因素是疾病的危险因素,而达到探索和检验疾病病因假说的目的。

值得注意的是,流行病学中的"暴露"是广义的概念,指研究对象曾经接触过某些因素、或具备某些特征、或处于某种状态,这些因素、特征或状态均为暴露因素。暴露因素可以是机体的特征,也可以是体外的,可以是先天的、人体固有的,也可以是后天获得的。

例如接触过的某些化学物质或物理因素,进食过的某种食品、饮料或药物,人的性别、年龄、职业、体重、血型、性格,某些生化指标、遗传指标等。暴露因素可以是有害的,也可以是有益的。

(二) 基本原理

假设有两个人群,一个为某种疾病的患者人群,另一个为未患这种疾病的人群。若某一暴露因素是该疾病的危险因素(或病因),则应有这样一种现象,即该因素在患者中出现较多,而在非患者中出现较少。换句话说,患者人群中对该因素的暴露率应较高,而非患者人群中对该因素的暴露率应较低。通过比较这两个人群对该因素的暴露率,可以提示暴露与疾病的关系。这种思维方式的基础是流行病学概率性病因论。

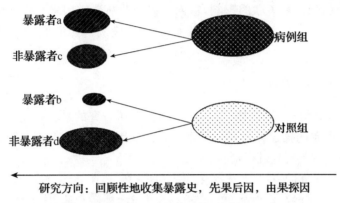

图 4-1 病例对照研究原理示意图

如图 4-1,其中病例组的暴露率 $=\dfrac{a}{a+c}$,对照组的暴露率 $=\dfrac{b}{b+d}$,通过比较两组暴露率的差异,推断暴露与疾病的关系。

二、病例对照研究的特点

1. 观察性研究　在病例对照研究中,研究对象的疾病状态和暴露状态均是客观事实,研究者仅仅是通过调查获取有关资料并进行对比分析。在研究过程中研究者没有主动施加任何干预措施或因素。

2. 必须事先设立对照组　与描述性研究不同,病例对照研究必须事先设立对照组,而且要求对照组除了所研究的疾病和暴露外,其他可能产生混杂作用的因素应尽可能与病例组相同或相似,以增强两组的可比性。

3. 由果到因的回顾性研究　在病例对照研究中,是以患病与否作为选择研究对象以及分组的标准,即作为结果的疾病已存在,在此基础上回顾既往的暴露情况,即可能导致疾病发生的原因,因此是一种由果到因的回顾性研究(restrospective study)。

4. 论证强度　传统的病例对照研究可用于广泛地探索病因或初步验证病因假设,为队列研究及实验性研究提供研究线索和方向,通常不能确证因果关系。

三、病例对照研究的基本类型

按照病例与对照之间的关系可以将病例对照研究分为非匹配病例对照研究和匹配病

例对照研究两大类。

（一）非匹配病例对照研究

即成组病例对照研究，从根据研究设计所确定的病例和对照源人群中，分别抽取一定数量的研究对象，一般对照人数应等于或多于病例人数，此外没有任何限制与规定。此类病例对照研究的设计与实施均较为简单，但是因为两个组的可比性等问题，易产生偏倚，从而使所得到的研究结果和结论可信度较差。

（二）匹配病例对照研究

即要求对照在某些因素或特征上与病例保持一致，目的是对两组进行比较时排除匹配因素的干扰。如以年龄做匹配因素，在分析比较两组资料时，可排除由于两组年龄构成的差别对于疾病和因素关联的影响，从而正确说明所研究因素与疾病的关系。匹配病例对照研究根据匹配的方式不同，可分为成组匹配病例对照研究和个体匹配病例对照研究。

四、病例对照研究的用途

1. 探索疾病病因，检验病因假设　这是病例对照研究的最主要用途。临床医师可以从工作经验中或简单的描述性研究中获得可疑的病因线索，并据此形成病因假设，对这些假设可以应用病例对照研究进行检验。

应用病例对照研究的方法，曾先后阐明了包皮过长与阴茎癌、输血与乙型肝炎、吸烟与肺癌、小剂量放射线接触与白血病、单纯疱疹病毒与面神经麻痹、体力活动与冠心病猝死、月经用阴道棉塞与中毒性休克综合征、习惯性因素与尿路感染等的联系，在这些疾病的病因研究中起了很大作用。

2. 探讨影响疾病预后的因素　以某研究疾病的不同结局，如死亡与痊愈，或并发症的有无，代替病例对照研究中的病例组和对照组，作回顾性分析，追溯产生这种结局的有关因素，从而获得影响疾病预后的主要因素，以便指导临床工作，改善预后。

3. 研究药物有害作用　药物应用于临床后，对病人可带来有益（疗效）或有害（副作用或毒性）作用。将具有不良反应或已产生有害作用结果（如各种功能损害、畸形出现或疾病产生等）的人群组成病例组，无不良反应或无有害作用结果的人群组成对照组，回顾性地调查两组人群既往的服药史，从而研究药物与不良反应或有害作用的联系。

对孕妇服用反应停（thalidomide）与婴儿短肢畸形、母亲早孕期服用雌激素与少女阴道癌、口服避孕药与心肌梗死、妊娠期使用庆大霉素与先天性聋哑等问题的研究，正是病例对照研究方法在阐述药物有害作用方面的研究范例。

第二节　病例对照研究的设计与实施

一、研究目的

病例对照研究是一种回顾性的对比调查研究方法，是一种重要且常用的分析性流行病学研究方法。

病例对照研究可用于检验病因假设，对经过描述性或探索性研究产生的病因假设,可以应用设计精良的病例对照研究加以检验;探索疾病的可疑危险因素,在疾病病因不明时,可以将某种疾病与多种因素结合起来进行研究,广泛筛选机体内外环境中的可疑危险因素;提供进一步研究的线索,利用病例对照研究获得的明确病因线索,进一步进行队列研究或实验流行病学研究,从而证实病因假设;此外还可以评价防治效果等。

二、研究对象

病例与对照的选择是否合理,尤其是对照的选择,直接影响着研究质量,是研究设计和实施的关键所在。

1. 病例的选择

(1) 原则

①病例必须严格符合诊断标准,诊断结果要真实、可靠,以保证病例组中不含诊断不明确或误诊的病例。

②所选择的病例应有一定的代表性,无论研究者选择何种局限的特定类型的病例,所纳入研究的也只能是其中的一个样本人群,因此应尽可能考虑病例的代表性问题。

③被选择的病例还必须具有暴露于研究因素(可疑病因)的可能性。如研究口服避孕药与某些疾病的关系时,作过绝育术的或其他原因禁忌使用或不能服用避孕药的患者就不能作为研究对象,否则会产生偏倚。

(2) 病例来源:病例的来源一般有两类。

①来自一般人群:即被研究的总体人群中的全部病例或者总体中随机抽样人群中的全部病例。这些病例的代表性好,选择偏倚较小;但调查工作比较困难,且费时费力。此为以社区为基础的病例对照研究(community-based case control study)。

②来自医院:即选用一定时间内医院的住院或门诊病例。这是一种最常用的选取病例的方法,这些病例的诊断明确,调查时比较合作,从而使资料容易获得且比较可靠;但代表性较差,易产生选择偏倚。若能选取不同地区、不同水平、不同种类的医院病例,则可减少这种偏倚。此为以医院为基础的病例对照研究(hospital-based case control study)。

(3) 病例类型:病例可分为新发病例、现患病例和死亡病例三类。

①新发病例:病例对照研究首选新发病例。因为新发病例发病时间更接近暴露时间,暴露因素未改变,患者记忆清晰,易获得暴露史及各种资料,其信息丰富且相对准确,病因与患病后果易区别。但对于发病率较低的疾病,则难以获得足够的病例数;而对于难以明确发病时间的慢性病,确定新发病例也较困难,此时常以首次诊断病例来代替。

②现患病例:多适用于发病率低、病死率高的疾病,如癌症等。其最大优点是病例数较多,资料较易收集;缺点是患病时间长,回忆信息的准确性较差,病因与患病后果不易区别,暴露因素在较长时间的患病过程中易发生改变,从而导致偏倚。

③死亡病例:此类病例可利用量大,不易重复或遗漏,信息搜集较方便,但因其暴露资料来源于医疗记录或他人代述,真实性和可靠性较差,一般较少使用。

2. 对照的选择 在病例对照研究中,选择适当的对照是非常重要的,而且较病例的选择更复杂和困难。

(1) 原则

①对照应来自产生病例的人群,即对照若发病则可能成为病例,而每一病例在未发生

疾病以前可以作为合格的对照。

②对照与病例之间应具有良好的可比性,即对照在某些因素或特征(如年龄、性别等)方面应与病例基本一致,从而减少这些因素或特征对研究结果的影响。

③对照必须明确排除患有所研究的疾病以及与研究因素或研究疾病有关的其他疾病。如肺癌、慢性支气管炎均与吸烟有关,不能互为对照;在研究服用阿司匹林和急性心肌梗死的关系时,则患有慢性风湿性关节炎(用阿司匹林)和慢性消化性溃疡(忌用阿司匹林)者均不宜作为对照;在研究口服避孕药与心肌梗死的关系时,不能选择妊娠或绝育妇女作对照。

(2) 对照的来源:对照应来自产生病例的同一个人群,其来源有三种。

①来自一般人群:即研究的总体人群或抽样人群中的所有非病例,此类对照代表性好,偏倚小;但调查较困难,无应答率较高。

②来自产生病例的医院:即医院中患有其他疾病的病人,此类对照容易选取,并能较好地排除不合格对照,与病例在同一环境中接受调查,容易合作,应答率和回忆质量均较高,是实际工作中经常使用的一类对照;其最大的缺点是代表性较差,但可通过从多医院、多科室、多病种的病人中选取,以尽可能减少选择性偏倚。

③来自病人邻居、同事或亲属:在确定一个病例以后,可选择病例的一个或多个邻居作为对照进行研究,这种对照在一定程度上可替代一般人群对照,其优点是能控制社会经济及生活环境等这些难以确认和测量的混杂因素,但有时拒访率较高。选择同事或朋友作为对照与邻居对照有相似之处,他们在许多因素上有较好的可比性,但也因此会引入一些偏倚。选择亲属作为对照,其主要优点是可比性和合作程度较好,调查容易实施。值得注意的是,由于这类对照在某些环境和/或遗传因素方面与病例基本一致,当研究此类因素与疾病的关联时,则不能采用。因此进行任何一项研究,都必须针对具体的研究变量(或暴露因素)来确定采用何种对照更合理。

3. 病例与对照的匹配　匹配(matching),是指在选择研究对象时,通过一些限制条件,使对照和病例在某些特征或混杂因素上保持一致,其目的主要是提高研究效率,同时增强了对照与病例的可比性,在一定程度上有利于对混杂因素的控制。匹配可分为成组匹配和个体匹配。

(1) 成组匹配:也称频数匹配(frequency matching)选取一组病例后,了解其中所需匹配的因素的分布与构成,然后选取对照组,并使对照组中所需匹配的因素的分布与构成同病例组一致,如两组中的性别比、年龄构成等。此外,在考虑两组研究对象比例时,应根据统计学显著性检验的原则,尽可能使两组人数相等或相近,以提高检验效率。

(2) 个体匹配:以病例和对照个体为单位进行匹配,匹配时,使对照与病例之间除研究因素以外的其他因素(主要是一些对研究疾病有影响的非研究因素)相一致。在个体匹配中,一个病例可配一个或多个对照,常用的匹配比例为1∶1、1∶2、1∶3和1∶4,1∶1时称为配对,1∶2及以上称为配比,一般以1∶1、1∶2匹配形式多见,但1∶4形式的统计效能更高。多个对照的匹配主要用于一些病例难以收集的罕见病研究,但一般不超过4个,因为过多地增加对照时,所获得的有效信息量较低,而统计分析的难度却增加很多。

匹配因素应是研究因素以外的需要控制的混杂因素(confounding factor),如性别、年龄、民族、职业等,这些因素常常既与研究疾病有因果关联,又与某些需研究的暴露因素有关,这些因素的存在常歪曲暴露因素与疾病的关联,从而导致混杂偏倚(confounding bias)。如果将不起混杂作用的因素加以匹配,或因匹配因素过多,使未进行匹配的研究因素趋于一致，从而掩盖了该因素的作用，这种现象称为"匹配过头(over matching)"。为避免"匹配过头"，对匹配因素应根据研究目的慎重选择。

三、样本量估计

样本含量(sample size)的估计是研究设计中是一个比较重要的问题。样本含量过大，不仅人力物力花费过多，调查时间延长，而且可使研究的系统误差增大；样本含量过小，在统计学上不能显示出疾病与研究因素之间的确实存在的关系，同时研究结果也不稳定。因此需要在研究实施以前估算出一个合适的样本量。

1. 确定估计样本含量的因素和参数　样本含量的大小与一些因素及参数有关，在估计样本含量之前，必须确定这些数值：

(1) 人群中被研究因素的暴露率：病例组的暴露率(P_1)和对照组的暴露率(P_o)可以通过查阅有关文献或作小规模的预调查确定。暴露率愈低，研究所需的样本量愈大。

(2) 预计的关联强度：反映关联强度的最佳指标是相对危险度(RR)，是指暴露于某因素的人群中某病发病率或死亡率与无暴露人群中的某病发病率或死亡率之比，表示暴露人群罹患某病风险的程度。在病例对照研究中，可用比值比(OR)来估计。RR 和 OR 可以通过查阅文献或预调查获得。关联强度愈大，研究所需的样本量愈小。

(3) 第Ⅰ类错误概率 α 值：即统计检验时的显著性水平，α 取值越小，说明研究的精确度越高，所需的样本含量也越大。一般 α 取值 0.05。

(4) 第Ⅱ类错误概率 β 值：$1-\beta$ 为统计检验时的把握度(power)，即能够发现疾病与暴露因素之间确实存在的关联的概率。如把握度定为 0.9，则有 90% 的把握能发现这种关联。把握度越大，所需样本含量也越大。

2. 估计样本含量的方法

(1) 成组设计时的样本量估计

$$N=\frac{(u_\alpha\sqrt{2P(1-P)}+u_\beta\sqrt{P_o(1-P_o)+P_1(1-P_1)})^2}{(P_o-P_1)^2} \quad \text{(式 4-1)}$$

$$P_1=\frac{P_o\times OR}{1+P_o(OR-1)}$$

$$P=\frac{1}{2}(P_o+P_1)$$

式中：N 为每组的人数，P_o 为该因素在人群中的平均暴露率，P_1 为该因素在病例组中的暴露率。

例 4-1　为了研究某地肺癌与吸烟的关系，欲进行一次病例对照研究。已知该地普通人群中吸烟率 P_o 为 20%，OR 为 3.0，α 为 0.05，把握度为 0.9，问：采用成组设计时需要多少病例与对照？

由"正态分布分位数表"可查出当 $\alpha=0.05$ 时，$u_\alpha=1.96$，当 $1-\beta=0.9$，$\beta=0.1$ 时，$u_\beta=1.28$

$$P_1=\frac{0.20\times 3}{1+0.20(3-1)}=0.43$$

$$P=\frac{0.43+0.20}{2}=0.315$$

$$N=\frac{(1.96\sqrt{2\times 0.315(1-0.315)}+1.28\sqrt{0.20(1-0.20)+0.43(1-0.43)})^2}{(0.20-0.43)^2}$$

$$=100.2(人)$$

即本次病例对照研究若采用成组设计,病例组和对照组各需要100人。

2. 配对设计时的样本量估计

$$M=\frac{\left[\frac{U_\alpha}{2}+U_\beta\sqrt{P(1-P)}\right]^2}{\frac{(P-0.5)^2}{(P_0Q_1+P_1Q_0)}} \qquad (式4-2)$$

式中:M为研究的对子数,P_0、P_1分别为该因素在对照组与病例组的估计暴露率,$P=\frac{OR}{1+OR}$,$Q=1-P$

例4-2 对例4-1,若采用配对设计,问需多少病例与对照?

$P_0=20\%$,$OR=3.0$,$P=3/(1+3)=0.75$ $u_\alpha=1.96$,$u_\beta=1.28$

$$M=\frac{\left[\frac{1.96}{2}+1.28\sqrt{0.75(1-0.75)}\right]^2}{\frac{(0.75-0.5)^2}{(0.20\times 0.57+0.43\times 0.80)}}=82.2(对)$$

配对设计时需病例与对照各83人,较成组设计时所需样本少。

四、资料收集

对于病例对照研究来说,信息的收集主要靠询问调查对象并填写问卷,有时需辅以查阅档案、采样化验、实地查看或从有关方面咨询获得。无论什么方法,都应实行质量控制,以保证调查质量。如抽取一定比例的样本进行复查,然后进行一致性检验等。又如询问疾病史时,需用医疗档案,如门诊病历、住院病历、检验报告单来核对。询问职业史时,需核查工厂档案。对污染因素的暴露需依靠仪器的测量。

五、资料分析

病例对照研究资料分析的中心内容是比较病例组和对照组中暴露的比例并由此估计暴露与疾病的联系程度,暴露与疾病的剂量反应关系等。

(一)描述性统计

1. 描述研究对象的一般特征 描述研究对象的人数及各种特征的构成,例如性别、年龄、职业、疾病类型等。频数匹配是应描述匹配因素的频数比例。

2. 两组资料的均衡性检验 比较和检验病例组与对照组在研究因素以外的其他主要特征因素(或可能的混杂因素)是否具有可比性。对确有统计学显著差异的因素,在分析时应考虑到它对其他因素可能的影响。

(二)统计推断

病例对照研究中表示疾病与暴露之间关联强度的指标为比值比(odds ratio,OR)。所谓比值(odds)是指某事物发生的概率与不发生的概率之比,对于病例对照研究而言,即为暴露与非暴露的概率之比。

1. 成组匹配病例对照研究资料分析
(1) 每个暴露因素可整理成表 4-1 的四格表形式：

表 4-1 成组匹配病例对照在研究资料整理四格表

暴露史或特征	病例	对照	小计
有	a	b	a+b
无	c	d	c+d
小计	a+c	b+d	a+b+c+d=N

(2) 计算并比较暴露率

$$病例组暴露率 = a/(a+c)$$

$$对照组暴露率 = b/(b+d)$$

若 $a/(a+c)$ 大于 $b/(b+d)$，且具有统计学上的显著性，则暴露与疾病有关。检验暴露与疾病之间是否有联系，常用四格表 χ^2 检验，即：

$$\chi^2 = \frac{(ad-bc)^2 \times N}{(a+b)(c+d)(a+c)(b+d)} \qquad (式 4-3)$$

$$或 \chi^2 = \frac{\left[|ad-bc| - \frac{N}{2}\right]^2 \times N}{(a+b)(c+d)(a+c)(b+d)} \qquad (式 4-4, 校正公式)$$

当两组暴露率存在显著性差异，提示暴露与疾病存在一定联系时，则需进一步估计联系的强度。

(3) 计算暴露与疾病的联系强度：病例对照研究中由于无发病率资料，因此不能直接计算相对危险度（RR），只能用比值比（odds ratio, OR）来估计关联强度。OR 是 RR 的估计值。

$$病例组暴露比值 = \frac{\frac{a}{(a+c)}}{\frac{c}{(a+c)}} = \frac{a}{c}$$

$$对照组暴露比值 = \frac{\frac{b}{(b+d)}}{\frac{d}{(b+d)}} = \frac{b}{d}$$

比值比 OR 即为病例组和对照组的暴露比值之比，即：$OR = \dfrac{\frac{a}{c}}{\frac{b}{d}} = \dfrac{ad}{bc}$ （式 4-5）

(4) OR 的 95% 可信区间算公式为：$OR_{95\%CI} = OR^{(1 \pm \frac{1.96}{\sqrt{\chi^2}})}$ （式 4-6）

前面计算的 OR 值是关联强度的一个点估计值，即一次研究（样本人群）所计算出来的一次 OR 值。考虑到抽样误差，可按一定的概率（称为可信度）来估计总体 OR 的可信区间（confidence interval, CI），其上下限的值 OR_U、OR_L 为可信限。通常计算 OR 的 95% 可信区间。

例 4-3 为了解吸烟与肺癌的关系,共调查肺癌患者及对照者各 709 例的吸烟史,资料见表 4-2:

表 4-2 吸烟与肺癌关系的病例对照研究资料分析

吸烟与否	病例	对照	合计
吸烟者	688	650	1 338
不吸烟者	21	59	80
合计	709	709	1 418

$$\chi^2 = \frac{(688 \times 59 - 650 \times 21)^2 \times 1\,418}{1\,338 \times 80 \times 709 \times 709} = 19.13$$

自由度 $df=1$,$P<0.001$,表明吸烟与肺癌有联系。

$$OR = \frac{688 \times 59}{650 \times 21} = 2.97$$

$$OR_{95\%CI} = 2.97^{(1 \pm \frac{1.96}{\sqrt{19.13}})} = (1.82, 4.84)$$

吸烟者患肺癌的危险度为未吸烟者的 2.97 倍。

2. 1∶1 配对病例对照研究资料分析

(1) 整理四格表

表 4-3 1∶1 配对病例对照研究资料整理四格表

对照	病例		对子数
	暴露	非暴露	
暴露	a	b	$a+b$
非暴露	c	d	$c+d$
对子数	$a+c$	$b+d$	N

(2) 计算并比较暴露率:首先比较病例与对照的暴露比例是否有差异,若存在统计学上的显著性差异,可认为暴露与疾病之间有联系,进一步估计联系的强度。

χ^2 检验:用 McNemar 公式计算:

$$即\ \chi^2 = \frac{(b-c)^2}{(b+c)} \quad\quad (式\ 4-7)$$

此公式适用于较大样本,当对子数<40 时,可用 McNemar 校正公式计算:

$$\chi^2 = \frac{(|b-c|-1)^2}{(b+c)} \quad\quad (式\ 4-8,校正公式)$$

(3) OR 值的计算:只有病例与对照暴露史不同的对子才能提供关于暴露与疾病联系程度的有效信息,所以 OR 值的计算公式为

$$OR = \frac{c}{b}(b \neq 0 \text{ 时})\qquad(\text{式}4-9)$$

(4) OR 的 95% 可信区间按式 4-6 计算。

例 4-4 一项调查心肌梗死与高血压的关系的病例对照研究,采用 1:1 配对设计,以收缩压(SBP)≥140 mmHg 为高血压。数据整理如图 4-4。

表 4-4 高血压与心肌梗死关系的配对病例对照研究资料分析

对照	心肌梗死病例		合计
	SBP≥140 mmHg	SBP<140 mmHg	
SBP≥140 mmHg	15	30	45
SBP<140 mmHg	60	45	75
合计	105	75	150

$$\chi^2 = \frac{(30-60)^2}{(30+60)} = 10$$

$$OR = \frac{60}{30} = 2$$

$$OR_{95\%CI} = 2^{(1\pm\frac{1.96}{\sqrt{10}})} = (1.3, 3.07)$$

提示高血压与心肌梗死有联系($OR=2$)。高血压患者发生心肌梗死的危险性是非高血压者的 2 倍。OR 的可信限不包括 1,说明 OR 值有统计学意义。

3. 分层资料分析——Mantel-Haenszel 法 病例对照研究在设计阶段可采用匹配的方法来控制混杂因素,在资料分析阶段同样有一些方法可用来控制混杂因素,分层分析是最常用的方法。

分层就是把样本按照一个或多个混杂因素的暴露有无或作用程度划分成若干个层,再分别在每一层内分析所研究暴露与疾病的联系,计算各层的 OR 值(即 OR_i)。如果各层 OR_i 比较一致,则可以计算总的 OR。因总的 OR 值计算公式由 Mantel 与 Haenszel 两人共同提出的,因此总的 OR 又称 OR_{MH}。

(1) 分层资料的整理

表 4-5 第 i 层内病例与对照按暴露有无分组

暴露或特征	i 层的疾病情况		合计
	疾病	对照	
暴露	a_i	b_i	m_i
未暴露	c_i	d_i	m_{0i}
合计	n_{1i}	n_{0i}	n_i

(2) 相应指标的计算公式

计算各层 OR $\qquad OR_i = \dfrac{a_i d_i}{b_i c_i}\qquad$ (式 4-10)

计算总的 OR $\quad OR_{MH} = \dfrac{\sum \dfrac{a_i d_i}{n_i}}{\sum \dfrac{b_i c_i}{n_i}}$ （式 4 - 11）

(3) 计算总 χ^2 值 $\quad \chi^2_{MH} = \dfrac{[\sum a_i - \sum E(a_i)]^2}{\sum V(a_i)}$ （式 4 - 12）

其中 $E(a_i)$ 为 a_i 的理论数, $E(a_i) = \dfrac{n_{1i} m_{1i}}{n_i}$ （式 4 - 13）

$V(a_i)$ 为 a_i 的方差, $V(a_i) = \dfrac{n_{1i} n_{0i} m_{1i} m_{0i}}{n_i^2 (n_i - 1)}$ （式 4 - 14）

(4) 估计总 OR 值的可信区间: $OR_U, OR_L = OR_{MH}^{(1 \pm \frac{1.96}{\sqrt{\chi^2_{MH}}})}$

例 4 - 5 某性格类型与冠心病关系的病例对照研究,共调查病例 257 例,对照 514 例。结果如表 4 - 6。

表 4 - 6 性格类型与冠心病关系的病例对照研究资料

性格类型	冠心病		合 计
	病例	对照	
A 型	178	243	421
B 型	79	271	350
合计	257	514	771

$$OR = 2.51$$

由此可见性格类型与冠心病之间存在关联性。但考虑到吸烟可能与性格类型有关,而且吸烟本身也是冠心病的危险因素之一,因此吸烟可能是一个混杂因素。按是否吸烟分层,进一步分析性格类型与冠心病的联系,分析结果见表 4 - 7。

表 4 - 7 性格类型与冠心病的病例对照研究分层分析(按吸烟与否分层)

性格类型	有吸烟史			无吸烟史		
	病例	对照	合计	病例	对照	合计
A 型	168	189	357	10	54	64
B 型	34	38	72	45	233	278
合计	202	227	429	55	287	342

$$OR = 0.99 \quad\quad OR = 0.96$$

从上表中可以看出分层后的 OR 值与分层前存在较大差异,而两层间的 OR 值比较相近,提示两层资料间一致性较好,可以进一步用式 4 - 11 计算合并的总 OR_{MH}:

$$总\ OR_{MH} = \left(\dfrac{168 \times 38}{429} + \dfrac{10 \times 233}{342}\right) \Big/ \left(\dfrac{34 \times 189}{429} + \dfrac{45 \times 54}{342}\right) = 0.98$$

并用式 4 - 12 进行总 χ^2_{MH} 检验,见表 4 - 8。

表 4 - 8 总 χ^2_{MH} 检验计算用数据表

分层	a_i	$E(a_i)$	$V(a_i)$
有吸烟史	168	168.1	14.96
无吸烟史	10	10.29	7.04
合计	178	178.39	22

总 $\chi^2_{MH} = \dfrac{(178-178.39)^2}{22} = 0.007$,自由度 $df=1, P>0.05$

再用公式 4-6 估计总 OR_{MH} 值的 95% 可信区间

$OR_U, OR_L = 0.98^{(1\pm 1.96/\sqrt{0.08})} = 0.6 \sim 1.61$

通过上述分层分析后,可以地看出吸烟在性格类型与冠心病的联系中产生了较强的混杂作用,夸大了两者之间的联系强度,而总 OR_{MH} 值较准确地反映出性格类型本身与冠心病之间并无联系。

4. **分级资料的分析**　在病例对照研究中,还可将病例组与对照组的暴露情况按其程度不同分成若干个暴露水平,此时可观察 OR 值是否随暴露水平的变化而变化,这种变化是否具有统计学上的显著性,可作趋势性 χ^2 检验。若有统计学意义,则认为暴露与疾病之间存在剂量反应关系可以为病因推断提供非常重要的依据。

(1) 将资料整理归纳成列联表

表 4-9　病例对照研究分级资料整理表

暴露水平	病例	对照	合计	OR
x_0	$a_0(=c)$	$b_0(=d)$	m_0	—
x_1	a_1	b_1	m_1	OR_1
⋮	⋮	⋮	⋮	⋮
x_i	a_i	b_i	m_i	OR_i
合计	n_1	n_0	n	

(2) 计算各暴露分级的 OR_i:通常以不暴露或最低水平的暴露组作为参照组。

(3) 趋势性 χ^2 检验:自由度为 1 的趋势性 χ^2 检验公式为:

$$\chi^2 = \dfrac{\left(T_1 - \dfrac{n_1 T_2}{n}\right)^2}{V} \quad (式 4-15)$$

其中:

$$V = \dfrac{n_1 n_0 (nT_3 - T_2^2)}{n^2(n-1)} \quad (式 4-16)$$

$T_1 = \sum a_i x_i$
$T_2 = \sum m_i x_i$
$T_3 = \sum m_i x_i^2$

当 χ^2 具有统计学意义时,则可认为暴露水平与疾病发生间存在剂量反应关系。

5. **多因素分析**　在同一研究中,如果需要控制的潜在混杂因素较多,样本量有限制或希望研究多种因素(包括研究因素和混杂因素)对疾病的综合影响时,采用匹配或分层分析就难以解决问题,这时可采用多因素分析方法。在多因素分析时,研究因素和混杂因素同时引入模型,可观察研究因素的独立影响。因变量为连续或等级变量时可采用协方差分析或多重回归分析;因变量为分类变量时,采用 Logistic 回归分析。

第三节　病例对照研究的常见偏倚及其控制

病例对照研究在设计、实施、资料分析乃至推论的过程中都可能会受到多种因素的影响,使研究结果与真实情况存在系统误差,即产生了偏倚。偏倚的存在歪曲了研究因素与研究疾病的关系,甚至得出完全错误的结论。流行病学研究者必须在设计、实施和分析等各个环节采取措施,通过严谨的设计、科学的组织和细致的分析来识别、减少和控制偏倚。病例对照研究中常见的偏倚有选择偏倚、信息偏倚和混杂偏倚。

一、选择偏倚及其控制

选择偏倚(selection bias)是由于选入的研究对象与未入选的研究对象在某些特征上存在差异,即研究对象(样本)不是总体人群的一个无偏样本,常发生于研究的设计阶段。

(一)常见的选择偏倚

1. 入院率偏倚(admission rate bias)　也称伯克森偏倚(Berkson bias),常发生于以医院为基础的病例对照研究中。因为所选的病例或其他病人对照仅是某种疾病病人中的一部分,而不是目标人群的随机样本,而且由于医院的医疗条件、病人的居住地区及社会经济文化等多方面的影响,病人对医院以及医院对病人都有一定的选择性,使得患病人群产生了入院率的差别,从而产生了偏倚。

2. 现患病例——新发病例偏倚(prevalence-incidence bias)　也称奈曼偏倚(Neyman bias)。病例对照研究中结果病例是现患病例(prevalence case),所得到的信息更多地提供了与存活有关的因素,或者是由于疾病而改变了的一些暴露特征,与新发病例(incidence case)所提供的暴露信息有所不同,其结果可能将存活因素作为疾病发生的影响因素,从而歪曲了研究因素和研究疾病的关系。

3. 检出症候偏倚(detection signal bias)　也称暴露偏倚(unmasking bias)。某因素虽不是病因,但该因素的存在有利于某些特征或症状出现,病人常因这些与致病无关的症状而就医,从而提高了早期病例的检出率,致使过高地估计了暴露程度,而产生系统误差。

4. 时间效应偏倚(time effect bias)　对于绝大多数的慢性疾病(肿瘤、冠心病等),都有一个很长的诱导期(从开始暴露于危险因素到出现疾病临床症状)。在病例对照研究时,处于诱导期任何阶段的人,包括那些即将发生病变的人和那些已发生早期病变但因缺乏早期检测手段而被错误地认为是非病人的人,都有可能被选入对照组。这种由于疾病的时间效应而导致临界期或早期患者的错误分类,将使研究结果出现系统误差,称为时间效应偏倚。

5. 无应答偏倚(non-response bias)　是由于调查对象不合作或不参加调查引起的。由于调查对象的不合作是一个非随机过程,由不合作导致的无应答不仅降低了研究的应答率,而且破坏了原有样本的随机性和代表性,必然导致选择偏倚。

(二)预防与控制

减少选择偏倚,关键在于严密科学的设计。制定严格的研究对象入选标准,研究时尽可能选择来自社区的病例;如进行以医院为基础的病例对照研究,应尽可能选择新发病例,最好能在多个医院选择多病种对照或在人群中选择对照。

二、信息偏倚及其控制

信息偏倚(information bias)或称观察偏倚(observational bias),主要发生于研究的实施阶段,这种偏倚是由于获取了非真实的信息而产生的系统误差,如将有暴露判断为无暴露等。如果信息偏倚的程度在病例和对照组不均衡,则效应可能被低估或者高估;信息偏倚的程度如果在病例和对照两组均衡,则结果只会影响诊断的准确性而不影响两组或多组之间的相对关系,但其效应同样会被低估。

（一）常见的信息偏倚

1. 回忆偏倚(recall bias)　由于个人对暴露史或既往史回忆的准确性和完整性存在系统误差而引起的偏倚。病例对照研究主要依据研究对象对过去暴露史的回忆而获取信息,因此这种偏倚是病例对照研究中最严重的偏倚之一。多种因素均可导致回忆偏倚,如病程、所发生事件的重要性、调查者的调查方式、询问技巧等。

2. 调查偏倚(investigation bias)　可来自于调查者或调查对象。如调查者对病例与对照调查时,自觉或不自觉地采取不同的询问方式(方法、态度、广度、深度等)收集信息,所产生的系统误差称为诱导偏倚(inducement bias);研究对象因某种原因有意报告非真实信息将导致报告偏倚(reporting bias);对暴露情况及其诊断结果划分错误则会引起错误分类偏倚(misclassification bias)。

（二）预防与控制

提高测量方法的准确性和可靠性;严格定义诊断及暴露测量标准,并规范执行;严格培训调查员;最好采用盲法调查,尽量采用客观的方法来获取信息。调查项目繁简得当、问题明确、指标客观、询问方式适当、态度认真、气氛融洽及被调查者心态平和等都是减少或避免信息偏倚的有效方法。通过随机抽取一定比例的研究对象进行重复调查而进行质量控制,也是减少信息偏倚的方法。

三、混杂偏倚及其控制

疾病的发生是多因素综合作用的结果,因素与因素、因素与疾病之间的作用非常复杂。当探讨研究因素与某种疾病的关系时,某个既与疾病有关联又与暴露有关联的因素可能会歪曲研究因素与研究疾病之间的关系,就会产生混杂偏倚(confounding bias)。

在病例对照研究的各个阶段都应该注意采取相应措施防止和控制混杂偏倚。通常在研究的设计阶段,可用随机化、限制、匹配的方法来控制混杂偏倚的产生;在资料的分析阶段,可用分层分析及多因素分析的方法控制混杂偏倚。例如在研究口服避孕药与心肌梗死的关系时,年龄是混杂因素,年龄与口服避孕药有联系(年轻者中使用较多),同时随着年龄的增大可使发生心肌梗死的危险性增加,因此,如果不注意控制病例与对照的年龄因素,就可能歪曲口服避孕药与心肌梗死的真实关系。

第四节　病例对照研究的优点及局限性

一、病例对照研究的优点

1. 特别适用于罕见病的研究,有时甚至是研究罕见病病因的唯一可行的方法。
2. 适用于有较长潜伏期的慢性疾病的病因研究,研究周期短。
3. 容易组织和实施,省力省钱省时。
4. 医德问题相对少,对病人无危害,尤其适用于对药物毒副作用的研究。
5. 可同时调查多种因素与一种疾病的关系,尤其适用于病因未明疾病的病因探索。

二、病例对照研究的局限性

1. 不适用于研究人群中暴露比例很低的因素。
2. 易产生各种偏倚,尤其是选择偏倚;对于回顾性收集既往暴露资料,回忆偏倚常不可避免。
3. 不能确定人群中疾病的发病率,只能用 OR 值估计 RR 值。
4. 先果后因的研究,通常不能确证暴露与疾病的因果关系。

第五节 病例对照研究的衍生类型

近年来,随着流行病学研究的不断发展,在病例对照研究的基础衍生出许多新的研究设计类型,如巢式病例对照研究、病例队列研究、单纯病例研究、病例交叉研究、病例时间对照研究等。

一、巢式病例对照研究

巢式病例对照研究(nested case-control study)又称套叠式病例对照研究或队列内病例对照研究(case-control study nested in a cohort),是将传统的病例对照研究和队列研究进行组合的一种研究方法。如果已存在一个有合适的基线信息的队列或者在只分析整个队列的一部分对象即可获得较好的成本效益的话,那么此时最好应用巢式病例对照研究,如在职业病流行病学中,常用的方法就是嵌入一个职业队列的病例对照研究。

基本原理:先确定某一个研究人群作为研究队列,再按照队列研究的方法收集队列中各成员的相关的信息和生物标本,随访观察一段时间,将随访期间内发生的所研究疾病的全部新发病例组成病例组,用危险集抽样(risk-set sampling)为每个病例抽取一定数量的对照,组成对照组,然后分别抽出病例组和对照组的相关信息和生物标本进行整理和测量,按照病例对照研究的分析方法进行分析、统计,得出结果并推出结论。

巢式病例对照研究的优点主要包括:①不需要太多的研究对象,节约了大量的人力、物力和财力,便于组织实施;②可以研究发病率很低的疾病;③可以尽量减少失访偏倚。与传统的病例对照研究相比,主要的优势是:①病例和对照都是来自同一队列,降低选择偏倚;②在疾病发生之前搜集信息,提高信息的真实性,减少回忆偏倚,可推断疾病和暴露之间的关系,因果论证能力强于病例对照研究;③增强了统计学效率。

巢式病例对照研究也有一些缺点,如统计效率不如队列研究,探索病因主要依赖于回顾性地评价研究因素水平的能力,可能会因为测量偏倚的增大而扭曲所估计的效应等。

二、病例队列研究

病例队列研究(case-cohort study)又称病例参比式研究、亚队列设计、杂交回顾式设计及病例非病例研究设计等,也是将队列研究和病例对照研究相互交叉、融合优点的一种研究设计方法。在做某个发病率很低的大样本队列研究,需要分析发病时间的影响因素时,病例队列设计是最佳选择;另外在需要计算某个队列的发病率、标化死亡比及进行外部比较时,病例队列研究也是首选设计方法。

基本原理:首先确定某一个人群作为所研究的队列(全队列),然后在该队列中按一定比例随机抽样获得的一个具有代表性的样本(即子队列)作为对照组,再收集全队列中所有的欲研究疾病的病例作为病例组随访观察一段时间,收集整理信息,采用一定的统计方法比较分析两组资料,得出结果并推论。

优点:①对照是随机选取的,可以不与病例匹配;②对照组可与多个病例组比较,用于多种疾病的研究,研究效率提高;③节约样本,节约人力、物力、财力;④即使无法获得队列中每个成员的信息,仍可估计 RR 值;⑤在整个研究过程中都可对子队列的依从性、生物学前体的变化进行监测。

缺点:①病例组和对照组的重叠,对于相同数量的病例,病例队列研究需要比病例对照研究更多的对照才能获得同样的统计学效率;②分析计算比较复杂。

三、单纯病例研究

单纯病例研究(case-only study)又称病例病例研究、病例系列研究或类病例对照研究,是针对遗传与环境的交互作用而提出的一种新的研究方法,常用于遗传流行病学和分子流行病学研究。

基本原理:拟定某一患病人群作为研究对象,追溯研究对象的环境暴露资料,并收集病人的一般情况、混杂变量及其他宏观资料,采集病人的生物标本,采用分子生物学技术检测某一特定位点的基因型。以具有某一基因型的病例作为类病例组,以无该基因型的病例作为类对照组(当基因型别较多时,也可以分成多组资料),调整其他协变量(如年龄、性别、种族、职业等)后,采用标准化分析或非条件 logistic 模型等估计环境暴露和基因型在疾病发生中的交互作用。

优点:①只有病例组,没有设立对照组,这是单纯病例研究最显著的特点;②未设立对照,减少了选择偏倚;③在检测基因与环境交互作用时,可信区间更窄;④遗传和环境之间相互独立,获得同样检验效能所需样本更少;⑤同时收集研究对象的环境暴露资料和遗传信息;⑥宏观和微观相结合。

缺点:①只可以估计遗传与环境交互作用(且为相乘作用),无法计算二者独立效应;②不适用于基因外显率高的疾病的研究;③所研究疾病患病率不宜超过5%;④除了可出现病例对照研究的病例选择所引起的常见偏倚外,还存在不同亚人群暴露率和基因型频率不一致所引起的偏倚。

四、病例交叉设计

病例交叉设计(case-crossover design)是类似于交叉研究的病例对照设计,适用范围比较狭窄,只适用于暴露效应发生迅速并且不持续的研究。

基本原理:如果暴露与某急性事件有关,那么在事件发生前较短的一段时间(危险期)内,暴露的出现应比事件发生前较远的一段时间(对照期)内更频繁。也就是比较相同研究对象在急性事件发生前一段时间的暴露情况与未发生事件的某段时间内的暴露情况。

优点:①特别适用于罕见急性事件,如车祸、伤害、心血管事件、支气管哮喘等研究;②由于不另设对照,所以避免了因对照选择而产生的偏倚;③由于病例以自身为对照,排除了病例之间的偏倚(如年龄、智力、遗传、社会经济状况等);④便于计算;⑤节约样本量;⑥节省人力、物力、财力,便于组织实施。

缺点:①病例交叉研究要求暴露非常短暂,从暴露到事件发生的时间很短,而且暴露有很少的遗留效应,因此,病例交叉研究不能用于评价某项暴露或干预措施所引起的累积效应或者慢性病的进展情况;②其结果代表短期的危险,而不是累积危险,是相对危险度而不是绝对危险度。

五、病例时间对照研究

病例时间对照研究(case-time-control study)方法是在病例交叉设计的基础上结合传统的病例对照研究设计的一种研究方法。主要用于研究疾病的严重程度与药物使用之间的关联,特别适用于药物流行病学的研究。

基本原理:采用传统病例对照研究时,疾病严重程度造成的混杂往往不能完全控制。这是因为一般情况下,疾病的严重程度没有精确的测量方法,无法肯定疾病严重程度在病例和对照两组间分布一致。根据对照选择的原则,最适合的对照并不是具有相同疾病和预后因素的病人,而是病例自身。因此,在传统的病例对照研究基础上采用病例交叉设计,即每个病例以自身在另一时间点上的暴露数据为对照,疾病严重程度造成的偏倚自然得到了控制。由于信息完全来源于病例,病例交叉设计仅适用于短暂效应的研究,如果将该设计扩展至研究慢性暴露,OR值可能会受到影响。另设一组对照,对照组中每个研究对象也观测两次,则可以消除该影响。这种在病例交叉设计中结合传统病例对照研究设计即为病例时间对照研究。

优点:能够解决疾病严重程度等因素造成的指示性混杂;它将研究对象作为自身的对照,并利用对照组对药物使用自然的变化加以调整,因此,即使在疾病的严重程度并不能够测量时,也可以得到药物的净效应。

与病例交叉设计一样,该方法也存在一定的局限性,这些局限性与病例交叉设计类似:①严重程度随时间发生改变,在病例组和对照组中变化速度不同时,对药物净效应的估计则可能存在某种程度的偏倚;②该模型是建立在研究对象内暴露在当前期和参照期条件独立,不存在参照期影响到当前期的效应。如果不独立,可能对结果有影响,但是如果OR接近1,该影响则微不足道;③选择对照组时存在选择性偏倚。

第六节 病例对照研究的评价原则与实例评价

一、评价原则

1. 研究目的是否与病例对照研究的适用范围相符。
2. 研究设计是否符合病例对照研究的设计要求,是何种类型的病例对照研究。
3. 是否说明病例和对照的来源及诊断标准和选取方法,样本量及代表性如何。
4. 若匹配设计,是否说明匹配条件,匹配因素的选择是否合理。
5. 资料收集内容是否完整、可靠,所用指标是否恰当。
6. 统计分析意义如何,是否反映出因果联系强度。
7. 是否考虑到研究中存在的偏倚问题。
8. 研究结论是否客观可信。

二、实例评价

冠心病与慢性牙周炎相关性研究——病例对照研究（摘编自：中华流行病学杂志. 2006,27(3):256—259）

【内容介绍】

牙周炎是人类口腔常见病，亦是导致成人失牙的一个主要原因，越来越多的研究表明，慢性牙周炎可能在冠心病的发生、发展中起着重要的作用。本研究旨在通过比较冠心病患者与对照人群慢性牙周炎及其他危险因素的暴露率，探讨慢性牙周炎与冠心病的关联。

【研究对象与方法】

研究对象：选择 2002 年 10 月至 2003 年 10 月在新疆医科大学第一附属医院心血管内科因"不明原因胸部不适"就诊的患者，并排除有明确细菌、病毒感染、急慢性炎症性和免疫性疾病者。经病史和选择性冠状动脉造影结果分为冠心病组（277 例）、对照组（238 例）。

牙周炎病例诊断标准：测量每例受检者全口牙周袋深度（PD）和牙周附着丧失（CAL），参照 Armitage 等推荐的诊断标准，定义慢性牙周炎病例并按病情严重程度分为轻、中、重；对照组为平均 CAL≤0.5 mm，无邻面部位 CAL≥3 mm，缺失牙不超过 2 颗，拔除第三磨牙、正畸拔牙、外伤导致牙脱落以及先天缺牙除外。

冠心病的诊断标准：标准 Judkins 法行冠状动脉造影术，计算机定量分析冠状动脉狭窄程度，以一支或一支以上冠状动脉直径狭窄≥50%作为冠心病的诊断标准。

研究方法：①比较冠心病病例组与对照组的既往慢性牙周炎病史；②分析牙周炎病情严重程度与冠心病严重程度的关系。

【主要结果】

1. 慢性牙周炎与冠心病的关系　表 4-10 显示，病例组患慢性牙周炎的比例为 54.9%（152/277），对照组仅为 29.9%（71/238），差异有统计学意义（$\chi^2=32.7$，$P<0.001$）。

表 4-10　慢性牙周炎与冠心病的关系

慢性牙周炎	病例组	对照组	合计
有	152(a)	71(b)	223(a+b)
无	125(c)	167(d)	292(c+d)
合计	277(a+c)	238(b+d)	515(N)

$$\chi^2=\frac{(ad-bc)^2 n}{(a+b)(c+d)(a+c)(b+d)}=\frac{16\,509^2\times 515}{223\times 292\times 277\times 238}=32.7$$

$$OR=\frac{ad}{bc}=\frac{152\times 167}{71\times 125}=2.86$$

表 4-11　慢性牙周炎的程度与冠心病的剂量反应关系

慢性牙周炎	病例组($n=277$)	对照组($n=238$)	OR 值
无	125	167	1.00
轻度	48	33	1.94
中度	58	22	3.52
重度	46	16	4.24

表4-11显示,随着慢性牙周炎程度的加重,患冠心病的危险性(OR)递增,且趋势性 χ^2 检验有统计学意义($\chi^2=38.9, P<0.001$)。

2. 慢性牙周炎程度和冠心病严重程度的关系　表4-12显示,随着牙周炎程度的加重,罹患冠心病可能的程度亦进一步加重,且冠心病病情多不稳定,易出现急性冠状动脉综合征。

表4-12　慢性牙周炎的程度与冠心病严重程度的关系

慢性牙周炎	ACS(n=158)	SAP(n=119)	对照组(n=238)
无	65(41.1)	60(50.4)	167(70.2)
轻度	19(12.0)	29(24.4)*	33(13.9)
中度	42(26.6)#	16(13.4)	22(9.2)
重度	32(20.3)#	14(11.8)	16(6.7)

注:括号内数据为构成比(%);* 与ACS相比,$P<0.01$;# 与SAP(稳定型心绞痛)及对照组相比,$P<0.001$。

【主要结论】

本研究提示慢性牙周炎可能是冠心病的独立危险性因素,慢性牙周炎可能增加冠心病发生的风险程度,且随着牙周炎程度的加重,罹患冠心病的严重程度也增加。

【论文评阅评语】

1. 研究目的是探讨"慢性牙周炎是否为冠心病的危险因素",适用于病例对照的研究范畴。

2. 研究设计符合病例对照研究的设计要求,是基于医院的成组匹配病例对照研究。

3. 研究对象(包括病例组和对照组)都来自同一医院的同一科室,样本代表性不理想,尤其是对照组人群也来自心内科,可能产生混杂因素,对研究结论有一定的影响,本研究未对样本量进行评估。

4. 该研究假设可以采用匹配病例对照研究设计,为了减少选择偏倚,病例组研究对象应在多家医院选择,并以潜在的混杂因素(如年龄、性别等)为匹配条件,在心内科以外的其他科室或社区人群中选择对照。

5. 资料收集内容较全面可靠,如基本信息:年龄、性别、职业等;既往疾病史:高血压、高血脂、糖尿病史;血清学检测指标:TC、LDL-C、HDL-C、TG等。

6. 统计分析基本合理,如表4-10中对暴露率的比较采用 χ^2 检验,关联强度的评价采用OR,但从表4-12所列数据中不能得到"随牙周炎程度的加重,罹患冠心病可能的程度亦进一步加重"的研究结果。

7. 论文分析中采用了Logistic回归控制混杂偏倚,但未对选择偏倚及信息偏倚进行评价。

8. 研究结论基本可靠。

(庄　勋)

第五章 队列研究及其评价

队列研究(cohort study),又称前瞻性研究(prospective study),为流行病学分析性研究中的一种重要方法,主要用于检验病因假设。通常是在应用病例对照研究对病因作出初步检验后,再应用队列研究进一步检验,其检验病因假设的能力优于病例对照研究。该方法在临床流行病学的研究中已得到广泛应用。

第一节 概 述

一、基本原理

所谓队列(cohort)是指共同暴露于某因素或者有某共同特征或经历的一组人群。队列研究是将特定人群按照是否暴露于某可疑因素或暴露程度不同,分为暴露组与非暴露组或不同暴露程度的几个组,然后同时随访观察其各自的结局,比较两组或各组之间结局频率的差异,从而判断暴露因素与结局之间有无因果联系及其联系大小的一种观察性研究方法。这里的观察结局是指与暴露因素可能有关的结果事件。队列研究的设计模式见图5-1。

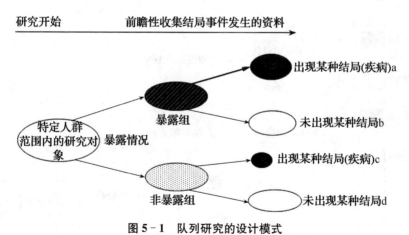

图5-1 队列研究的设计模式

二、队列研究的特点

1. 属于观察法　研究开始时,根据研究对象中的每个个体自然存在的暴露状态进行分组。

2. 研究对象未患所研究疾病　由有可能发生被研究疾病的个体组成研究对象。一方面严格要求每个进入队列研究的人是未患有所研究疾病者,另一方面又要求每个进入本研究的个体都有可能成为该研究疾病的病例。例如研究人工绝育与乳腺癌的关系时,乳腺切除者必须除外。

3. 设立对照　队列研究中的对照组由非暴露组组成。

4. 由"因"求"果"　在研究过程中先确知其因(暴露情况),再前瞻观察而究其果(发病或死亡)。

5. 能确证暴露与疾病的因果关系　研究者能确切知道研究人群的暴露及其暴露强度和时间,直接判断和收集随访产生的新病例,所以能较准确地计算发病率(或死亡率),从而判断暴露因素与疾病的因果关系。

三、队列研究的研究类型

根据研究对象进入队列的时间及终止观察的时间不同,队列研究可分为三种研究类型(图5-2):

1. 前瞻性队列研究(prospective cohort study)　通常所指队列研究即属这种类型。其特点是研究对象的确定与分组是根据研究开始时所获得的现实材料,研究对象是未病者或健康者,需要追踪观察一定时间,才能获得结局(发病或死亡)。从现在追踪到将来所需时间往往很长。

2. 历史性队列研究(historical cohort study)　其特点是研究对象的确定和分组是根据研究开始时已掌握的有记载的暴露状况的历史资料而做出的,研究结局(发病或死亡)在研究开始时已经从历史资料中获得。收集和分析资料可以在较短时间内完成。

3. 双向性队列研究(ambispective cohort study)　其特点是研究对象的确定和分组是根据有记录的暴露情况的历史资料而作出,研究开始时研究的结局(发病或死亡)可能不知,必须随访这些队列才能获得研究结局的确切资料。

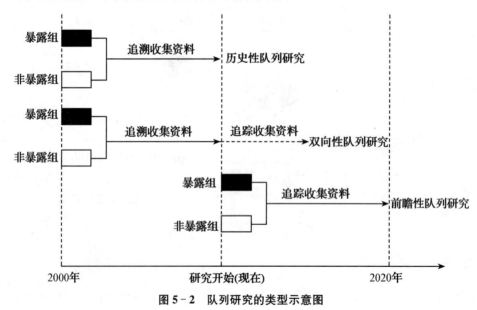

图5-2　队列研究的类型示意图

四、队列研究的用途

1. 检验病因假设　通常是在流行病学描述性研究提出病因假设或经病例对照研究初步检验病因假设之后,选择其中最可能的某项病因假设,用队列研究方法进一步验证。深入检验病因假设是队列研究的主要用途和目的。

2. 评价自发预防的效果　当人们了解到某种暴露与某病发生有关时,可能自发地改变某些行为习惯,减少有害暴露,而出现预防效果,被称为"人群的自然实验",队列研究有时能够观察这种现象。例如,前瞻性观察吸烟与致肺癌的效应时,有一部分吸烟者会自动地戒烟,结果表明戒烟人群较不戒烟人群的肺癌发病率有所降低。

3. 描述疾病自然史　临床上只能观察个体从发病到痊愈或死亡的过程;而队列研究可观察人群暴露于某因素后,从疾病的易感潜伏(隐)期、临床前期、临床期到结局的全过程,包括亚临床阶段的变化和表现。队列研究不但可了解个体疾病的全部自然史,而且可了解全部人群疾病的发展过程。

4. 预后研究　将患某种病的病人,按照不同临床类型进行分组,追踪观察并比较其预后。例如,在研究乙型肝炎与原发性肝癌的关系时,可将人群中 HBsAg 阳性者与阴性者分为两组,进行长期随访(5 年或 10 年),观察其肝癌的发生率。但在研究开始时,两组中已患肝癌的患者应被除外。

第二节　队列研究设计与实施

一、研究类型的选择

不同类型队列研究有各自的适用条件,因此,在进行队列研究设计时,首先应根据具体情况选择研究类型。为此,应考虑以下问题:

1. 前瞻性队列研究
(1)应有明确的检验假设,找准检验的暴露因素。
(2)所研究医学事件的发生率或死亡率一般不应低于 5‰。
(3)有把握获得观察人群的暴露资料。
(4)有确定事件发生或死亡等结局的简便而可靠的手段。
(5)大部分人群能被长期随访观察而取得完整可靠的资料。
(6)有足够的人力、物力和财力支持工作。

2. 历史性队列研究　有足够数量的完整可靠的在过去某段时间内有关研究对象的暴露和结局的历史记录或档案材料,是实施历史性队列研究最重要的前提。例如,医院的病历、个人的医疗档案及工厂和车间的记录等。此外,同样也应考虑上述前瞻性队列研究的内容,只是对人力、物力、财力需求不高,不需长期随访。

3. 双向性队列研究　当基本具备进行历史性队列研究的条件下,如果从暴露到现在的观察时间不能满足研究的要求,还需继续前瞻性观察一段时间时,则选用双向性队列研究。

二、研究队列的选择

按照随访开始后是否有新成员的加入和(或)被随访成员的退出,可将研究对象分为固定队列和动态人群。

(一)固定队列

固定队列(fixed cohort)是指在时间和地点上都明确规定的一组人群,在研究开始后,对他们进行随访观察,直至观察期终止,无成员无故退出(发病或死亡原因以外),也无新成员加入,即被观察的成员是固定的。当研究所需的随访观察时间较短,则采用固定队列进行观察。例如,研究孕期妇女服用某药物与新生儿先天畸形发生的关系。

(二)动态人群

动态人群(dynamic population),是相对固定队列而言,在随访过程中,原有的队列成员可能陆续退出,新的观察对象可能随时加入。当研究所需观察时间较长,且观察人数较多时,多为动态人群。

三、确定研究因素

队列研究一次主要研究一个因素,且需进行追踪观察,是一项费时、费力、费钱的研究。因此,研究因素的确定至关重要。队列研究中的研究因素常称为暴露因素或暴露变量,要慎重选定、规定,以及考虑如何测量。要明确暴露因素的性质、时间、强度,明确划分暴露与非暴露人群的界限以及暴露因素分级的标准。例如,研究某药物与发生某病的关系,在询问和记录服药史时,不但要问是否服了某药,而且还要了解服用的时间,每次服用的剂量,每天服药次数,服药持续多久等定量问题,根据定量资料进行分级,以计算出不同暴露水平与疾病发生的关系。

人们往往把导致疾病事件增加的暴露因素称为危险因素或致病因素,把导致疾病事件减少的暴露因素称为保护因素。所以,暴露既可以是致病因素或保护因素,还可以是另一个暴露因素所产生的后果,即另种疾病。例如高血压是冠心病的暴露因素,但高血压可能是其他暴露因素产生的后果。

队列研究除了要确定主要的暴露因素外,也应确定其他次要的暴露因素,以便更好地说明研究结果。

队列研究的暴露因素通常是在描述性研究或病例对照研究的基础上确定的,以验证暴露因素的致病或保护作用。

四、确定研究结局

结局(outcome)也称结局变量,指研究预期的结果事件。如研究吸烟与发生冠心病的关系,则发生了冠心病即为该观察对象出现了结局。结局就是队列研究观察的自然终点。

队列研究的结局变量不仅限于发病、死亡,也可以是健康状况和生命质量的变化;既可以是定性的,也可以是定量的,如血清抗体滴度、血脂达到一定水平。

结局变量的测量应给出明确而统一的标准,如果结局变量是疾病,最好是按照国际或国内统一的诊断标准。由于一种疾病往往有多种表现,如轻型、重型、不典型和典型,急性和慢性,因此用一种严格的诊断标准,可能会丢掉一些信息,在这种情况下,最好有自定的诊断标准。

五、研究对象的选择

研究对象包括暴露组和非暴露组(即对照组),暴露组中有时还有不同暴露水平的亚组。根据研究目的和研究条件的不同,研究对象的选择有不同的方法。

(一)选择研究对象的两种基本方式

1. 按规定的暴露选择一组有暴露的人群 然后另外选择一组非暴露人群,后者称为外对照组。

2. 选择一个暴露因素分布不均匀的人群　根据暴露的有无或不同程度将其分为暴露组与非暴露组。

(二) 暴露人群的选择

1. 特殊暴露人群　指具有特殊暴露经历的人群,这是研究某些罕见的特殊暴露的唯一选择,例如,选择接受过放射治疗的人群来研究放射线辐射与白血病的关系。如果暴露因素有致病作用,特殊暴露人群中某疾病的发生率或死亡率要比一般的人群高,便于证实暴露因素与疾病的关系。

2. 职业人群　某些职业中常存在特殊暴露因素,如染料厂的联苯胺,石棉厂的石棉尘。这样就可以选择染料厂工人研究联苯胺致膀胱癌的作用,选择石棉作业工人研究石棉与肺癌的关系等。因为特殊暴露的危害作用往往不是一开始就认识到的,一旦认识到了,大多数都采取了防护措施以减少暴露,影响进行前瞻性队列研究。所以选择特殊暴露人群做研究对象时,常采用历史性队列研究。

3. 一般人群　在某行政区划或地理区域内的全体人群中选择暴露于欲研究因素的人为暴露组。考虑在一般人群中选择暴露组,所研究的因素和疾病都是一般人群中常见的,不必要或没有特殊人群可寻,特别是在研究一般人群生活习惯或环境因素时。美国Framingham心脏病研究就是这样选取研究对象的。

4. 有组织的人群团体　可以看作是一般人群的特殊形式,如工会会员,医学会会员,或机关、学校和部队成员。选择这样的人群,主要是利用有关组织系统便于有效地收集随访资料。Doll和Hill"吸烟与肺癌"的研究选用英国所有注册的男医生就属于这种情况。

(三) 非暴露人群(对照组)的选择

设立对照是分析流行病学的特征之一,队列研究能否成功,很大程度上取决于对照组的选择是否合适。选择对照组的目的是与暴露组进行比较,因而要求除研究因素以外的其他条件与特征(年龄、性别、职业、文化程度等)的构成,暴露组与对照组之间应尽可能相似,即具有可比性。根据对照组的来源不同,可以将对照组分为内对照、外对照和总人口对照。

1. 内对照(internal control)　在选择的研究人群中,将其中没有暴露或暴露水平最低的人员作为对照即为内对照。例如Doll和Hill"吸烟与肺癌"的研究就是采用的内对照。研究人的血压、血清胆固醇水平与疾病的关系就可以采用这种对照的方式。队列研究应尽量选用内对照,因这种对照除暴露因素外,与暴露组的可比性好。

2. 特设对照　也称外对照(external control)。职业人群或特殊暴组群作为暴露人群时,往往不能从这些人群中选出对照,常需在该人群之外去寻找对照组,称为外对照。例如Tolonen等在芬兰研究CS_2与心血管疾病的关系时,选择黏胶纤维厂接触CS_2史工人为暴露组,选择附近纸浆厂无CS_2接触史工人作为非暴露组,并注意了两个组在各方面的均衡性。

3. 总人口对照　以暴露人群所在地区全人口的发病(死亡)率作为对照。实际上并未与暴露组平行地设立一个对照组,而是利用了整个地区的现成发病或死亡的统计资料,因而是人口率的对照。如利用全国或某省、市、县的统计资料作比较。因一般人群的发病率或死亡率比较稳定且容易得到,可以节省大量的经费和时间。它的缺点是资料比较粗糙,往往不十分精确或缺乏要比较的项目。

4. 多重对照 又称多种对照。即采用上述两种或两种以上的对照形式,以减少只用一种对照带来的偏倚,提高结果的可靠性。

六、确定队列大小

(一) 确定队列大小时需考虑的问题

1. 抽样方法 队列研究往往在实际人群中抽取一定数量的样本作为研究队列,其抽样方法与现况研究相同,选择不同的抽样方法将直接影响所需的样本含量。如果暴露人群很小,此时要对所需的"人年"进行估计。

2. 暴露组与非暴露组的比例 通常采用两组等量的做法。一般说来,非暴露组的样本含量不宜少于暴露组的样本含量。

3. 失访率 队列研究通常需要追踪观察较长的时间,由于随访时间长,人员失访难免。因此,可根据预先估计的失访率扩大样本量。一般按10%来估计失访率,计算出的样本量再增加10%为实际样本量,以防止在研究的最后阶段因数量不足而影响结果的分析。

(二) 影响队列大小的因素

1. 一般人群(对照人群)中所研究疾病的发病率水平 P_o P_o 越接近50%,所需观察的人数越多。

2. 暴露组与非暴露组两组发病率之差 d 用 P_1 表示暴露组的发病率,P_o 为一般人群(对照人群)的发病率,$d=P_1-P_o$,d 值越大,所需观察人数越少。在暴露组的发病率不能获得时,可设法取得相对危险度(RR)的数值,由 $P_1=RR\times P_o$ 求得 P_1。

3. 显著性水平 即检验假设时的第Ⅰ类(假阳性)错误 α 值,要求的显著性水平越高(即 α 值越小)所需观察人数越多,通常取0.05或0.01。

4. 效力 效力(power)又称把握度$(1-\beta)$,为拒绝无效假设或避免假阴性的能力。β 为检验假设时Ⅱ类(假阴性)错误的概率。若要求 $1-\beta$ 越高,即 β 值越小,所需观察人数越多。通常 β 取0.10,有时取0.20。

(三) 队列大小的估计方法

1. 公式法

$$n=\frac{(Z_\alpha\sqrt{2\overline{PQ}}+Z_\beta\sqrt{P_oQ_o+P_1Q_1})^2}{(P_1-P_o)^2} \qquad (式5-1)$$

式中 P_1 与 P_o 分别代表暴露组与非暴露组的预期发病率,$\overline{P}$ 是两组发病率的平均值。$Q=1-P$,Z_α 和 Z_β 分别为 α 和 β 水平时所对应的正态变量 Z 界值,可查表求得。

例如,用队列研究探讨孕妇服用某药物与婴儿先天性心脏病之间的关系。已知未服用该药物孕妇所生婴儿的先天性心脏病发病率为 $P_o=0.008$,估计 $RR=2$。如果研究者将 α 定为0.05(双侧检验),$\beta=0.1$,求调查所需的样本量。

$Z_\alpha=1.96, Z_\beta=1.282, P_o=0.008, Q_o=0.992$

$P_1=RR\times P_o=2\times 0.008=0.016, Q_1=0.984$

$\overline{P}=(P_1+P_o)/2=(0.016+0.008)/2=0.012, \overline{Q}=0.988$

代入公式5-1:

$$n=\frac{(1.96\sqrt{2\times 0.012\times 0.988}+1.282\sqrt{0.008\times 0.992+0.016\times 0.984})}{(0.016-0.008)}=3\,892$$

即暴露组与非暴露组各需 3 892 人。考虑失访的影响，尚需再加 10% 的样本量，最后估计样本量为 $3\,892\times(1+0.1)=4\,281.2$，即暴露组与非暴露组各应观察 4 281 人。

2. 查表法 只需已知 α、β、P_0 和 RR 四个参数，便可查出所需样本量。查表得，本例每组需 3 887 例，与公式计算结果相近。

七、资料的收集与随访

队列研究中的资料收集是十分复杂和艰巨的过程。在研究过程中要收集不同时期的资料，包括研究开始时的基线资料和此后追踪观察的随访资料；需要收集资料的内容包括三个方面，一是要观察并收集有关暴露的资料，二是要收集与结局有关的终点资料，此外，还要收集一些其他可能与疾病或暴露有关的因素(可能的混杂因素)资料，以备分析因果关系之用。

(一) 确定研究对象与收集基线资料

基线资料(baseline data)也称本底资料，即指有关研究对象与暴露因素在研究开始时的有关资料。在研究开始时，应对选择的所有研究对象(暴露组和非暴露组)进行检查，剔除不合格者；对暴露因素和个体其他有关因素的情况进行调查。这些信息一方面作为判定暴露组与非暴露组的依据，也为今后仔细分析影响研究结局的因素提供保证。

1. 研究对象的确定 应在研究对象中排除已患有所研究疾病的人。如研究肥胖与糖尿病的关系时，必须对所有研究对象检测血糖，将已患糖尿病的人剔除。

2. 详细调查暴露因素的量与暴露方式 如研究吸烟与肺癌的关系，必须详细了解研究对象吸烟的量、种类、方式、吸烟开始及持续的时间等。

3. 记录研究对象的其他有关资料 社会人口学特征，生活习惯和嗜好，既往病史和现病史，家庭成员疾病史等，应逐一详细记载。其中有不少因素可能为混杂因素。

获取基础资料的方式主要有下列四种：

(1) 查阅常规记录：包括医院病案、工厂的工作档案、工作日志、社区一般人群特征资料等。

(2) 询问调查：访问研究对象或其他能够提供信息的人，了解对象的暴露史和疾病史，以及其他有关资料。

(3) 医学检查：对某些暴露因素如血压、血脂等，以及结局疾病的诊断都需要通过医学检查获取有关资料。

(4) 环境因素的测量：在研究环境因素和职业因素与疾病关系时，如果缺乏记录资料，则需进行现场监测，实地取得空气污染、水污染及有毒物质暴露量的数据。

(二) 随访

所有被选定的研究对象，不论是暴露组或非暴露组都一律同等地、同时间地进行随访，都坚持追踪到观察终止期。

1. 随访内容和方式 对于暴露组与非暴露组的随访，主要应收集以下几个方面的资料：

(1) 研究结局：研究对象是否发生了研究结局？对于初步检查发现的可疑患者，应进一步确诊。如研究结局是子宫颈癌，对于宫腔分泌物涂片检出脱落癌细胞者，应进一步进行活体病理切片检查以确诊。

(2) 暴露资料：研究对象暴露的情况如何？是否有变化？如研究的暴露因素是吸烟，则应该询问吸烟量等有无变化。

(3) 研究对象的其他有关因素资料：与基线资料项目相同。要观察某些混杂因素状况怎样？有何变化？

(4) 队列人口变动的资料：失访、退出或新进入的成员(动态队列时)的资料。

各种追踪观察项目应制成调查表或各项检查记录表，使用时贯彻始终，不得改变，直至观察终止。

随访资料收集的方式，根据资料的性质而定，与基线资料的收集方式相同。

2. 随访间隔的时间　理论上随访应在疾病的最短诱导期或潜伏期之后进行，而不要在暴露一发生就开始随访，但是实际实施中往往难以做到。特别是慢性病的诱导期或潜伏期不是很清楚。

随访间隔的时间长短取决于暴露与疾病的联系强度、疾病潜伏期长短。暴露因素作用越弱，随访间隔的时间越长；诱导(潜伏)期越长，随访间隔的时间也越长。

3. 观察的终点与终止时间　观察终点(end-point)指观察对象个体出现了预期的结局，如研究疾病病因时，往往结局是所研究疾病的发生或所致的死亡等。进行预后研究时，常常规定结局为被研究疾病的痊愈或其引起的死亡、致残等。当研究对象出现研究结局时，就不再被继续观察。观察终止时间是指整个研究工作可以得出结论的时间，也可说此时整个研究工作到达了终点。

4. 随访执行者　应当由经过严格培训和考核合格的调查员进行随访。调查员应具有科学的态度、扎实的工作作风和熟练的调查技巧和技术。

(三) 质量控制

队列研究费时、费力、消耗大，实施过程中，特别是收集资料过程中质量控制特别重要。应建立收集资料人员的严密组织系统；认真选择和培训调查员；制定并严格遵守既定规章制度；抽样重复调查结果的一致性；对已收集的资料进行核查、验收，保证资料真实、可靠和完整。

第三节　队列研究资料分析

一、分析前的资料整理

在分析资料前，必须对所有已收集的资料进行审查，检查资料的正确性和完整性。对有明显错误的资料要核实修正或剔除；对缺项要设法补齐。将全部资料录入计算机，建立数据库。

二、资料分析

(一) 描述性统计

描述研究对象的社会人口学特征、随访时间、失访情况；比较暴露组与非暴露组的可比性及资料的可靠性。

(二) 推断性分析

队列研究分析的主要内容是计算各比较组的发病率或死亡率，检验不同组的发病率或死亡率差异的显著性,推断暴露的效应及其大小,分析混杂因素对暴露效应的影响。

1. 率的分析　结局事件发生率的计算是队列研究资料分析的关键,根据观察资料的特点,可选择计算不同的指标和分析方法。

(1) 累积发病率(cumulative incidence,CI)或累积死亡率(cumulative mortality,CM):当研究人群的数量比较多,观察期间人口无变动,则可用观察开始时的人口数作分母,观察期间的发病(或死亡)人数为分子,计算某病的累积发病(死亡)率,一般用10万分率,队列研究累积发病率资料归纳整理表见表5-1。

$$累积发病率(CI) = \frac{观察期内某病新发病例数}{观察时期可能发生该病的观察人数} \quad (式5-2)$$

表5-1　队列研究资料归纳整理表(累积发病率)

	发病数	未发病数	合计	累积发病率
暴露组	a	b	n_1	$a/n_1(I_e)$
非暴露组	c	d	n_o	$c/n_o(I_o)$
合计	m_1	m_o	t	m_1/t

当发现两组率有差别时,要进行统计学显著性检验。可利用四格表资料的χ^2检验。

当研究样本量(n)较大,率(P)和$1-P$都不太小,如nP和$n(1-P)$均大于5时,可用U检验法来检验暴露组与非暴露组之间率的差异。

(2) 发病密度(incidence density,ID):如果队列研究的观察时间比较长,就很难做到研究人口的稳定,观察对象可能迁移他处、因其他原因死亡或退出研究,造成各种失访,或有的新进入研究组。此时以总人数为单位来计算发病率则不合理,应以观察人时数(person-time,PT)作分母,计算发病密度。最常用的人时单位是人年(person year),以此求出人年发病(死亡)率。一般用10万分率,队列研究发病密度资料归纳整理表见表5-2。

$$发病密度(ID) = \frac{观察期内某病新发病例数}{观察时期可能发生该病的人群的总观察人时数} \quad (式5-3)$$

表5-2　队列研究资料归纳整理表(发病密度)

	发病数	观察人年数	发病密度
暴露组	a	Py_1	$a/Py_1(I_e)$
非暴露组	c	Py_o	$c/Py_o(I_o)$
合计	m_1	Py	m_1/Py

两组间的发病密度差别的显著性检验:

$$\chi^2 = \frac{[a-E(a)]^2}{V(a)} \qquad V=1$$

式中:a为观察值　$E(a)=Py_1 \times (m_1/Py)$ 　　$V(a)=E(a) \times \frac{py_o}{py}$

(3) 标化比：当特殊暴露人群人数较少，不便计算发病率或死亡率，或者无法获得发病率或死亡率资料，可以以全人口发病（死亡）率（比）作为标准，计算标化发病（死亡）比。最常用的指标为标化死亡比（standardized mortality ratio，SMR）。标化比实际上不是率，而是以全人口的发病（死亡）率（或比）作为对照组而计算出来的比。

①标化死亡比（SMR）：它是队列研究人群观察死亡数与以标准人群（全人口）死亡率为参比计算的预期死亡数的比值。

$$SMR = \frac{研究人群中观察死亡数(O)}{标准人口（全人口）预期死亡数(E)} \qquad (式5-4)$$

E：标准人口死亡率×研究人群观察人数

$SMR<1$，说明实际死亡数少于预期死亡数；$SMR>1$，说明实际死亡数多于预期死亡数。

SMR 的 95% 可信区间计算公式：

$$SMR_L, SMR_U = \frac{(\sqrt{O} \pm 1.96 \times 0.5)^2}{E} \qquad (式5-5)$$

例如 某厂 30~40 岁组工人有 750 名，1950—1964 年间有 5 人死于某癌症，已知该期间同地区全人口 30~40 岁组该癌症死亡率 3.2‰，求其 SMR。

已知：$O=5$，$E=750\times3.2‰=2.4$

$$SMR = \frac{5}{2.4} = 2.08$$

$$SMR_L, SMR_U = \frac{(\sqrt{5} \pm 1.96 \times 0.5)^2}{2.4} = 0.657\sim4.31$$

结果说明该厂 30~34 岁年龄组工人死于某癌症的危险是一般人群的 2.08 倍。但 SMR 的 95% 可信区间包含 1，所以该厂 30~34 岁年龄组工人某癌症的死亡率与一般人群的死亡率无显著性。

②标化比例死亡比（standardized proportional mortality ratio，SPMR）：有时某单位的历年人口资料不易获得，而仅有死亡人数、日期和年龄，则可用 SPMR 计算。其计算方法是以全人口中某病因死亡占全部死亡之比例乘以某单位实际全部死亡数而得出某病因的预期死亡数，然后计算实际死亡数与预期死亡数之比。

例如 某厂某年 25~29 岁年龄组工人死亡总数为 357 人，其中因结核病死亡 20 人，全人口中该年 25~29 岁结核病死亡占全死因死亡的比例为 8.30%，则

$$SPMR = \frac{20}{357 \times 8.30\%} = 0.68$$

$$SPMR_L, SPMR_U = \frac{(\sqrt{20} \pm 1.96 \times 0.5)^2}{29.63} = 0.412\sim1.003$$

结果说明：该厂 25~29 岁年龄组工人死于结核病的危险是一般人群的 0.68 倍。但 $SPMR$ 的 95% 可信区间包含 1，所以该厂 25~29 岁年龄组工人结核病的死亡比与一般人

群的结核病死亡比差异无显著性。

2. 人时的计算　前面在计算发病密度时提到当观察时间较长,队列内对象被观察的时间可能很不一致,以人为单位计算率就不合理。较合理的办法是加入时间因素,这样就可以统一的标准即人时来计算对象的暴露经历,人时是观察时间乘以随访人数。常用的人时单位是人年。因此,10 人年可以是 1 个人被观察 10 年,也可能是 5 个人被观察 2 年。人年的计算方法有多种,大型的队列研究可以直接利用流行病学研究的有关软件完成计算。这里介绍两种人年的计算方法。

(1) 用近似法计算人年:如果研究样本太大,对暴露人年计算的精确性要求不高时,也没有必要应用精确法计算。此时可应用近似法计算人年。即将平均人数乘以观察年数得到总人年数,平均人数一般取相邻两年的年初人口的平均数或年中人口数。观察不满 1 年的进行折算,1 个月折算为 1/12 年。

现以表 5-3 来说明人年的近似计算方法。

表 5-3　队列研究人年的计算

队列	观察人数					观察人年数
	1983.1.1	1984.1.1	1985.1.1	1986.1.1	1987.1.1	
暴露组	7 681	7 732	7 809	7 302	7 486	30 426.5
非暴露组	9 832	9 645	9 554	9 687	9 706	38 655

暴露组的人年数:

$$\frac{(7\,681+7\,732)}{2}+\frac{(7\,732+7\,809)}{2}+\frac{(7\,809+7\,302)}{2}+\frac{(7\,302+7\,486)}{2}=30\,426.5$$

非暴露组的人年数:

$$\frac{(9\,832+9\,645)}{2}+\frac{(9\,645+9\,554)}{2}+\frac{(9\,554+9\,687)}{2}+\frac{(9\,687+9\,706)}{2}=38\,655.0$$

(2) 寿命表法计算人年:当观察人数较多时,难以用精确法计算暴露人年,但要求有一定的精确时,可利用简易寿命表法来计算人年数。

寿命表法的计算原理:规定当年内进入队列的个人均作 $\frac{1}{2}$ 个人年计算,失访或出现终点结局的个人也作 $\frac{1}{2}$ 个人年计算。其观察人年数计算公式如下:

$$L_x = I_x + \frac{1}{2}(N_x - D_x - W_x) \qquad (\text{式}\,5-6)$$

$$I_{x+1} = I_x + N_x - D_x - W_x \qquad (\text{式}\,5-7)$$

式中 L_x 为 x 时间内的暴露人年数,I_x 为 x 时间开始时的观察人数,N_x 为 x 时间内进入队列的人数,D_x 为 x 时间内出现终点结局的人数,W_x 为 x 时间内失访的人数。以表 5-4 的资料为例,说明其计算方法。

表 5-4 寿命表法计算人年

观察时间 第 x 年	年初人数 I_x	年内进入人数 N_x	年内发病人数 D_x	年内失访人数 W_x	暴露人年数 L_x
1	2 903	123	8	64	2 928.5
2	2 954	115	6	76	2 970.5
3	2 987	42	9	18	2 994.5
4	3 002	35	8	34	2 998.5
5	2 995	0	7	18	2 982.5
合计			38		14 874.5

第一年的暴露人年为：

$$L_1 = I_1 + \frac{1}{2}(N_1 - D_1 - W_1) = 2903 + \frac{(123-8-64)}{2} = 2928.5 (人年)$$

$$I_2 = I_1 + N_1 - D_1 - W_1 = 2903 + 123 - 8 - 64 = 2954$$

$$L_2 = 2954 + \frac{(115-6-76)}{2} = 2970.5 (人年)$$

依次类推,合计得 14 874.5 人年。

3. 效应的估计

(1) 相对危险度(relative risk, RR)：又称危险比(risk ratio)或率比(rate ratio)。RR 为暴露组发病率(死亡率)与非暴露组发病率(死亡率)的比值。表示暴露某危险因素引起疾病的危险强度。它是反映暴露与发病(死亡)之间关联强度的指标。计算方法如下：

$$RR = \frac{I_e}{I_o} \qquad (式 5-8)$$

式中,I_e 和 I_o 分别代表暴露组和非暴露组的率。RR 表明暴露组发病或死亡的危险是非暴露组的多少倍。计算 RR 的 95% 可信区间,有 Miettinen 法和 Woolf 法等。

Miettinen 法的计算公式：

$$RR 95\% 的可信区间 = RR^{(1 \pm \frac{1.96}{\sqrt{\chi^2}})} \qquad (式 5-9)$$

Woolf 法的计算公式：

$$Var(\ln RR) = \frac{1}{a} + \frac{1}{b} + \frac{1}{c} + \frac{1}{d} \qquad (式 5-10)$$

$\ln RR 95\%$ 的可信区间 $= RR \pm 1.96 \sqrt{Var(\ln RR)}$,其反自然对数即 RR 的 95% 可信区间。

(2) 归因危险度(attributable risk, AR)：又称特异危险度、超额危险度、率差,它是暴露组发病率或者死亡率与非暴露组发病率或死亡率相差的绝对值,表示由于暴露特定的危险因素导致发病危险性增加的程度。

$$AR = I_e - I_o \quad \text{(式 5-11)}$$

由于 $RR = I_e/I_o$，所以 $I_e = RR \times I_o$ 代入上式，得：

$$AR = RRI_o - I_o = (RR-1)I_o \quad \text{(式 5-12)}$$

归因危险度的 95% 可信区间 $= AR^{(1 \pm 1.96/\sqrt{\chi^2})}$

RR 与 AR 都是表示关联强度的重要指标，彼此公共卫生意义不同。RR 说明个体暴露于危险因素下的发病或死亡率是非暴露者几率的多少倍，是反映病因学意义的一个指标。AR 则是说明暴露人群由于暴露于该危险因素，使该人群增加的超额发病率。换句话说，如果该人群不再暴露于危险因素，这部分超额发病率就不会发生。归因危险度是反映疾病预防和公共卫生学意义的一个指标。以表 5-5 说明两者之区别。

表 5-5 吸烟者与非吸烟者死于不同疾病的 RR 和 AR

疾病	吸烟者 (1/10 万人年)	非吸烟者 (1/10 万人年)	RR	AR (1/10 万人年)
肺癌	48.33	4.19	10.8	43.84
心血管疾病	294.67	169.54	1.7	125.31

(1982)

结果说明吸烟者与非吸烟者相比，死于肺癌的危险性（$RR = 10.8$）比死于心血管疾病的危险性（$RR = 1.7$）大得多，但吸烟者由于吸烟所致的超额心血管病死亡率（$AR = 125.31/10$ 万人年）高于肺癌（$AR = 43.84/10$ 万人年）。

(3) 归因危险度百分比 (attributable risk percent，ARP 或 AR%)：又称为病因分值 (etiologic fraction，EF)，是指暴露人群中的发病或死亡归因于暴露的部分占该人群全部发病或死亡的百分比。

$$AR\% = \frac{I_e - I_o}{I_e} \times 100\% \quad \text{(式 5-13)}$$

将 $I_e = RR \times I_o$ 代入上式，即：

$$AR\% = \frac{RR-1}{RR} \times 100\% \quad \text{(式 5-14)}$$

公式 5-14 的优点是不需要暴露组的发病率和非暴露组的发病率资料，仅知道 RR 就可计算 $AR\%$。

以表 5-6 为例计算：

$$AR\% = \frac{48.33/10 \text{ 万人年} - 4.49/10 \text{ 万人年}}{48.33/10 \text{ 万人年}} \times 100\% = 90.7\%$$

或 $AR\% = \dfrac{10.8 - 1}{10.8} \times 100\% = 90.7\%$

说明吸烟者中发生的肺癌有 90.7% 归因于吸烟。

(4) 人群归因危险度(population attributable risk, PAR)：归因危险度(AR)只说明由于暴露于某种危险因素而使该暴露人群增加的某病发病率或死亡率，而不能说明危险因素对总体人群的危险程度。如果人群中暴露于所研究因素比例很低，尽管暴露者发生该种卫生问题的归因危险度很高，但从整个人群来考虑，去除该因素后得到的预防作用也不会太大。人群归因危险度，则是总体人群中因暴露于某因素所致的发病率或死亡率，计算公式如下：

$$PAR = I_t - I_o \quad \text{(式 5-15)}$$

式中 I_t 为总体人群某病发病率或死亡率，I_o 为非暴露组某病发病率或死亡率。

(5) 人群归因危险度百分比(population attributable risk percent, PARP 或 PAR%)：是总体人群中因暴露于某因素所致的发病率或死亡率占该病总发病率或死亡率的百分比。计算公式如下：

$$PAR\% = \frac{I_t - I_o}{I_t} \times 100\% \quad \text{(式 5-16)}$$

$$\text{或 } PAR\% = \frac{P_e(RR-1)}{P_e(RR-1)+1} \times 100\% \quad \text{(式 5-17)}$$

式中 P_e 为总体人群中暴露于某因素的比例。

RR 和 AR 都说明暴露的生物学效应，即暴露的致病作用有多大；而 PAR 和 PAR% 则说明暴露对人群的危害程度，它既与 RR 和 AR 有关，又与人群中暴露者的比例有关。只有在研究对象两组的暴露比例与人群中的恰好一致时，AR、AR% 与 PAR、PAR% 才一致。

利用 Framingham 冠心病研究资料(表 5-6)，计算 PAR 和 PAR%。

表 5-6 收缩压分组观察 18 年冠心病发生结果

收缩压(mmHg)	观察人数	冠心病发生	冠心病未发生	发病概率	RR	AR (1/‰)
≥165	296	95	201	0.321	1.98	159
<165	1 067	173	894	0.162	1.00	—
合计	1 363	268	1 095	0.197		

(Lee, 1982)

$$AR\% = \frac{1.98 - 1}{1.98} \times 100\% = 49.5\%$$

$$PAR = 197‰ - 162‰ = 35‰$$

$$PAR\% = \frac{0.035}{0.197} \times 100\% = 17.8\%$$

从计算结果可知，虽然高收缩压者中发生的冠心病有 49.5% 归因于高收缩压，但因人群中只有部分人(本例为 21.7%)收缩压高，故人群中发生的冠心病仅有 17.8% 归因于高收缩压。人群中由于高收缩压所致的超额冠心病发病率为 35‰。

人群归因危险度的大小取决于暴露的相对危险度和人群暴露比例(P_e)(表 5-7)。

表 5-7　人群归因危险度百分比（PAR%）与 RR 和 P_e 的关系

P_e	RR			
	1.5	2	5	10
0.01	0.5	1	4	8
0.05	2	5	17	31
0.1	5	9	29	47
0.25	11	20	50	69
0.5	20	33	67	82
0.9	31	47	78	89

4. 剂量反应关系分析　剂量反应关系反映暴露与疾病间的共变关系。分析时，列出不同暴露水平下的发病率，然后以最低暴露水平组为对照组（作为非暴露），计算各暴露水平组的相对危险度和归因危险度。必要时，应对率的变化作率的趋势性检验。表 5-8 就是一个剂量反应关系的例子，结果可以看出随着血清胆固醇水平的升高，其患冠心病的 RR 增大，说明存在剂量反应关系。

表 5-8　40~59 岁男子按初始血清胆固醇水平分组的冠心病 6 年发生情况

血清胆固醇 (mg/dl)	人数	病例数	粗发病率	平均年发病率	RR	AR
<210	454	16	0.035 2	0.005 9	1.00	0.000 0
210~245	455	29	0.063 7	0.010 6	1.81	0.028 5
≥245	424	51	0.120 3	0.020 0	3.41	0.085 1
合计	1 333	96	0.072 0	0.012 0	—	—

(Feinleib and Detels, 1985)

5. 分层分析　分层分析是把具备某种特征的人群分成不同的组别，对各组别的人群进行暴露与疾病联系的分析，如按性别、年龄、民族等特征进行分组，以排除这些因素的干扰。有关分层分析的计算，差异显著性检验和意义已在上一章病例对照研究中详细介绍。

6. 多因素分析　Logistic 回归和 Cox 回归等分析技术不仅可进行多因素分析，而且可以克服分层分析中的缺点，特别是对于控制混杂偏倚有明显的优越性，还可以探索不同研究因素间的交互作用，以及估计不同暴露水平下个体患病的风险。

第四节　队列研究中的常见偏倚及其控制

队列研究和其他类型的流行病学研究一样，也会产生偏倚，因此在设计、实施和资料分析等阶段都应注意预防和控制偏倚的产生。

一、选择偏倚

如果研究人群中任何一个非研究因素的分布与一般人群中该因素的分布不一致，都会引起选择偏倚。最理想的研究样本人群应当是全人群的一个无偏样本。选择偏倚常发生于最初选定的研究对象中有人拒绝参加；进行历史性队列研究时，有些人的档案丢失或记录不全；研究对象若为志愿者，他们往往是具有某些特征或习惯；某些早期病人在研究开

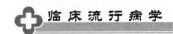

始时未能发现;或暴露与疾病的定义不严格,执行不当等,都可能导致选择偏倚。

要避免和减少这类选择性偏倚,最好是随机选择研究对象;尽量提高研究对象的依从性和应答率;在进行历史性队列研究时,要求目标人群的档案资料齐全,丢失或不全的记录必须在一定的限度之内,否则应谨慎选用。

二、失访偏倚

在研究过程中,某些选定的研究对象因为种种原因脱离了观察,研究者无法继续随访他们,这种现象叫失访,因此造成对研究结果的影响称为失访偏倚(loss to follow-up bias)。主要原因是研究对象迁移、外出、不愿再合作而退出或死于非终点疾病。失访所产生的偏倚的大小主要取决于失访率的大小和失访者的特征以及暴露组与非暴露组两组失访情况的差异。失访率一般不应超过10%。否则应慎重考虑结果的解释和推论。失访从本质上是破坏了原有样本的代表性,因而实质上属于选择偏倚。控制失访的最好方法就是尽可能地减少失访。

三、信息偏倚

队列研究中的信息偏倚(information bias)可以产生于获取暴露、研究结局或其他信息资料时所出现的系统误差。由于使用的仪器不精确、检验技术不熟练、询问技巧不佳、医生诊断水平不高或标准不明确等原因导致的信息偏倚如判断有病为无病,判断有暴露为无暴露等又称为错误分类偏倚(misclassification bias)。错分偏倚若以同样的程度发生于观察的各组,则结果只会影响诊断的准确性而不太影响两组或多组之间的相对关系,但它们的相对危险度会比实际情况更趋近于1。错分偏倚若发生在一组而不发生于另一组,或两组错分的程度不同,则结果可能比实际的相对危险度高或低。通常将前者称为非特异性错分,将后者称为特异性错分。另外,当研究者知道研究对象的暴露情况,在判断研究对象是否发病时会带来主观偏见而产生信息偏倚。因此,在队列研究中,应有严格的研究结局诊断标准,判断暴露的统一方法和标准,测量方法和仪器标准化,尽可能采用盲法观测,以避免信息偏倚。

四、混杂偏倚

混杂、混杂因素和混杂偏倚的概念同病例对照研究。当某个外部因素既与所研究的因素有联系,又是疾病的危险因素,在暴露组与非暴露组的分布不均衡时,会发生混杂偏倚。年龄、性别是最常见的混杂因素,当暴露组与非暴露组的年龄或性别构成存在差异时,会歪曲暴露与疾病或结局间的联系。可在研究设计阶段采用限制或匹配的方法,保证可疑混杂因素在两组分布的均衡;在资料分析阶段,采用分层分析、标准化和多因素分析等方法控制混杂偏倚。

第五节 队列研究的优点及其局限性

一、队列研究的优点

1.能够直接获得暴露组和非暴露组的发病率或死亡率,计算相对危险度等反映疾病危险关联强度的指标,可以充分而直接地分析病因的作用。

2. 暴露因素作用与结局的时间关系清楚,无回忆偏倚,且可分析暴露因素的剂量反应关系,故其检验病因假说的能力比病例对照研究强。

3. 有助于了解人群疾病的自然史。

4. 可以同时调查一种暴露与多种疾病结局的关系。

二、队列研究的局限性

1. 所需样本大,研究时间长,费人力、物力。

2. 不适用于罕见疾病,因为所需的样本很大,难以达到。

3. 由于长期的研究和随访,因为死亡、退出、搬迁等造成的失访难以避免。

4. 随着时间推移,未知的变量引入人群可能导致结局受影响。

5. 相对来说研究的设计要求更严密,资料的收集和分析难度较大。

第六节 队列研究的评价原则和实例评价

一、评价原则

1. 研究目的是否符合队列研究的适用范围。

2. 是否有明确的暴露因素和结局变量,对欲研究的暴露因素和结局变量是否有统一的测量方法及标准。

3. 是否说明研究对象(包括暴露组和对照组)的来源,其代表性如何。

4. 采用何种对照,对照(非暴露)组与暴露组是否具有可比性。

5. 随访时间是否足够长,是否随访收集并报告了全部研究对象的暴露和结局资料。

6. 是否考虑了研究对象的依从性及随访过程中可能出现的失访偏倚。

7. 收集结局资料时是否采用了盲法。

8. 资料分析中率的计算及联系强度指标的应用是否正确。

9. 在研究结论中是否同时考虑到了统计学意义和实际的生物学意义。

二、实例评价

孕妇弓形体感染与异常妊娠结局关系的前瞻性研究(摘编自:中华流行病学杂志. 1992,13(3):154—157

【目的】 证实孕妇弓形体感染与异常妊娠结局的因果联系

【方法】 前瞻性队列研究

【对象】 济南市四所医院中、早孕期妇女(20～36岁)2 821人;填写调查表、检测弓形体血抗体 IgG 和 IgM(ELISA 法),按公认的诊断标准记录妊娠结局。

【分组】

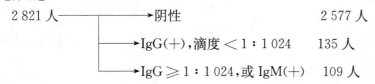

【结果】（节录）

表 5-9 不同组别的异常妊娠结局随访结果

组 别	随访人数	异常妊娠结局	
		先天缺陷(%)	合计(%)
抗体(-)	2 577	19(0.74)	129(5.01)
IgG(+)<1:1 024	135	1(0.74)	11(8.15)
IgG≥1:1 024,IgM(+)	109	7(6.42)	28(25.69)
OR_{MH}(95%)		9.4(4.6~19.5)	6.6(4.4~9.9)

注1：①③组比较,按居住地、职业分层,以 Mantal-Haenszel 法分析,$P<0.01$
注2：①②组同上比较,$P>0.05$

表 5-10 抗体检出时间与异常妊娠结局

检出时间	抗体类型	检出数	异常妊娠结局	
			先天缺陷(%)	合计(%)
早孕期	IgG(+)<1:1 024	48	0(0)	1(2.08)
	IgG≥1:1 024,IgM(+)	44	5(11.36)	14(31.82)
中孕期	IgG(+)<1:1 024	87	1(1.15)	10(11.49)
	IgG≥1:1 024,IgM(+)	65	2(3.08)	14(21.54)

【讨论】 列举同问题的其他作者研究结果,提出自己的观点。

【结论】 孕期中弓形体新近感染可引起异常妊娠结局的发病率上升。

【论文评阅评语】

1. 这是一篇以前瞻性队列研究来证实孕妇弓形体感染与异常妊娠结局的因果联系,目的明确,方法恰当。

2. 所研究的暴露因素为弓形体感染,通过测量血清弓形体抗体 IgG 和 IgM 的有无及滴度,来反映弓形体感染是否存在及感染的早晚,指标客观,方法科学,结果可靠。

3. 所研究的结局是按公认诊断标准诊断的异常妊娠结局,如先天缺陷等,客观,准确。

4. 研究对象来自多家医院,减少了选择性偏倚,且研究对象有明确的纳入标准,即中、早孕期妇女,年龄 20~36 岁。

5. 所有研究对象均完成随访至出现妊娠结局,无队列研究中最常见的失访偏倚。

6. 根据弓形体抗体的阳性/阴性,以及阳性的不同滴度和抗体种类的不同,形成了三个队列,通过三个队列之间的比较,为因果联系的存在提供更多的证据。

7. 统计分析方法正确,并考虑到通过分层分析,以避免混杂居住地、职业等因素可能引起的偏倚。

8. 结论可信,通过这一前瞻性队列研究,证实了孕期中新近感染弓形体确可引起异常妊娠结局的发病率上升。

（周玲 张开金）

第六章 临床试验研究及其评价

第一节 概　述

临床试验是流行病学实验研究(epidemiological experiment)中重要的研究方法之一，流行病学实验研究也被称为实验流行病学(experimental epidemiology)。流行病学实验研究是流行病学方法中论证病因效率最高的。近些年来，随着循证医学的发展，流行病学实验越来越受到重视。

流行病学实验是按随机化分配原则，将试验人群分为两组，人为地给一组以某种因素、措施或新药作为试验组；另一组不给予该种因素、措施或仅给予安慰剂作为对照组，然后随访观察一定时间，比较两组的发病率、死亡率或某种结局。这种有计划地进行的实验研究称流行病学实验研究。

流行病学实验研究的分类目前尚无定论，通常情况下分为三类。

（一）临床试验

临床试验(clinical trial)是以临床病人为研究对象，运用随机化原则将其分为试验组与对照组，前者给予特定的措施(如某种新药或新疗法)，后者不给予措施或仅给予安慰剂，经过一段时间的观察后，评价措施的效果。临床试验中的措施是由研究人员根据科研设计实施各项措施(包括治疗、干预等)施加给受试对象的，即研究人员主动地采取各项治疗措施。因此，临床试验在试验开始时，就应设置与试验组可比的对照组，理想的情况应该是在试验组和对照组之间只有一个因素的变化能够影响到结局变量，而其他因素在两组之间完全一致。而在临床试验中，影响病人结局的变量往往非常复杂，很难达到这种理想的状况。但是只要使两组研究病人之间影响结局变量的其他非研究因素对于结局变量的影响相对于研究因素来说非常小就可以接受了。所以在进行临床试验时，其指导原则就是尽量减少非研究因素对结局变量的影响。临床试验多用盲法进行观察、收集和分析资料。因此，当试验结束两组出现不同结果时可以认为是治疗措施的作用。另外，由于采取上述各项试验步骤，一般认为所得临床试验的研究结果可靠性较高。

（二）现场试验

现场试验(field trial)也叫人群预防试验，是以尚未患病的人作为研究对象，根据其试验对象的不同，可分为以下两类：

1. 个体试验(individual trial)　和临床试验一样，这种方法试验对象的基本单位是个人，而不是人群。个体试验经常用于在健康人群中进行预防接种。为了提高试验的效率，通常在高危人群中进行研究，如对有糖尿病家族史的人群进行糖尿病预防的现场试验，效率就比较高，因为这些人群患糖尿病的机会要比没有家族史的人高得多。

2. 社区试验(community trial)　社区试验也叫社区干预项目(community intervention

program, CIP），是以人群为单位进行试验观察，常用于对某种预防措施或是预防方法进行考核和评价。

社区试验和个体试验两者的区别是其对象的不同：个体试验的基本单位是个体，而社区试验的研究对象基本单位为社区，或某一人群的亚人群，如某单位的职工、某居委会的居民或是某个学校的学生等。如疫苗的效果评价经常用个体试验来进行，因为疫苗可以分配给个人；而食盐中加碘预防地方性甲状腺肿是将碘统一加到食盐中，使整个研究地区的人食用，而不是分别给予每一个体，因此食盐中加碘的效果评价就不用个体试验，而只能用社区试验。

（三）类试验

如果一项试验研究没有对照或虽有对照，但非随机分组，这种试验就叫类试验（quasi-experiment）。由于试验是在人群中进行，现场试验要求条件较高，各种因素难以完全控制，所以常常采用类试验进行研究。因此类试验在得出因果关联结论时应特别慎重，最好能尽量设法收集资料以排除非研究因素的干扰作用。类试验按有无对照组可分为两类。

1. 不专门设立对照组　这种类试验虽然没有对照组，但不是不进行对比，因为流行病学的一个基本观点就是进行比较，只有通过比较才能得到结论。这种方法的对照一般有两种：①完全自身对照：即对同一受试人群接受试验措施前后的情况比较。例如，观察某药物降血压的效果，可比较高血压病人服用该药物前后的血压水平。②历史对照：通过查阅以往的资料和历史记录并与现在的研究进行比较，从而得到结论。例如，某病的历史记录上最好的治愈率为50%。而在进行一新疗法的比较时，发现其治愈率为90%，在充分考虑了其可能存在的偏倚的情况下，也能得到结论。

2. 设对照组　此种类试验虽然设立了对照组，但研究对象的分组不是随机的。例如，在进行某药物的临床试验时，在甲医院采用新疗法，而乙医院采用标准疗法，然后再进行比较。

其中临床试验研究作为流行病学实验研究的重要组成部分，是临床科研工作的重要方法学之一。以下着重阐述临床试验的目的、特点等内容。

一、临床试验的目的和适用范围

（一）了解某药或某疗法的实际效果

在临床实际工作中，治疗同一种疾病往往有多种药物或多种疗法可供选择，临床医生总希望选择疗效高、副作用小、病人容易接受的药物或治疗方法，临床试验可以通过严密的设计从而得出究竟哪种药物或疗法的实际效果较好，以及影响疗效的因素有哪些，从而得出科学的结论。

（二）新药的临床试验

随着医学的发展，新药物不断涌现，并通过各种媒介将新药介绍给医生和患者，在这些新药中，有些是确实有效，能为病人解除痛苦，有的可能未必有效，甚至对人体有害，这在人类历史上有着惨痛的教训。只有通过严格的临床试验，做出客观而真实的评价，才能确定是否安全、有效，是否值得推广。

新药在批量生产、投放市场前，按我国药品监督管理局2007年10月1日开始执行的《药品注册管理办法》中规定，除了应按规定进行动物药理试验、毒性试验等基础试验外，还必须进行四期人体试验。药物的临床试验(包括生物等效性试验),必须经过国家食品药品监督管理局批准,且必须执行《药物临床试验质量管理规范》。

1. Ⅰ期　初步的临床药理学及人体安全性评价试验。观察人体对于新药的耐受程度和药物代谢动力学,为制定给药方案提供依据。此期是新药的一些基础医学方面的试验。试验对象一般为健康志愿者,在特殊情况下也选择病人作为受试对象。受试对象一般不少于20~30例。

2. Ⅱ期　治疗作用初步评价阶段。其目的是初步评价药物对目标适应证患者的治疗作用和安全性,也为Ⅲ期试验研究设计和给药剂量方案的确定提供依据。本期常用随机盲法对照临床试验。Ⅱ期试验的目的是确定新药是否安全有效;确定新药物的临床疗效及其适应证;找出最佳的治疗方案,包括治疗剂量、给药途径与方法、每日给药次数等;对本品有何不良反应及危险性做出评价并提供防治方法。因此Ⅱ期临床试验应分为两个阶段。第一阶段的研究宜采用剂量递增设计,以初步评价药物剂量-效应关系,也就是剂量探索的研究;第二阶段研究宜采用公认的平行剂量-效应设计,从而确定药物对适应证的剂量-效应关系。受试对象一般不少于100例。

3. Ⅲ期　治疗作用确证阶段。其目的是进一步验证药物对目标适应证患者的治疗作用和安全性,评价利益与风险关系,最终为药物注册申请获得批准提供充分的依据。试验一般应为具有足够样本量的随机盲法对照试验。Ⅲ期试验强调试验必须有足够的样本量,使试验结果能够回答所提出的问题。因此,Ⅲ期临床试验样本量一般不少于300例。

4. Ⅳ期　是在新药上市后的实际应用过程中加强监测,是由申请人自主进行的应用研究阶段。其目的是考察在广泛、长期使用条件下药物的疗效和不良反应;评估其远期疗效;评价在普通或者特殊人群中使用的利益与风险关系,考察对患者的经济与生活质量的影响;改进给药剂量等。Ⅳ期试验是在药物获准上市后进行的研究,它只涉及许可的适应证,Ⅳ期试验往往对药物的优化使用有重要作用。受试对象一般不少于2 000例。

(三) 预后判断

详见第九章。

(四) 病因学研究

通过临床试验发现特定疾病的病因。如通过给坏血病患者补充维生素C使之症状得到改善,最终明确造成坏血病的病因是维生素C缺乏。

二、临床试验的特点

(一) 以病人为研究对象

临床试验是以病人为研究对象,必须在保证病人安全的前提下进行试验;要获得病人的知情同意,满足医学伦理学的要求;同时还要求研究对象的诊断必须准确,从而减少偏倚。因此,临床试验设计要求非常严密,实施难度较大。

(二) 人为给予干预措施

临床试验属于一种干预性研究,治疗措施本身就属于人为的干预性措施,治疗目的在于人为地干预疾病的自然病程,疗效评价就是评价干预的效果。干预措施的提出应有科学或实践的依据,必须保证人体的安全。作药物试验前,必须明确规定药物的药名、生产厂家、产品批号、含量、纯度、配制方式、用量、用法、有效期等。必须保证干预措施对研究对象的安全性。

（三）必须设立均衡可比的对照组

有比较才能有鉴别,这是临床试验的原则,也是科学研究的一项基本要求。临床试验要求在试验开始时,对照组与实验组两组之间干预措施之外的其他因素必须相当近似或可比,即两组的基线要保持一致,从而保证可比性;只有基线相同两组之间的效应差别才能归之于干预措施;如果不设立对照组,就很难排除治疗措施以外的干扰因素对疗效判定的影响,如疾病的自然缓解、自愈倾向、安慰剂效应等,从而导致错误地估计治疗措施的效果。

（四）前瞻性研究

临床试验是给予干预措施后,对研究对象随访跟踪一段时间,前瞻性观察病人的结局,这一点与前瞻性队列研究相似。但与队列研究相比,其设计要求更严格,试验观察过程更谨慎、细致,对影响干扰效应的因素控制也更严。进行临床试验时,由于病人几乎不可能同一时间进入,只能逐个进入试验组或对照组。但必须有一个明确的起点,使之进入研究时所处的状况尽可能保持一致。

三、基本要素

临床试验中包括以下三个基本要素:

（一）处理因素

在试验设计中,对要研究的治疗药物或疗法,称为处理因素。即人为施加的某种措施,处理因素的不同等级称为处理因素的水平,在整个试验中,要求处理因素及其水平在整个试验过程中应始终如一,按统一标准进行。

（二）受试对象

指参加临床试验的病人。要求所有病人的来源明确,同时诊断标准、纳入标准和排除标准必须清晰、可靠,对疾病分期、病情轻重、急慢性等的判断应有统一标准和客观指标,即诊断指标明确。这里要注意根据病人的特点适当调整排除标准和纳入标准;两者均不宜过多或过少,注意研究对象的代表性。另外,对受试者的非处理因素也应有一定的规定或详细的记录。

（三）试验效应

指施加处理因素后,受试者所产生的结果。试验效应往往需要通过各项效应指标来判断,因此,要求选用客观性强、灵敏度高和精确性好的效应指标,否则会直接影响试验结果。另外,要注意观察期限的合理性,过长或过短均会产生一定的偏倚。

第二节 临床试验设计与实施

临床试验的质量和水平的高低,一方面受选题的限制,另外保证研究工作的可行性好和科学性强也是成功的关键。

一、确定研究目的

试验设计的意义在于用比较经济的人力、物力和时间,得到较为可靠的结果。由于不同试验的目的要求不同,人、地、时各种条件的差异,再加上现场研究时所遇到的干扰因素比实验室中多,且不易控制。因此,必须制订严密的试验设计方案,在设计方案中应包括试验各个阶段的评价方法,即对试验进行设计评价、实施过程评价以及结果评价。

临床试验的目的可以根据临床实际工作的需要来确定,可以是不同治疗措施的比较,也可以是对某新药的疗效进行评价。其最终目的在于治疗疾病、减轻症状或是延长生命,属于三级预防的内容。每次临床试验的目的需要非常明确,一次试验最好只有一个目的。目的不明确或太多会影响研究质量。

二、选择试验对象

在临床试验设计中选择研究对象是一个重要问题,应慎重对待。临床试验是选择某病患者作为研究对象,所以应规定明确的诊断标准,避免将未患所研究疾病的人或患其他疾病者选入。

(一)诊断标准的确定

由于试验对象均为某病患者,因此,对该病必须有公认的明确的诊断标准和比较客观的诊断指标,尽可能按国际疾病分类标准(如 ICD-10)或是全国性学术会议规定的诊断标准来选择患者,因为这些标准具有权威性,以便得出的结果能与他人的结果进行比较并推广应用。如果所研究的疾病尚无公认的诊断标准,研究人员可自行拟订。此时应尽量采用客观指标,如病原学、实验室结果等,并且要对指标的灵敏度和特异度进行分析。

(二)选择研究对象的注意事项

在选择试验对象时,要注意科学性和可行性之间的矛盾,尽量满足两者的要求。

1. 临床试验必须考虑到受试者的受益性　受试者的受益性是伦理学的基本要求,即受试者在该试验中不仅不能受到伤害,而且应有所获益,比如得到更好的治疗及医疗服务等。一般说来在常见病、多发病的研究中要尽可能选择新发病例作为研究对象,因为现患病例难以充分反映药物的疗效。若检验或估计新药的特殊疗效,可选择现患病例,这样容易判断疗效,因其本身就是一个历史对照。罕见病由于新发病例数较少,在临床试验中不得不选入一些现患病例。

2. 研究对象的代表性　受试者多为某疾病患者总人群中的一部分,应对这个人群具有较好的代表性,以便研究结果能适用于整个人群;临床试验要求选入的研究对象在疾病类型、病情以及年龄、性别等方面具备某病的特征,能够代表所有病例。由此试验获得的结论将具有很高的推广价值。若代表性差,试验结果的适用范围将受到限制。如某项临床试验的研究对象仅限于男性,尽管研究设计得非常科学,结果也很好,但是这种研究结果只能用于男性,无法外推用于女性。若一项治疗措施的机理目前难以肯定,此时应选择多种研究对象。如根据个人的具体情况进行体育锻炼以降低冠心病发病率或死亡率的临床试验,其机理可能是增强心脏功能,减轻体重,健全了意志或其他未知的作用所致。此时就要从不同性别、年龄、文化程度、职业和病型的患者中选择研究对象,否则就不能全面反映体育锻炼的效应。

3. 选择依从性好的患者作研究对象　临床试验是一种前瞻性的干预研究,试验结果需持续观察一段时期后才能获得,干预措施常常也要持续执行一段时间,只有依从性好的受试者才能遵医嘱,接受干预措施和接受观察,从而减少失访,在对照组中尤其重要;研究人员可以通过观察和谈话以了解患者的情况,从中选择那些能够服从试验安排并坚持合作的患者作研究对象。如果不依从患者的数量较大,研究结果就会出现误差。

4. 志愿者(volunteer)的选择　志愿者是依从性很好的受试者,在临床试验中经常采用志愿者作为研究对象,但是由于志愿者经常会具有一些共同的因素,如经济困难或自身患病求医心切等,这些均可对研究结果产生影响,甚至可出现假阳性应答。另外,志愿者的代表性较差。在选择志愿者为受试对象时,其结果的外推要慎重考虑。

（三）纳入标准

诊断明确的病例不一定都选作研究对象,还要根据研究目的和具体条件,慎重制订纳入标准。

在制订纳入标准时应考虑:

1. 尽可能选择对干预措施比较敏感的病例作研究对象,以便研究对象在试验中受益。

2. 要使研究对象具有代表性,样本应具备总体的某些基本特征,如年龄、性别、疾病类型、病情轻重比例等均要能代表总体。例如在进行某抗菌药物疗效的临床试验规定的受试对象入选标准为:①患有急性细菌性感染需要进行全身抗菌药物治疗的患者;②年龄在18～65岁之间;③细菌学检查出了对该抗菌素敏感的菌属。

在临床试验中,要尽量防止不符合要求的病人进入试验,常用的方法有:将纳入标准书面化、标准化,使医生在接受病人时对照使用;在随机化分组的时候再次检查病人是否满足要求。

（四）排除标准

当病人患有另一种影响疗效的疾病时,不宜选作研究对象,如患有胃肠道疾病时,不宜选作某些口服药物的试验对象,因为胃肠疾病影响药物的吸收,同时药物也可能加重胃肠损害。研究对象不宜患有研究疾病以外的其他严重疾患,以免研究对象在研究过程中因病情严重或死亡而终止试验,从而造成失访。已知对研究药物有不良反应者也不能作为研究对象,如有胃出血史者,不应作为抗炎药物试验的研究对象。一般而言,孕妇和儿童患者也不应列为研究对象,除非是产科或儿科的临床试验研究。因此,在选择研究对象时要根据具体情况,事先规定好排除标准。例如上述抗菌素疗效试验的排除标准应为:①患有严重肝、肾、心脏及造血系统疾病;②有严重过敏史;③妊娠及哺乳期妇女;④有明显精神症状无法进行合作者;⑤正在应用其他抗菌素治疗者。我国有关部门对一些新药临床试验对象的纳入和排除标准进行了规定,研究者可以参照。

三、设立对照

对照是临床试验设计最重要的原则。只有通过与对照组的比较,才能确定试验效应是否是处理因素所产生,通过衡量试验组与对照组之间的差异,从而得出结论。通过对照组可排除处理因素以外的其他因素的影响。设立对照的原则就是两组要均衡可比,即对照组除不给予研究的处理因素外,其他条件均应与试验组均衡。

（一）设立对照的目的

1. 区分疾病的自然进程与临床治疗效果　到目前为止,许多疾病(尤其是慢性病)的自然史不能预测,而判断某一病人的预后尤为困难。临床医生正是运用疾病自然史和预后来评价疗效的。如某些急性自限性疾病,像上呼吸道感染或胃肠炎等,患者即使不治疗也可因其自然转归,症状可消失而自愈。在慢性非自限性疾病中,其自然史也会出现缓解、复发、缓解和活动的交替过程,如系统性红斑狼疮,在用药物治疗该病时,若未设对照组,则极易将疾病的缓解误认为是药物的疗效。

2. 消除霍桑效应　霍桑效应(Hawthorne effect)多在一些对新药或新疗法的临床试验中产生。由于研究对象在试验过程中受到许多特别的关注,而本身对新药或新疗法也充满希望,从而过多地报告治疗反应好的结果,而实际疗效并非如此,这种由于受到别人的关注而导致的人为夸大客观效果的现象称为霍桑效应。只有设立对照组,使不采用新药的对照者也受到同样的关注和重视,最终通过比较来消除此效应。

3. 消除安慰剂效应　安慰剂(placebo)是指与试验药物在外形、质地、颜色和气味等方面相同但不含有效成分也无不良效应的制剂。在病人信任的情况下给予安慰剂,由于病人的心理作用变化,可以使近1/3的人感到原有的不适症状有所减轻,这就是所谓的安慰剂效应。曾经有人做过用安慰剂作为止痛药给病人服用,有效率达70%左右。只有通过设立对照,才能消除这种非特异性的安慰剂作用,从而将真正的药物特异性的治疗作用显现出来。

4. 克服向均数回归现象　病人的某些测量指标在初试时或初次就诊时往往处于较高或较低的异常水平,在未给予医学干预的条件下通常也会向均数水平回归,属于一种自然回归现象。如果这些病人在首次发现异常后,即给予治疗,而且按随后的测量值评价疗效,那么即使治疗无效果,也可能表现为病情好转,这就是向均数回归现象(regression to the mean)所导致的假象。如果有对照组,则可克服这种假象。

5. 确定治疗的毒副反应　在新药疗效评价时,部分患者会出现不同程度的异常反应。临床医师应能正确地判断上述的反应是疾病本身的表现,还是药物的毒副作用,这只有与对照组比较才能做到。国外学者曾开展一项研究以观察安妥明、烟酰胺等降脂药对冠心病患者长期疗效。服药过程中一部分患者出现心律失常。可是研究人员仅根据上述资料无法判断异常症状是疾病的自然现象,还是药物的副作用,因为没有同时设置对照组。设置对照组后则发现服上述两种降脂药组与对照药组心律失常发生率分别为33.3%、32.7%和28.2%。经统计学处理显示前两种药心律失常发生率与对照药的差异无统计学意义。显然,只有设置对照组才能确定降脂药的副作用。

(二) 对照种类

1. 同期随机对照(concurrent randomized control)　同期随机对照即对试验组和对照组的试验效应同时进行。此种对照可以有效地排除时间因素对试验结果的影响。同期随机对照有以下类型:

(1) 空白对照:对照组不给予任何处理措施。空白对照简单易行,这种对照只适用于某些目前尚无确定性治疗手段而且预后不严重的疾病。例如感冒、慢性支气管炎等。由于对照组不接受任何处理,在应用时要防止受试者的心理效应以及可能产生的伦理学问题。

(2) 安慰剂对照:即对照组给予安慰剂,从而避免空白对照中不给任何措施带来的主观偏倚。口服的安慰剂常用乳糖、淀粉、维生素等成分制成,注射的安慰剂常用生理盐水制成。安慰剂虽对人体无害,但亦无疗效,必须注意使用范围。一般只用在研究的疾病尚无有效药物治疗或在使用安慰剂后对该病病情、病程和预后影响不大或无影响时使用,同样也要注意伦理学问题。

(3) 标准对照:又称阳性药物对照组。对照组采用当前临床上公认的、效果肯定的标准疗法,将新疗法与标准疗法进行比较。这是临床试验是最常用的对照,旨在考核新疗法在疗效和安全性方面是否等同或优于已为临床所用的现行疗法。标准对照试验按照研究目的又可分为优效性试验和等效性或非劣性试验，前者目的是评价试验组效果是否优于标准对照，后者目的是评价试验组的效果是否与对照的结果相同。

（4）相互对照：将受试对象随机分为几组，每组分别接受不同的处理因素，观察其效应是否有差异，以找出最佳措施。

2. 非随机同期对照（non-randomized concurrent control） 即试验组和对照组在同时间进行设定，但受试者的分组不是随机的，而是由研究人员进行分组或由受试者主观决定。更为常见的是在协作科研中按不同医院进行分组，即一所医院作为对照组，依然实施现行疗法，而另一所医院作为研究组推行新疗法。经过一段时间后比较两组的疗效。这种设置对照的方法简便易行，也易为患者和医师接受。主要缺点是由于受试者是非随机分配的故有选择性偏倚，两组没有保证各个因素的均衡，因此，可比性较差。有人曾组织22所医院对长期争论未决的抗凝剂能否降低急性心肌梗塞病死率问题进行研究，共有2 330名患者参加，根据医师的临床判断将患者分为接受和不接受抗凝剂治疗组，研究人员发现前者病死率较后者低（$P<0.001$），说明抗凝剂治疗可能有效。后经查阅研究资料，发现未接受抗凝剂治疗的患者组年龄较大，60岁以上的患者占该组的65%，而接受组中同年龄的患者仅为43%。未接受抗凝剂患者住院后48小时（预计抗凝剂尚未发挥作用）病死率高（12.2%比1.9%）。说明未接受组患者病情较重，从而导致结果出现偏倚。

3. 自身对照 即研究对象自身治疗前后进行比较。每个研究对象既是试验对象又是对照。采用这种对照，可节约样本，易控制条件，还可有效地消除个体差异，提高试验效率。这种方法简单易行，容易被病人接受，但应尽量采用可测量的客观指标，并多次测量后来判断疗效，否则所观察到的治疗效应中将包含霍桑效应、安慰剂效应及向均数回归现象。自身对照可分为以下三种：

（1）自身平行对照：即在同一受试对象的不同部位分别给予试验处理和对照处理，例如左眼作试验，右眼作对照。

（2）自身前后对照：以病人接受处理前的情况作为接受处理后的情况的对照。

（3）交叉对照：将受试对象分为A、B两组，在第一次试验中，A组为实验组，B组为对照组，在第二次试验中，B组为实验组，而A组为对照组，两次试验结束后，比较其结果。这种对照可比性很好，但必须要求所研究的治疗药物或手段的第一次试验效应对第二次试验不造成影响，即两次之间有一个足够的洗脱期。

4. 历史对照 临床试验时不专门设立对照组，而是将现在的治疗药物或手段的效应与既往使用的治疗药物或手段的效应进行对比，这种对照节省时间和经济开支，不存在医德问题，但由于其对照资料来源于医学文献或是病案等历史记载，因此其可比性往往受到影响。在采用历史对照时，选择的历史对照与试验的时间间隔越短，各个方面的变化越小，试验效率将越高。但是由于历史对照的各种影响因素很难与现在保持一致，其结果的说服力较小。

四、确定样本大小

样本的大小体现了设计所要求的重复原则，即一种疗法仅对个别病人有效并不足以证实该疗法对大多数病人有效，只有当样本量达到一定数量时，其研究结果才具有推广意义。

由于个体间差异的存在,只要是用样本反映总体,则不可避免地存在抽样误差,样本数愈大,误差可愈小;但样本数过大,病例不易获得,且使工作量太大,工作不易细致,甚至造成不必要的浪费。所以在研究开始前应确定一个适中的样本大小。

(一)决定样本大小的因素

1. 试验组和对照组预期的率 或预期的均数及标准差,如治愈率、血压下降值等,可从以往研究结果或预试验中估计。两组的差异越大,则所需样本量越小,反之,则所需样本量越大;这些数据可以根据以往的研究结果或者是预试验(pilot study)的结果来估计。

2. 临床试验设计要求的精确度 要求的精确度越高,样本量就越多,反之就可少些。

3. 检验的显著性水平(第Ⅰ类错误) 即出现假阳性错误的概率 α。α 水平由研究者自行确定,通常要求 α 等于 0.05,有时也可要求等于 0.01。取 0.01 时,所需观察的人数比 0.05 时为多,即要求的显著性水平越高,所需样本量就越大。

4. 把握度$(1-\beta)$ 即检验效力。β 为出现第Ⅱ类错误的概率,如果两总体之间有差异,研究者有$(1-\beta)$的把握得到有差异的结论。把握度定得越高,所需的样本量越大。

5. 单侧检验或双侧检验 单侧检验比双侧检验所需样本量小。如果肯定试验组的效果好于对照组或只检验试验组效果是否优于对照组时,就用单侧检验;当不能肯定是试验组与对照组哪一组效果好时,既可能试验组优于对照组,也可能对照组优于试验组时,则用双侧检验。

(二)常用的样本大小估算方法

1. 两组均数的差别对比(如血压、脉搏、细胞数以及各种检测值等)

(1)配对设计时:$N=\dfrac{t^2 s^2}{x^2}$ 或 $N=\dfrac{t_{0.05}^2 s^2}{x^2}$ （式6-1）

t 为给定条件 α 下的 t 值,N 为对子数,x 为差数的均数,s 为差数的标准差。

(2)成组设计时:$N=\dfrac{2 t^2 s_c^2}{(x_1-x_2)^2}$ （式6-2）

Sc 为合并标准差,当 $N_1=N_2=N$ 时,试验效率最高。

2. 两组率的差别对比(如治愈率、好转率、死亡率等)

(1)查表法:根据预计两组的率查表。

(2)由公式计算:$N=\dfrac{8PQ}{(P_1-P_2)^2}$ （式6-3）

P 为合并率,$Q=1-P$,P_1 和 P_2 为已知两组的率。

五、随机分组

采用随机的方法,使所有受试对象有同等机会被分配到试验组或对照组,此方法可使处于试验组和对照组的某些已知和未知因素,能被测量和不能被测量的因素达到基本相等,即保证两组的基线相同;同时能避免研究者或受试者主观意愿的干扰。在临床试验中,随机分组原则是进行统计推断的前提,因为统计的参数估计和假设检验都是建立在随机化基础上的。随机分组还是保证非处理因素在试验组和对照组之间均衡的一个重要手段,因为影响试验结果的因素是事前难以全部估计的,通过随机分组可以将试验组和对照组之间的非研究因素大致均衡。但是要注意随机不意味着"随便"或"随意",要通过科学的方法来实现随机。另外随机分配的结果也可能会导致两组之间的不均衡。因此,在施加干预因素之前,首先要分析两组的可比性。

随机分组的方式包括:

(一) 单纯随机分组

单纯随机分组(simple randomization)是将研究对象以个人为单位用掷硬币(正、反两面分别指定为试验组和对照组)、抽签、使用随机数字表等方法进行分组,也可采用系统随机化法,即用现成的数据(如研究对象顺序号、身份证号、病历卡号、工号、学号等)交替随机分配到试验组和对照组中去。随机分组后,当样本较大时,每组不完全相等,一般可进行试验研究,当样本量较小时,每组内个体数量相差较大,则需要再重新随机分组,直至达到预定的均衡要求。

(二) 分层随机分组

分层随机分组(stratified randomization)是先按某种重要影响因素即可能产生混杂的因素进行分层(如年龄、性别、职业等),然后在每一层内进行随机分组,这样每一层内的同质性比较好。

(三) 整群随机分组

整群随机分组(cluster randomization)是按社区或团体分配,即以一个家庭、一个学校、一个医院、一个村庄或居民区等为单位随机分组。这种方法比较方便,但必须保证两组资料的可比性。

其中第二种是现场试验常用的随机化分组方法,表6-1是一项冠心病一级预防试验按低密度脂蛋白(LDL是否高于215 mg/L),心电图运动试验(ST段是否下降),危险因素评分(年龄、吸烟和血压高低)分层随机分组资料。为保证某些主要特征在两组中的分别相同,必须检查这些特征在两组中的分布情况。如果一些主要特征(可能影响研究结果的特征)在两组中差别明显,则随机化分组过程不理想,需要重新进行随机化分组。假如不可能再次进行分组,那么在分析结果时必须考虑这些主要特征方面的差异。表6-2是上述分层随机化分组后的均衡性检验结果,试验组和对照组在几个主要特征方面分布一致。

表 6-1 按影响因素进行分层随机化分组

分层因素			试验组	对照组	合计	构成比
心电图运动试验	低密度脂蛋白水平	危险因素评分	(消胆胺)	(安慰剂)		(%)
+	高	高	26	23	49	1.3
+	高	低	38	32	70	1.8
+	低	高	21	19	40	1.0
+	低	低	34	30	64	1.7
−	高	高	268	267	535	14.0
−	高	低	664	665	1 329	34.9
−	低	高	260	268	528	13.9
−	低	低	597	598	1 198	31.4
合计			1 908	1 902	3 810	100.0

(耿贯一,1996)

表 6-2 冠心病一级预防现场试验研究对象的某些特征比较

影响因素	试验组($n=1\,906$)	对照组($n=1\,902$)
总胆固醇(mg/L)	291.5	291.8
低密度脂蛋白总胆固醇(mg/L)	218.6	218.9
高密度脂蛋白总胆固醇(mg/L)	44.0	43.0
吸烟(%)	38.6	38.8
血压(kPa)	16/10	16/10
年龄(岁)	47.6	47.9

(耿贯一,1996)

六、盲法观察

在临床疗效评价中,值得注意的是来自研究对象和研究者本人的主观偏倚。如疼痛的变化情况,医护人员可能为了得到阳性结果而暗示病人按照其预期结果进行报告;另一方面,病人也可能为了迎合医生而导致指标的可信性下降。这些主观偏倚产生在收集资料阶段,也可以产生在设计阶段。盲法的目的也正是为了有效消除研究者或是病人对研究各观察指标的主观影响。

根据盲法的程度不同,一般分为三类:

(一) 单盲法

单盲法(single blind)是只有研究者了解分组情况,研究对象并不知道自己处于试验组还是对照组。其优点在于简单可行,研究者可以更好地观察了解研究对象,而且由于研究者了解情况,当有病情变化时,可及时采取措施,保证研究对象的安全。缺点是仍然不能避免来自于研究者的主观上的偏倚。

(二) 双盲法

双盲法(double blind)是研究对象和研究者都不了解试验分组情况,而是由研究设计者来安排和控制全部试验。其优点是可以避免研究对象和研究者的主观因素所带来的偏倚,缺点是方法复杂,且一旦出现意外,较难及时处理。但是由于其科学性强,在临床试验中应用越来越广。

(三) 三盲法

三盲法(triple blind)是不但研究者和研究对象不了解分组情况,而且负责资料收集和分析的人员也不了解分组情况,从而较好地避免了偏倚。其优缺点基本上同双盲,从理论上讲该法更合理,但实际实施起来很困难,常涉及医德、安全问题,故很少用此法。

在临床试验中,应尽可能采用盲法进行试验。但是,由于病人的病情可能会发生紧急情况,此时应该采取揭盲。所谓揭盲是为了在紧急情况下医生能知道病人所用药物以便进行抢救。在进行盲法试验时,应该对病人的分组情况有一记录,但记录保密,紧急时要调用此记录。常用的方法是准备一个有病人编号的信封,内部有病人所用药物的详细说明,在情况紧急时,打开信封,就可以使医生了解病人的服药情况,这称为紧急揭盲。在医生调用盲法记录时,必须注明调用的日期、签名和理由并立即通知研究者。

与盲法相对应的是开放试验(open trial),即不采用盲法的试验。研究者和被研究者都知道试验的分组情况,试验公开进行。例如,改变生活习惯(包括饮食、锻炼、戒烟等)的预防效果评价,外科手术效果评价等。其优点是:①易于设计和实施;②研究者了解分组情况,一旦出现意外情况,便于对研究对象及时做出处理。其缺点是容易产生偏倚,尤其是试验中具有主观评价的效应指标时。

七、选择效应指标

选择指标的原则包括:

(一) 指标的关联性

选用的指标须与临床试验所要回答的主要问题有密切的关系,即所选用的指标是否能客观地反映出干预措施的临床效应,与本次试验的目的有本质上的联系,称作指标的关联性。试验的目的不同,选用的指标亦不同。例如某次临床试验目的是要考核某药物有无预防冠心病的作用,从专业理论上知道高血脂是发生冠心病的危险因素,降低血脂可以减少冠心病发病的危险。因此血脂作为评价预防冠心病效应的指标在专业上是可行的,但是如果临床试验目的是评价冠心病患者有无治疗效果,用血脂作指标就不合适了,因为血脂的高低与冠心病的预后并无必然的联系。

(二) 指标的客观性

指标的客观性是指那些不易受主观因素影响的,并能客观记录的指标,如实验室检测结果、放射诊断结果等。主观指标是靠研究对象回答或研究人员自行判断的指标,如研究对象陈述某些症状(如疼痛、不适等)或研究人员通过观察获得的结果。这些指标易受主观因素的影响,其可靠性较差。另外,尽管有些指标虽是客观指标,但主观因素却可影响试验效应,也应采用盲法观测。在临床试验中,应尽量少用主观指标,多用客观指标。

(三) 指标的灵敏度和特异性

灵敏度和特异性很大程度上取决于指标的检测方法和手段。指标的灵敏性是指能如实地反映研究对象效应变化的指标。指标的特异性是指检测的专一性。指标的关联性和特异性是性质不同的两个概念,但两者密切相关,有关联性的指标并不一定是特异的。事实上临床实践中有不少指标就不是特异的,如胎儿血清甲种球蛋白在诊断原发性肝癌上有较大的价值,但它并不是一个特异指标。

(四) 考虑指标类型和数量

指标类型有三种,即计量、半计量和计数。一般而言,计量指标都是客观测量的定量指标,产生观察性偏倚较小;计数指标为定性指标,若依靠主观判断来定性计数,则易产生偏倚;半计量指标用于等级资料。

另外选择临床效应指标时,还应考虑到经济成本、损伤性和可接受性等问题。在选择效应指标时要注意无效指标。在人类免疫缺陷病毒(HIV)阳性患者中通过观察 CD4+细胞计数来监测艾滋病的进程。CONCORDE 试验是比较 HIV 阳性但无临床症状的患者早期和晚期使用齐多夫定治疗的疗效的一项随机对照试验。以前的研究显示,早期开始治疗可使 CD4+细胞计数下降缓慢(已经有证据表明 CD4+细胞计数随 AIDS 病程的进展而下降)。据信,较高 CD4+细胞计数可以反映出生存机会的改善。然而,CONCORDE 试验显示尽管治疗组 CD4+细胞计数下降更缓慢,但两组 3 年生存率相同。这个结果证实了怀疑这种替代终点指标有效性的质疑。随后进行的研究试图找到一个与真正治疗价值有关的替代终点指标,即延迟从无症状 HIV 感染到临床 AIDS 的进展,以及延长发病后的生存时间的指标。应用多元回归分析,美国研究者发现几项指标的结合 CD4/C29 细胞百分比、疲劳程度、年龄、血红蛋白浓度才是预示病程和预后的最好方法。

近年来,在评价疗效时倾向于使用多项指标进行综合评价,以减少单一指标可能带来的偏倚。但指标不能过多,否则增加工作量,易出现测量错误导致的偏倚。

第三节 临床试验的基本类型

一、随机对照试验

(一)原理

随机对照试验(randomized control trial,RCT)是按照随机化方法将研究对象分为试验组和对照组,使非试验因素在两组之间保持均衡,对试验组施加某些措施,给予对照组安慰剂或不给予任何措施,两者在一致条件下,前瞻性地观察、评价两组之间结局的差异的临床试验。主要用于:①临床治疗性试验或预防性的研究,研究某药物或疗法与传统药物或疗法之间的差异,为提高治疗水平打下良好基础;②验证病因。

(二)优点

RCT 是当前临床试验中论证强度最高的试验,由于其在试验设计时,严格按照临床试验的随机、对照、盲法原则进行,并且有严格的纳入和排除批准以及统一的观察指标及结果判定,所以其研究结果可比性好,可以有效消除选择偏倚,试验结果真实可靠、科学性高。

(三)缺点

本试验方法要求高,样本量较大,时间、人力、物力花费大;由于严格的纳入和排除标准,所以其研究结果的外推受到一定的限制;另在不给对照组任何措施的情况下,可能会出现医德问题。

二、历史性对照研究

(一)原理

将目前所用的药物或疗法的疗效作为试验组,将过去的其他药物或疗法的疗效作为对照组,进行两组之间的比较。

(二)优点

易于实施,易被研究对象接受,符合医德,省钱省时间。

(三)缺点

由于其不是随机化设计,不是同期进行,试验组与对照组之间在各个方面都可能不均衡,可比性无法保证,易出现系统误差。应尽量少用此种方法。

三、非随机同期对照研究

(一)原理

试验对象的分组是由主观决定或是不同医院或是不同地区、不同单位进行分组,如以一所医院的病例作为试验组,以另一所医院的病例作为对照组或某一地区的病人作为对照组。

(二) 优点

简便易行，易于被医患双方接受。

(三) 缺点

由于试验组和对照组的病人来源不同，则两组之间的基本特征之间的分布不一致导致结果出现偏倚。

四、交叉试验

(一) 原理

两组受试对象，在第一次试验中，A组为试验组，B组为对照组，间隔一段时间后，进行第二次试验，A组为对照组，B组为试验组。

(二) 优点

易于被医患双方接受，每个患者都接受了两种措施，不用专门设对照且样本数量可减半；患者前后比较，消除了个体差异；可比性好，研究效率高。

(三) 缺点

只用于慢性复发性疾病的研究；由于耗时较长，患者病情可能发生变化，导致前后基本情况不一致；由于洗脱期的存在，时间过长，会导致病人长期得不到治疗，存在医德问题，过短导致第一阶段的因素残留影响第二阶段效果；耗时较长易导致研究对象失访、退出和依从性下降。

五、序贯试验

(一) 原理

上述各种设计方法首先是在确定样本含量后，获得试验结果再进行统计分析，属固定样本的试验。序贯试验(sequential trial)的特点是逐一试验逐一分析，一旦得出接受或拒绝无效假设(H_0)，立即停止试验，属非固定样本的试验。

(二) 优点

1. 适合病人陆续就医的临床实际　无需预先凑足人数，即可进行试验。样本数取决于人群中的病例数和受试者进入试验的速率，在设计阶段把样本数看作变数比固定下来更合理。

2. 及时下结论，判断结果简单　无效时可立即停止，避免对病人造成损害，更符合伦理学要求；当确实存在差异时，序贯分析可较早地得出结论，有效时可及时推广，使更多病人受益。

3. 受试人数较少　一般可减少30%~50%的样本，节省人力物力，缩短研究周期。

(三) 适用范围

1. 适用于观察单指标或至少可将多指标综合成单指标的试验　如用于改善心律、降低血压、解热镇痛等单项对症处理药物效果评价或将对多项指标的改变综合成有效与无效等单一指标的试验。常用于药物评价或药物筛选。每试验一对病人及时进行分析，如果药物无效，就可及早避免以后的病人接受无效的药物，因此很适用于临床药物评价。

2. 适用于疗程短、见效快的疾病　当试验某种少见病的药物疗效时，一对病人试验后,再试下一对可能会间隔一段时间,这时也符合序贯试验的要求。

这两点要求常常也是序贯试验设计应用时所具有的局限性。

(四) 类型

常用的序贯试验设计有以下几种情况:

1. 质反应与量反应　当观察指标是计数资料时为质反应性序贯试验;当观察指标是计量资料时为量反应性序贯试验。

2. 开放型与闭锁型　开放型序贯试验不预先确定最多样本数,而闭锁型序贯试验预先确定最大样本数,防止因迟迟得不到结论而使样本过大。

3. 单向与双向　比较 A、B 两种药物疗效时,若仅仅需要了解 A 药是否优于 B 药,其结论可以是 A 药优于 B 药或 A 药并不优于 B 药,此时属于单向序贯试验;若不仅要了解 A 药是否优于 B 药,而且要了解 B 药是否优于 A 药,其结论可以是 A 药优于 B 药,或 B 药优于 A 药,或 A、B 两药作用相似,此时则属于双向序贯试验。

第四节　临床试验注意事项

一、临床依从性

依从性(compliance)是指病人执行医嘱的程度,又称遵医行为。全面认真地执行医嘱,按规定的药物剂量和疗程接受治疗者,称为依从性好,反之,则是不依从或依从性不好。患者对治疗措施依从与否,直接影响药物疗效及研究质量。所以在治疗性试验中,维持与改善患者的依从性是十分重要的。在改善依从性措施方面,首先是研究者和医务人员对患者要有高度的责任心和同情心,要对病人作好充分的思想和解释工作,以取得患者及其家属对诊断和治疗的支持与合作和对治疗的高度依从性。此外还应采用有关方法测试患者的依从性。为了保证研究质量,不依从者应控制在 10% 以内。

一般来说,住院病人比门诊病人依从性好而且也便于监督管理。临床试验在设计时要制订出提高依从性的措施。国际上评价依从性有三种方法:①是否出现预期效应;②剩余药量占处方药量的比例,比例越高,依从性越差,反之越好;③根据实验室检测结果来评价依从性,即用生物化学或是放射免疫技术进行测定体内药物浓度,从而评价试验对象的依从性。第三种方法比较客观、准确,但是可行性较差,在实际中,还可以直接向病人询问服药的情况,但是往往结果受病人主观因素的影响。

提高病人的依从性可从以下几方面入手:

1. 在病人进入试验时对病人详细说明治疗方案及试验的意义,向病人解释从试验中有何收益,并且可能有什么副反应,从而使病人能够充分合作。

2. 提高管理、医疗水平,使病人对医生产生信任感,从而得到其合作。

3. 随访间隔要适当,间隔太长易失访,间隔太短则引起病人厌烦而不合作。

4. 治疗方案采用病人易于接受的剂量、剂型,服药与日常行为结合,使病人不易遗忘服药。

5. 在临床试验前,进行预试验,对病人的依从性进行评价,找出依从性不高的原因。

二、伦理学问题

医德问题是一个必须严肃认真对待的实际问题。临床试验中,如果治疗措施的效果还不十分清楚,或者对其安全性、副作用仍有疑问,应用于病人可能会产生无效或有害问题;另外在研究中需设对照组、使用安慰剂、利用盲法,这也存在对病人没有进行有效治疗的问题。因此在临床试验中必须考虑医德问题。安慰剂对照是临床试验设置对照组常用的一种方法,这不是对研究对象的欺骗,而是真正负责任的做法。因为:①经研究证明,安慰剂虽然没有药理作用,但在临床观察中确有正面效果;②安慰剂对照一般是严格限制在不损害研究对象利益前提下进行的;③在人体实验前任何药物和疗法的效果只是一种估计,既然要进行临床试验,就意味着某种药物和疗法是否有效尚未定论,用随机安慰剂对照正是要科学地验证其有效性和安全性。这比把一种尚未肯定有效甚或有害的药物或疗法推广应用更符合道德准则。

自从 1964 年赫尔辛基宣言(Declaration of Helsinki)发表之后,人们更加注重保护受试者的利益。临床试验应做到:

(1) 研究计划应经过有关部门批准。
(2) 试验结果应对人类有益。
(3) 受试者必须知情同意。
(4) 不得进行已知有伤残或死亡可能的试验。
(5) 作为试验的空白对照、安慰剂对照的受试者,试验不会使其病情加重或者延误治疗,不会给其带来不良后果。
(6) 设计时应制订中止标准,尽量避免对受试者的不良影响。
(7) 所有研究人员应掌握有关的专业知识。
(8) 要制订对受试者损害的赔偿办法。

在临床试验中,必须得到病人的同意,即所谓知情同意(informed consent),是指向受试者告知一项试验的各个方面情况后,受试者自愿确认其同意参加该项临床试验的过程,须以签名和注明日期的知情同意书作为文件证明。知情同意书(informed consent form, ICF)是每位受试者表示自愿参加某一试验的文件证明。研究者必须以通俗易懂的语言向受试者说明试验性质、试验目的、可能的受益和危险、可供选用的其他治疗方法以及符合《赫尔辛基宣言》规定的受试者的权利和义务等,使受试者充分了解后表达其同意。如果医师认为有必要不征求病人同意,则在试验方案中应当写明其理由。

三、偏倚问题

临床试验中存在选择偏倚、信息偏倚和混杂偏倚。

选择偏倚主要是研究对象的选择和分组时所出现的偏倚,可通过随机抽样和随机分组等方法加以控制。

信息偏倚是测量试验结果时,受人为倾向因素的影响而造成的偏倚,可通过盲法测量或采用客观指标进行控制。

混杂偏倚是临床试验中最常见的偏倚,是由于混杂因素在两组中分布不均而引起,可在设计和分析过程中加以控制。

四、沾染和干扰

沾染(contamination)是指对照组的患者额外地接受了试验组的药物,从而人为地造成一种夸大对照组疗效或缩小两组疗效差异的现象。干扰(co-intervention)是指试验组或对照组的病人额外地接受了类似药物的某种有效制剂,从而人为地造成一种夸大疗效的假象,如试验组的病人接受了"干扰"药物,造成疗效提高引起试验组与对照组疗效差异的增大;反之,如对照组的病人接受了"干扰"药物,则可引起对照组疗效增高而使组间差异减小。这些现象在临床试验中均应尽可能避免。

第五节 临床试验评价标准和实例评价

一、临床试验的评价标准

(一) 研究对象是否真正随机化分组

只有随机对照试验,最后结果的真实性和可靠性才有保证,结论的论证力才会更强。

(二) 研究对象的诊断标准、纳入标准、排除标准是否合适

临床治疗研究应详细描述选择研究对象的诊断标准、纳入标准和排除标准,以及临床病人的各种特点,包括性别、年龄、种族、地区、疾病的类型和病情的轻重等,以便能在相似人群中重复此研究结果或应用此研究结果。

(三) 是否观察和报告了全部临床有关结果

任何一种临床试验研究在设计与执行中,都有明确的预防或治疗的目的和观察效果的各种指标与项目,并有确定的判断效应的标准,以便比较。在确定研究效果时,应有全部的最终结果,包括有效的和无效的,有益的和无益的副作用等。

(四) 结果是否包括了全部纳入病例,患者依从性如何

作为判定临床试验研究结果的真实性,要求未完成规定治疗而中途丢失的病例不应超过总观察数的10%。一旦病例失访或退出超过20%,则全部结果将有很大可能失去真实性,临床意义及价值必将受到严重影响,甚至变得毫无意义。

(五) 干预措施是否确实可行、可接受性如何

临床试验中的干预措施即治疗措施。为使研究的结果能够重复验证,对治疗措施的内容及具体方法应详细描述,如有关药物治疗除应有剂型、剂量、给药途径外,还应详述具体的治疗措施等,以利于在实际应用时,考虑其可行性。

(六) 试验中是否采用了盲法

在确定和判断最终结果时,是否采用盲法,具有重要意义。盲法可以有效地排除主观偏倚,确保结果判断的真实与可靠。凡试验组与对照组可施行盲法治疗而未施行者,其结论的论证强度必受影响;在治疗过程中不能用盲法的,如内科治疗与外科治疗比较,若采用盲法进行统计分析,可提高可信度。

(七) 是否考虑了统计学上和临床上的重要意义

对任何一种临床试验研究所产生的试验组与对照组间的效果差异,都必须明确其临床

意义和统计学显著意义。

临床意义主要是看疗效、预后等效果,效果愈好临床意义愈大,但还需考虑其价格贵贱及副作用大小。关于临床意义的评价可采用以下指标：

1. 相对危险降低率(relative risk reduction，RRR) 指对照组与试验组有关临床事件发生率之差占对照组事件发生率的百分比,表示试验组比对照组治疗后有关临床事件发生的相对危险度下降的水平,通常该值在25%～50%或以上才有临床意义。

2. 绝对危险降低率(absolute risk reduction，ARR) 指对照组与试验组有关临床事件发生率之差,差值越大,临床意义越大。

3. 需要治疗的人数(numbers needed to treat，NNT_s) 即挽救一个病人免于发生严重的临床事件,需要治疗具有发生这些事件危险性的患者人数,这一指标对评价某一治疗措施的临床价值包括经济价值十分有意义,该值越小,其疗法的临床价值越大。

统计学意义是分析两组间的疗效差异是否是来自治疗措施的真实效应,而非机遇影响,是对这种差异存在的真实程度的评价,但不能评价疗效差异有无临床意义。

表6-3 研究结果的临床意义与统计学意义

	临床意义	统计学意义	结论
(一)	+	+	3+
(二)	+	−	+/−
(三)	−	+	−
(四)	−	−	

二、实例评价

依那西普治疗强直性脊柱炎的多中心、随机、双盲、安慰剂对照临床研究(摘编自:中华内科学杂志.2010,49(9):741−745)

【研究背景】

强直性脊柱炎(AS)属脊柱关节病,是一种炎性关节炎,主要累及脊柱及外周关节的附着点。传统的治疗药物包括改善病情抗风湿性药、非甾体消炎药、皮质类固醇,对AS尤其是中轴关节病变均无显著疗效,且毒副作用较大。依那西普能特异性地与TNFα和淋巴毒素高亲和力结合,阻止其与细胞表面受体相互作用。本研究旨在观察依那西普治疗中国AS患者的疗效与安全性。

【材料与方法】

1. 临床资料及试验方法

(1) 纳入标准:①至少年满18岁;②必须满足1984年修订的纽约AS标准;③入选期间患者处于AS活动期。

(2) 排除标准:①临床或影像学提示脊柱已完全强直;②以前接受过抗TNF药物或其他生物制剂治疗;③在基线检查前4周内使用过除羟氯喹、柳氮磺吡啶、甲氨蝶呤之外的治疗;④活动性结核或有结核病史、HBsAg或HCV抗体阳性。

(3) 试验设计:受试者按时间先后顺序、以1:1分配比例随机分入试验组和对照组;2组患者分别接受依那西普或模拟制剂。

(4) 临床观察指标:包括完整关节评价(71个关节)、脊柱活动度、Bath强直性脊柱炎疾病活动指数、夜间背部疼痛和总体背部疼痛、医生和受试者的总体评估。

(5) 疗效评估：主要疗效指标为达到 AS 疗效评价 20% 改善程度的受试者比例。

【结果】

1. 均衡性检验　为了确保各组间的可比性，避免可能影响效果的因素对试验的影响，需进行均衡性检验。检验内容包括患者的年龄、性别、患者和医生对自身情况的判断。

(1) 各组患者在年龄构性别构成（表 6-4）

表 6-4　两组患者年龄、性别比较

组别	年龄	性别比（男/女）
试验组	30.4±9.8	64/14
对照组	31.8±9.5	63/11

P 值均大于 0.05。

(2) 各组患者治疗前的评估得分方面差异无显著性（表 6-5）

表 6-5　两组患者治疗前评估得分比较

组别	受试者总体评估	医生总体评估
试验组	63.7±17.1	62.8±17.1
对照组	66.7±15.4	64.7±14.6

P 值均大于 0.05。

另外还对脊柱活动度、Bath 强直性脊柱炎疾病活动指数（BASDAI）Hj、夜间背部疼痛和总体背部疼痛进行了均衡性检验，差异也无显著性。

2. 试验结果

表 6-6　两组 AS 患者达到 AS 疗效评价 20% 改善程度的受试者比例（%）

	例数	第 2 周	第 4 周	第 6 周
试验组	74	58.1	77	86.5
对照组	78	12.8	23.1	29.5

P 值均小于 0.001。

表 6-7　两组患者治疗后评估得分比较

	受试者总体评估	医生总体评估
试验组	45.2±21.9	43.8±22.4
对照组	61.3±17.8	60.1±17.4

P 值均小于 0.001。

以上检查结果说明试验组疼痛控制均优于对照组；但是试验观察发现对照组的不良反应率高于对照组，但是均属一过性或轻型，继续服药后恢复正常。

【讨论】　略

【小结】　本试验根据临床流行病学原理设计，使用的具体方法是：随机分组，双盲对照；有严格的纳入、排除及诊断标准；对可能影响疗效的因素进行了均衡性检验；试验结果 2 周时试验组半数以上患者即已达到 ASAS 20，与对照组比差异有统计学意义。且在受试者总体评估、医生总体评估、BASDAI、BASFI、背痛、脊柱活动度、关节炎、生活质量评价等方面,试验组均显示出较好的疗效。另外,在安全性方面,与传统药物相比,依那西普副反应轻微,患者耐受性较好。

【论文评阅评语】 本文是一篇规范的临床试验研究报告,符合防治措施效果研究评价的要求。

1. 按照患者就医时间先后进行了随机分组,结果中分析了几项可能影响结果的因素在各组分布的均衡性,证明随机分组效果良好。

2. 较详细地介绍了病例来源、诊断标准和效果判断标准,排除和纳入条件以及所有有关结局。

3. 采用了双盲安慰剂对照,能较好控制测量偏倚和安慰效应。

4. 对结果的分析既注意到统计学意义,又注意到临床意义,所以研究的依那西普治疗中国 AS 患者的方法具有很好的临床实用性。

5. 对研究结果进行了较深入的、实事求是的讨论分析和评价。

因此,本文是一篇合理设计、科学实施、正确分析、如实报告的研究报告。如要按严格的评价标准要求,还存在以下问题:

1. 本研究病例选择的排除标准排除了其他已经经过治疗的病例,这对于保持研究对象的均一性、保证良好的预期结果无疑是有益的。但另一方面,它可能限制了研究结果的外推性。

2. 试验组的不良反应发生率高,应注意进行长期效果观察。

(荆瑞巍)

第七章 病因学研究及其评价

从医学的角度讲，人类发展的历史就是与疾病斗争的历史，在其斗争的过程中首先要了解疾病发生的原因，病因研究不仅与疾病的诊断有关，还直接关系到疾病的防治。因此，基础医学、临床医学和预防医学均非常重视病因学研究，其中流行病学在病因研究过程所形成的因果论、病因研究方法、病因推理方法和判断标准，对于指导疾病的病因学研究至关重要。

第一节 概 述

一、病因与病因学研究

（一）病因与病因学

狭义的病因（cause of disease）是指外界客观存在的（包括生物学的、物理的、化学的或社会学的）有害因素，或人体自身的心理或遗传缺陷，作用于人体，在一定的条件下，可以引起致病效应。这些因素也可称为致病因素。致病因素作用于人体引起疾病的过程相当复杂，研究疾病病因的科学则称为病因学（etiology）。

广义的病因是指一切与疾病发生发展有关的因素。从流行病学的角度来看，在群体中由于某种因素或多种因素的存在，使某种疾病的发病概率增高，而消除此因素，则该病的发病概率下降，这些与发病有关的因素均可称为疾病的病因，这是一种概率论的病因定义。

（二）病因学研究

疾病的自然史（natural history）是指在不给任何治疗或干预措施的情况下，疾病从发生、发展到结局的整个过程，分为四期：即生物学发病期（biologic onset）、亚临床期（subclinical stage）、临床期（clinical stage）以及结局（outcome）。

临床医师所进行的研究大多是在病人进入临床期进行的，更多的是发病机制的研究，有关疾病发病机制的研究固然重要，但往往不能满足医学对疾病更深层次的认识，特别是导致疾病发生的始动因素。为此，我们不仅需要研究患者，而且还需要同时研究一般健康人群进行对比，从而揭示出各种可能在疾病自然史的早期就已经影响到疾病发生的病因因素。这种研究称为病因学研究。

二、病因的基本特性

对于一个病因不明的疾病，在病因学研究的初始阶段，往往根据发病的临床及流行病学特点，提出可能的病因假设，当这种假设的因素被证明与疾病发生确有因果关系时，称之为病因。在病因学研究中，经过验证与疾病的发生有不同程度的因果关系，但不能肯定为病因者，则称之为发病的危险因素（risk factor），即可使疾病发生概率升高的因素。其特点是当这些危险因素存在时，其相关疾病的发病率相应升高；而当这些危险因素被消除或减弱后,则其相关疾病的发病率就随之下降。例如高血压、高胆固醇血症就是冠心病发病的危险因素。危险因素的含义比传统意义上的病因含义更加广阔,特别适用于不明原因疾病的研究。

三、疾病发生的基本条件

对于疾病的发生,无论是传染性疾病还是慢性非传染性疾病,病因主要来自遗传和环境两个方面。有些疾病的发生,完全来自于遗传,环境不起作用,比如血友病是一种遗传性凝血因子(第Ⅷ因子)缺乏症;有些疾病的发生则完全取决于环境,遗传不起任何作用,如外伤、中毒等;然而大多数疾病的发生,可能既取决于环境,同时又取决于遗传,只是两者的重要性不同而已。人们寻找病因大体上从宿主本身、生物学因素、理化因素以及社会学因素等方面来展开。

(一) 宿主本身

1. 先天性因素　包括宿主性别、基因、染色体等。
2. 后天性因素　包括宿主的年龄、生长发育情况、营养状态、性格行为类型、心理特征、免疫水平以及既往史等。

(二) 环境因素

来自环境的病因,包括生物因素、理化因素以及社会因素等。

1. 生物因素　是指病原体、感染动物、媒介昆虫、食入的动植物等。
2. 理化因素　物理因素是指气象条件、地理(位置、地形、地质)、电离辐射、噪声、振动等;化学因素是指营养素、天然有毒动植物毒素、化学药品、微量元素、重金属、有害化学物质等。
3. 社会因素　包括人口社会(人口密度、居室、流动、都市化、交通等)、经济(收入、财产、景气)、家庭(构成、婚姻、家庭沟通)、饮食习惯、嗜好兴趣(烟、酒、茶、运动、消遣)、教育文化、医疗保健、职业(种类、场所、条件、福利、劳保设施)、政治、宗教、风俗等。

针对病因的具体研究涉及遗传学、病原生物学(医学微生物学和寄生虫学)、病理学(病因如何起作用)、营养学、环境卫生学、劳动卫生学、行为(心理)医学和社会医学等。

四、病因与致病效应

1. 一因一果　即一种病因引起一种疾病的效应,这是传统的病因观,也是因果特异性概念的根源。例如,结核病由接触结核杆菌所引起。单一病因论是人们早期认识疾病的产物,存在片面性甚至错误的结论。实际上暴露于病原体不一定导致感染,感染了也不一定导致发病。

2. 一因多果　即一种病因引起多种疾病的效应。例如,吸烟可引起肺癌、慢性支气管炎和冠心病等。然而,这些疾病并非仅仅由单一病因所致,故单因多果仅仅从病因的多效应方面来看是正确的。

3. 多因一果　即多种病因引起一种疾病。例如,高血压、高血脂、肥胖、糖耐量异常以及吸烟等都可引起急性心肌梗死。然而,这些病因并非仅仅导致一种疾病,故多因一果仅仅从疾病的多因性方面看是正确的。一因多果与多因一果各自反映了事物的某一正确方面。

4. **多因多果** 即多个病因引起多种疾病。例如,高脂膳食、缺乏体力劳动、吸烟和饮酒等可引起脑血栓、心肌梗死和大肠癌等。多种疾病的多个病因,可以是完全相同也可以是部分相同。多因多果实际上是将一因多果与多因一果相结合,更全面地反映了事物的本来面目。

5. **病因链** 病因1→病因2→⋯→病因k→疾病,即病因1导致病因2,最终引起疾病Y。这里,病因k称为直接病因,它与疾病Y之间没有中间病因;病因1等称为间接病因,它与疾病Y之间有一个(或多个)中间病因,反映了引发疾病的阶段性或中间过程。例如,静脉注射吸毒→共同使用注射器→注射器污染HIV→HIV感染→艾滋病。这里,HIV感染称为直接病因,而它以前的所有因素都称为间接病因。当然,HIV感染与艾滋病之间还可以插入$CD4+T$细胞被破坏这个中间因素,那么HIV感染又成了间接病因。因此,直接与间接的区别是相对的。较直接的病因离疾病结果较近,又称近因,多指较微观的致病机制因素;较间接的病因离疾病结果较远,又称远因,多指较宏观的流行病学上的危险因素。直接与间接病因按时间先后顺序联接起来就构成一条病因链。而多条病因链交错联结起来就形成一张病因网,它可以提供因果关系的完整路径。要对病因做系统探索,就必须建立病因网络,才能进行全局的观察而不失之于片面,使我们对疾病的认识更深入。

五、直接病因与间接病因

(一)直接病因

只有该病原体入侵人体,才能引起疾病,称之为直接病因。例如,结核菌是结核病的直接病因,HIV感染是艾滋病的直接病因等。

(二)间接病因

与发病有关的间接因素,它们的存在,能促进发病。如居住条件差、营养不良、社会经济环境恶劣、心理精神刺激等。

(三)危险因素

某些疾病(如发病率低的、潜伏期长的、危险性小的、多病因的)如果单从临床个体入手来研究病因十分困难,需从临床个体扩大到相应群体,从宏观方面来研究病因,于是提出危险因素(risk factor)的概念。危险因素是指在群体中,由于某一因素的存在,使有关疾病的发病率增高,而当其被消除后,可使该病的发病率下降,这种与发病率增高有关的因素,称之为危险因素。危险因素的确定要排除偏倚和混杂。

第二节 病因研究的基本方法

一、病因假设的提出

运用临床案例研究、基础实验研究以及描述流行病学研究,结合Mill准则,经过适当的归纳、推理,形成病因假设。

(一)临床案例研究

不明病因的疾病一般是临床医师最先碰到,他们细致的临床检查和分析,往往能为病因研究提供非常有价值的线索。通常临床医师首先通过询问和初步检查可获得病例的病史、症状和体征等有关信息，结合实验室检查结果对主要征候群列出可能的疾病，并逐个进行鉴别诊断。经过上述步骤，多数疾病可明确病因和诊断。但是，也有少数新的疾病，无法诊断为任何一种已知的疾病。有些疾病虽能明确诊断，但病因不明。细心的医师就会将这些同类疾病收集起来，善于将疾病的临床特征与患者的某些暴露特征结合起来，从中获得并提出病因线索。如临床医生发现许多肝癌病人曾患过乙型肝炎，因此提出乙型肝炎病毒可能是肝癌病因的假设。

(二) 基础实验研究

1. 生物化学实验 可对营养缺乏、代谢疾病、药物和毒物中毒进行鉴定，也可对因疾病导致的体内生化代谢异常进行诊断。

2. 微生物学实验 当疑为传染性病原微生物致病时，可选微生物学实验，或辅以免疫学方法作病原学诊断。

3. 分子生物学实验 可从分子水平研究可疑病因及其致病机理，建立诊断方法。如检查某癌基因判断肿瘤发生的可能性。

4. 动物实验 许多病因假设可通过制作动物模型而得到证实。例如血吸虫尾蚴经皮感染小白鼠，一个月后，在小鼠的肠系膜处可见血吸虫成虫，证实尾蚴很可能经皮感染人。

(三) 描述流行病学研究

流行病学在病因研究中起着举足轻重的作用，从假设的提出到最后论证的各个阶段，流行病学都有其独到之处。所谓"病因研究三步曲"，即描述性研究、分析性研究和干预性研究。

描述流行病学研究提出假设是病因研究的起点，流行病学往往以描述疾病"三间"分布的特征为基础，结合逻辑推理的 Mill 准则提出病因假设。

例如 1951—1961 年间，在西欧诸国家，特别是西德和英国等国家，新生儿患短肢畸形明显增加。其临床特点是四肢缺损，故称为"短肢畸形"或"海豹肢畸形"，还可发生无耳、无眼、缺肾、心脏畸形等。当时即引起医学界的关注。通过描述性研究(如表 7-1)，可以发现反应停销售量与新生儿短肢畸形病例数存在一定的关系，提示反应停可能是新生儿短肢畸形的原因。

表 7-1 欧洲各国反应停销量与短肢畸形例数的关系

国　家	反应停销售量(kg)	短肢畸形例数
奥地利	207	8
比利时	258	26
英　国	5 769	349
荷　兰	140	25
挪　威	60	11
葡萄牙	37	2
瑞　士	113	6
德　国	30 099	5 000

(四) Mill 准则

根据上述线索,应用 Mill 准则(Mill's canon)和统计归纳推理形成病因假说。所谓 Mill 准则即科学推理五法:求同法、求异法、同异并用法、共变法和剩余法。值得注意的是,如果病因假设清单并没有包含真实的病因,Mill 准则就并不能提供任何帮助,同时 Mill 准则原本是用于能控制干扰条件的实验类型,以及假定原因为确定性的必要或充分条件。因此,对于观察性研究或非确定性条件,Mill 准则应用的前提是控制混杂或作概率性推论。

1. 求同法(method of agreement) 是辨别某类事件或属性的必要条件的方法,推理形式如表 7-2 所示,所以 a 是 A 的必要条件。例如在全部肝癌病例(A)中或相当一部分病例中(统计地)发现有乙肝病毒感染标记(a),表明乙肝病毒是肝癌的必要条件或具有相当必要性的条件。

表 7-2 求同法的推理形式

事件(病例,A)	←	有关(暴露)因素
A,B,C		a,b,c
A,D,E		a,d,e
A,F,G		a,f,g

2. 求异法(method of difference) 是辨别某类事件或属性的充分条件的方法,推理形式如表 7-3 所示,因此,a 是 A 的充分条件。如在全部非肝癌个体(对照,非 A)中或相当一部分个体中(统计地)发现无乙肝病毒感染标记(非 a),表明乙肝病毒是肝癌的充分条件或具有相当充分性的条件。

表 7-3 求异法的推理形式

事件(对照,非 A)	←	有关(暴露)因素
B,C		b,c(a 未出现)
D,E		d,e(a 未出现)
F,G		f,g(a 未出现)

3. 同异并用法(joint method of agreement and difference) 是辨别某类事件或属性的必要且充分条件的方法,推理形式是求同部分并且求异部分。所以,a 是 A 的必要且充分条件。如在肝癌病例中发现均有或相当部分(统计地)有乙肝病毒感染标记,而在非肝癌个体(对照)中发现均无或相当部分(统计地)无乙肝病毒感染标记,表明乙肝病毒是肝癌的必要且充分条件或具有相当必要性和充分性的条件。同异并用法是比较性研究(设对照组)设计的逻辑学基础。

4. 共变法(method concomitant variation) 共变法可看成是求同法的扩展,当有关(暴露)因素不是分类的(有或无),而是等级或定量的,并与事件(结局)效应成量变关系(剂量-反应关系),才可以应用共变法,推理形式如表 7-4 所示。如在吸烟与肺癌的研究中,随着吸烟剂量(等级)的增加,肺癌的优势比(OR)或相对危险度(RR)也随之增加,呈现出剂量-反应关系,更有力地支持吸烟为肺癌的病因的推理。

表 7-4 共变法的推理形式

事件(效应,A)	←	有关(暴露)因素
A_1,B,C		a_1,b,c
A_2,D,E		a_2,d,e
A_3,F,G		a_3,f,g

5. 剩余法(method of residues) 剩余法可看成是求异法的扩展,对于复合结局事件(A,B,C),已知它的有关(暴露)因素在特定的范围内(a,b,c),通过先前的归纳又知道 b 说明 B,c 说明 C,那么剩余的 a 必定说明 A。推理形式如表 7-5 所示。例如在肝癌的病因研究中,肝癌的发病率除了乙肝病毒感染和黄曲霉毒素能解释的部分,还有未能解释的部分,这部分就可归因于暴露因素范围内"剩余"的因素,如饮水中的藻类产生的毒素。

表 7-5 剩余法的推理形式

事件(结局)	←	有关(暴露)因素
A,B,C		a,b,c
B		b
C		c

上述三类病因研究方法是相互联系的,不能绝然分开。流行病学在研究疾病的病因时离不开临床研究和实验研究,而临床和实验研究的病因假设必须经流行病学研究才能最后成立,其关系及探索程序如图 7-1 所示。

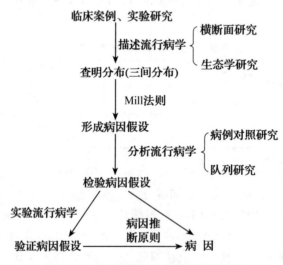

图 7-1 病因探索方法间的联系示意图

二、病因假设的检验

描述性研究结合 Mill 准则提出假设后,需经分析性研究检验假设。检验的步骤一般是先进行病例对照研究,然后进行队列研究。

(一)病例对照研究

根据病因不明疾病的特点,从前面提出的可能致病因素假说,以病因不明的病例作为病例组,同时选择其他对照组(对照选择的原则见第四章),进行病例对照研究,检验因果关系。例如,关于妊娠早期母亲服用反应停与新生儿短肢畸形的病例对照研究,结果如表7-6,可计算 $OR=93.5$。

表7-6 反应停与短肢畸形关系的病例对照研究

服用反应停史(暴露)	畸形儿的母亲(病例组)	对照组	合计
有	34	2	36
无	16	88	104
合计	50	90	140

(二)队列研究

队列研究对病因或危险因素的研究有十分重要的价值,其真实性仅次于随机对照试验。按照病因假说所述的可能病因,将合格的研究对象分为暴露组(接触可能病因)和非暴露组(不接触可能病因),随访一段时间,比较两组之所研究疾病的发病率的差异,并计算相对危险度(RR),来揭示暴露与待研究疾病是否存在关联,以及关联的强弱,达到检验并验证因果关系的目的。例如,将妊娠早期服用过反应停的孕妇和未服用过反应停的孕妇分为两组,追踪观察其新生儿短肢畸形的发病率,结果见表7-7,可计算 $RR=17.5$。

表7-7 反应停与短肢畸形的队列研究

孕妇使用反应停史(暴露)	患肢体缺陷的儿童数	无肢体缺陷的儿童数	合计	肢体缺陷的儿童发病率(%)
妊娠早期用过	10	14	24	42
妊娠早期未用过	51	21 434	21 485	0.24

三、病因假设的验证

无论是通过临床医学、实验医学,还是流行病学研究方法获得的病因假设,最终还是需要回到人群中,用实验流行病学方法进行验证。所用的实验方法多数是干预试验或类实验。其中以随机对照试验(RCT)所得出的有关因果联系判断的证据是最佳、最能令人信服的。但由于医学伦理或可行性等问题,实施起来相对困难,主要用于提供治疗和预防方面因果联系的证据,若用于研究病因,则多采用去因实验,即通过干预消除某个可疑病因,看疾病的发生是否减少。

四、病因推断原则

(一)感染性疾病

Henle-Koch 准则作为病因推断标准的第一个里程碑,由 Henle(1840)首先提出,Koch 后来扩展形成的。原始有4条:一是在相应疾病患者中总是能检出该病原体(必要病因);二是在其他疾病的患者中不能检出该病原体(效应特异性);三是能从相应疾病患者中分离到该病原体,传过几代的培养物能引起实验动物患相同疾病(充分病因);四是能从患该病动物中分离到相同病原体。有的文献表达为前3条。Koch 补充说:即使某传染病不能传给动物,但只要病原体有规律的和排他性的存在(前两条),就能证实因果联系。该原理应用于判定某个病原体是否某个传染病(包括感染性疾病)的特异致病病原体,虽然存在一定的局限性而不甚完备,但至今仍适用。

(二) 慢性非传染性疾病

1. 统计关联到因果关联

(1) 统计学关联:狭义的统计学关联(association)指分类变量间的关系(correlation),这主要针对流行病学中较多的分类变量资料(如病例对照研究、队列研究等);广义的关联等同于相关分析。暴露 E(可能病因)与疾病 D 之间存在统计学关联,仅仅说明 E 与 D 的关联排除了偶然性(随机误差)的干扰,并不一定真的存在因果关联。要确定 E 与 D 间的因果关联,必须排除虚假的联系(如选择偏倚、信息偏倚和混杂偏倚等系统误差的干扰),同时能够确定暴露 E 与疾病 D 的时间先后顺序,即先因后果。在排除或控制了虚假联系后,若仍有统计学关联,或者统计学关联虽然有所改变(增强或减弱)但仍存在,就说明存在真实的关联,可以用因果判定标准进行综合评价,得出不同程度的因果关系结论,包括判断有无因果关系或存在因果关系的可能性。

(2) 因果关联:根据概率论的因果观,所谓因果关系就是存在时间先后的无偏关联。即暴露 E(病因,在先)与疾病 D(后发生)呈相关,或防治措施(先)与特定效应(后)呈相关。因此,统计学关联是判断因果关系的基础。由于统计学关联常常受到各种偏倚的干扰,要断定真实的统计学关联并非易事;另外,有时要确定关联的时间先后,也并非想象的那么简单。整个因果关联的判断进程如下:

暴露 E 与疾病 D→有统计学关联否?→有偏倚否?→有时间先后否?
(提出假设)　　　(排除偶然联系)　(排除虚假联系)　　(前因后果)

2. 病因推断标准

(1) 关联的时间顺序:如果怀疑病因 X 引起疾病 Y(X→Y),则 X 必须发生于 Y 之前,这就是前因后果的时间顺序。即使在不能明确断定 X 与 Y 的时间顺序时,也必须存在 X 先于 Y 发生的可能性。在确定前因后果的时间顺序上,实验研究和队列研究最好,病例对照研究和生态学研究次之。病例对照研究中的病因(暴露)信息来自于过去的记录或询问,它与疾病的时间关系不够准确。生态学时间序列研究中,例如伦敦烟雾事件后发生的呼吸道和心血管疾病死亡率上升,欧洲反应停大量上市后发生的海豹短肢畸形,都提示了时间前后关系。如果怀疑病因 X 与疾病 Y 在同一时点测量,X 与 Y 的时间顺序就难以确定,如某些横断面研究,或病例对照研究中对两组同时测定血液生化指标。对于慢性病,还需注意怀疑病因 X 与疾病 Y 的时间间隔。例如,石棉暴露到发生肺癌至少要 15~20 年,如石棉暴露 3 年后发生了肺癌,显然不能归因于石棉。

(2) 关联的强度:一般而言,关联的强度越大,同弱关联相比,该关联为因果关联的可能性就越大。一个强关联如果为混杂因素所致,该混杂因素与疾病的关联将更强,因此这种混杂就容易被识别。另一方面,弱关联更可能是未识别的偏倚所致。当然,也存在少数特殊的例子,如吸烟与心血管疾病有弱关联但为因果关联,唐氏综合征与产次有强关联但为母亲年龄混杂所致。总之,有时间先后的统计学关联说明怀疑病因(暴露)可能为危险因素(流行病学层次的病因),而关联强度越大,是偏倚所致的可能性越小。

关联强度的测定,根据资料的性质或来源可以有:

① 反映分类资料关联的指标:病例对照研究用比值比(OR),队列研究用相对危险度(RR)和归因危险度(AR),而实验研究(保护性干预研究)则用预防分数(preventable or prevented fraction, PF)等。

②反映有序分类变量或数值变量资料：可描述其剂量-反应关系，测量指标包括等级 OR 或 RR，等级相关系数以及积差相关系数等。

③生态学相关：利用群体资料计算的相关系数，反映分布的一致性。例如，各国（地区）人均脂肪摄入量与大肠癌死亡率的等级相关系数，各国（地区）纸烟销售量与当地的肺癌死亡率的等级相关系数，以及各地区乙肝病毒携带率与肝癌死亡率的等级相关系数等。需要注意生态学假象的干扰。

(3) 关联的再现性或可重复性：指关联可以在不同的人群、不同的地区和不同的时间再次观察到，除非有明确的理由来解释不同的结果。与观察性研究相比，实验性研究的再现性（reproduction）较好，这是因为实验性研究的控制条件要好得多。某些观察性研究结果之间的差异，有可能是背景条件（其他危险因素）的差异所致。多个研究的再现使因果关联的可能性增加，而少数或个别研究的不同甚或相反的结果并不能简单反驳因果假设，但需要仔细探究结果差异的原因。

(4) 关联的合理性：包括两个方面：

①对于关联的解释与现有理论知识不矛盾，符合疾病的自然史和生物学原理，这相当于客观评价。例如，高脂血症与冠心病的因果关联，与冠状动脉粥样硬化的病理证据以及动物实验结果吻合。

②研究者或评价者从自身的知识背景出发，支持因果假设的把握度，这相当于主观评价，即科学家团体的意见。例如，吸烟与肺癌的因果关联，设想化学物质随烟雾吸入及沉积在呼吸系统的组织和细胞上，引起癌变不是没有道理的。当然，这种合理性的判断受到当时科技发展水平以及评价者知识背景和能力的局限。对于大多数研究来说，应当能够经受起这种"保守"的考验。"革命性"的因果假设或关联结果，刚开始也许是不合理的，但后来被确证为正确的毕竟也是少数。

(5) 终止效应：当怀疑病因（暴露）减少或去除，引起疾病发生率下降，就进一步支持因果关联。这种终止效应可以来自实验流行病学，自然实验或自发性改变（如个体自行戒烟）观察的资料。例如，乙肝病毒感染率自然下降（如在发达国家）或经预防接种疫苗后下降，随后出现肝癌死亡率的下降，可认为是肝癌病因的终止效应。这些资料由于医学伦理或可行性问题，一般不容易获得。终止效应的证据，由于前因后果的时间关系明确，并且较少受到观察性研究中诸多偏倚的干扰，所以因果论证的强度较高。

(三) 因果关系判断的复杂性

在因果关系的判断中，并不一定要求满足全部标准，满足的条件越多，则其关系成立的可能性越大，误判的可能性就越小。但当满足的条件较少时，并不能因此排除因果联系。

另外，在因果关联的推论中，要认真考虑研究设计的科学性与合理性，以此判断研究结果的可靠性，当不同的研究结果出现矛盾时，尤其要考察其研究设计。一个较好的研究设计类型除了满足上述的时间顺序和可重复性，主要还能较好地控制各类偏倚的干扰，所获结论容易被后来的研究所再现。一般而言，在因果论证强度上，实验性研究大于观察性研究（不同研究设计类型的因果论证强度排序如表 7-8），有对照的研究大于无对照的研究，以个体为分析单位的研究大于以群组为分析单位（生态学）的研究。病因研究最好采用前瞻性队列研究，如果有去除病因的干预试验（终止效应的证据）则更好。

一个病因研究本身必须要达到或部分达到第 1、2 条标准（前因后果，关联强度），如果符合第5条标准(终止效应)则更好;第3、4条标准(重复性,合理性)是该研究的外部评价,如果不吻合则因果关联的可信度降低。

第三节 病因学研究的评价原则与实例评价

关于探索某一不明原因疾病的病因学研究文献很多,但各研究良莠不齐,其研究的水平和价值究竟如何,应该对其进行评价。评价主要从证据的真实性和证据的临床重要性两方面来进行。

一、评价证据的真实性

(一)是否采用了论证强度高的研究设计方法

对于病因学研究常见的方法包括叙述性研究、横断面研究、病例对照研究、队列研究、随机对照试验等。作为病因学研究是否真正来源于人体试验,是指研究中是否将人体置于危险因素的暴露中,通过比较暴露组与非暴露组发病率的差别来判断暴露因素的致病效应,具有较强的论证强度。然而,如果为了研究病因,在健康人群中进行施加危险因素的病因研究,显然是不道德的,应该禁止。但采用干预试验的方式,将某可疑的暴露因素去除,以比较去因后的效应变化,即终止效应,则是可行的。表7-8显示了不同病因学研究的论证强度。

表7-8 不同病因学研究设计的论证强度

病因研究设计类型	研究的性质	可行性	论证强度
叙述性研究	回顾性/前瞻性	好	-/+
横断面研究	时间断面	好	+
病例对照研究	回顾性	好	++
队列研究	前瞻性	较好	+++
随机对照试验	前瞻性	较差	++++

(二)是否考虑试验组与对照组间的混杂因素

在任何研究中,都有可能存在偏倚。病因学研究中,混杂偏倚对结果的影响最大,混杂因素可能是已知的也可能是未知的。因此,在病因学研究中,要评价是否存在混杂因素以及混杂因素的影响程度,同时要评价设计时已知的主要混杂因素是否均衡,是否采用了控制混杂的方法,或在分析资料时是否采用了分层分析等统计学手段。

(三)是否采用了盲法测量

测量偏倚会影响病因学研究的真实性,保证各组效应测量的可比,除了客观测量工具或方法保持一致,还应当注意主观测量的一致性以及避免测量中的主观干扰,后两者可以通过盲法测量来实现。

(四)研究结果是否交代了所有的研究对象

研究对象是否全部交代可看出作者研究的严谨性,同时是否有失访,失访多少,会不会引起失访偏倚等都应该有所交代。

(五)致病因素的因果效应的时序性是否明确

在评价某一病因学研究(或治疗措施不良反应研究)时,如果能明确危险因素的出现早于疾病的发生,则研究结果的真实性高。但是,如果两种因素同时出现在一个人身上,则因、果的判断必须持慎重的态度,如高血压患者往往同时有较高的血清胆固醇水平,糖尿病患者往往有心血管疾病等,为此,对其因、果不能草率下结论。因果效应时间顺序的确定有赖于前瞻性研究确定。

(六)因果效应在不同的研究中是否反映出一致性

同一种疾病的病因在不同的人群、不同的地区和不同的时间是否能重复观察到,如出现不同的结果时,是否有明确的理由来解释。与观察性研究相比,实验性研究的可重复性较好,因为实验性研究的控制条件要好得多。某些观察性研究结果之间的差异,有可能是背景条件的差异所致。如果有多个设计可靠的同类研究,结果一致可使因果关联的可能性增加,而少数或个别研究的不同甚或相反的结果并不能简单反驳因果假设,但需要仔细探究结果差异的原因。

(七)结果是否符合流行病学规律

疾病在人群中消长与相关病因或危险因素的消长应呈现出分布的一致性,当病因/危险因素存在时,该病的发生率较高,反之,该病的发生率应随之下降。

(八)致病因子的剂量-效应关系

假如随着对危险因素暴露的增加(剂量或时间增加),发生不良结局的危险(或严重程度)也增加,这样的剂量-反应关系将会强化关联的可信度。

(九)病因学的生物学依据如何

若暴露与疾病之间的关联有生物学意义(病理生理方面),则因果关联更可能存在。例如,关于钙拮抗剂与癌症的关系,有作者提出其机制可能是凋亡过程受阻。不过,这只是一种有合理成分的假设,真相尚待进一步的研究证实。

二、评价证据的临床重要性

关于不明原因疾病的病因学研究文献如果不能满足上述9条中的前3条,一般认为该研究的真实性较差,需继续寻找其他相关证据;反之,就应该进一步考查病因学因果关系的强度(如随机对照试验与队列研究中的相对危险度 RR,病例对照研究中的 OR 等)和精密性(可计算 RR 或 OR 的95%可信区间表示),当其可信区间范围较窄,并且全部位于有临床重要性的危险度上限的范围里时,信度最高。

对于临床医生和患者而言,需危害人数(number needed to harm, NNH)显得更为直观和易理解,其意义是与对照相比,暴露某可疑因素下多少例可能会多产生1例受此因素危害致病(或被不良反应危害)的病人。NNH值越小,说明该因素危险性越大。

绝对风险增加(absolute risk increase, ARI)表示相对于对照组而言,治疗所带来的不利情况或不良反应危害发生率,用1除以ARI,即ARI的倒数,就得到NNH,代表因治疗副作用所造成伤害的病人数。假设抗凝血疗法可带来全年2%大出血的危险,则 $NNH=1/2\%=50$,即用抗凝血疗法治疗50个患者,可能会发生1例大出血。

对于队列研究和随机对照试验研究,其计算公式为:

$$\text{ARI} = 暴露组的发病率 - 非暴露组的发病率$$
$$\text{NNH} = 1/\text{ARI}$$

然而,病例对照研究不能直接计算发病率,NNH 的计算公式如下:

$$\text{NNH} = \frac{1-\text{PEER}(1-OR)}{\text{PEER}(1-\text{PEER})(1-OR)}$$

其中,PEER(patient expected event rate,PEER)是未暴露于可能致病因素的研究对象不良事件的发生率,需要预测。相同的 OR 值下,PEER 对 NNH 的影响较大(见表 7-9 和表 7-10),可见在计算 NNH 时,估计病人的基线事件发生率是很重要的。

表 7-9 OR 小于 1 时 PEER 对 NNH 的影响

PEER	0.9	0.8	0.7	0.6	0.5	0.4	0.3
0.05	209	104	69	52	41	34	29
0.10	110	54	36	27	21	18	15
0.20	61	30	20	14	11	10	8
0.30	46	22	14	10	8	7	5
0.40	40	19	12	9	7	6	4
0.50	38	18	11	8	6	5	4
0.70	44	20	13	9	6	5	4
0.90	101	46	27	18	12	9	4

摘自 John Geddes,1999

表 7-10 OR 大于 1 时 PEER 对 NNH 的影响

PEER	1.1	1.25	1.5	1.75	2	2.25	2.5
0.05	212	86	44	30	23	18	16
0.10	113	46	24	16	13	10	9
0.20	64	27	14	10	8	7	6
0.30	50	21	11	8	7	6	5
0.40	44	19	10	8	6	5	5
0.50	42	18	10	8	6	6	5
0.70	51	23	13	10	9	8	7
0.90	121	55	33	25	22	19	18

摘自 John Geddes,1999

三、实例评价

幽门螺杆菌感染与十二指肠溃疡间的关系,原先一直存在争议,现以此案例说明因果关联的判定。

1. 时间顺序的证据 队列研究显示,324 例幽门螺杆菌感染者(暴露),10 年中有 11% 发生十二指肠溃疡,而 133 例非感染者(未暴露)仅有 0.8% 发生十二指肠溃疡。$RR>10$,且幽门螺杆菌感染在前,十二指肠溃疡发病在后。

2. 关联强度的证据 病例对照研究显示,90%~100% 的十二指肠溃疡患者存在幽门螺杆菌感染,$OR>10$;十二指肠溃疡患者的感染密度(每平方毫米胃黏膜)高于非患者;幽门螺杆菌感染率与卫生条件有关,在发展中国家较高(可达50%以上),这些国家的十二指肠溃疡的患病率亦较高;该病19世纪患病率达最高峰,而那时卫生条件较差,推测幽门螺杆菌感染率也较高;北澳大利亚某土著人群从未发现有幽门螺杆菌感染,也没有十二指肠溃疡发生;吸烟能增加幽门螺杆菌感染者发生该病的危险,但非感染者或已清除感染者的危险不增加;幽门螺杆菌感染无性别差异,十二指肠溃疡患病率在以前男高于女,但近些年来渐趋接近,这与女性吸烟率增加有关。

3. 可重复性证据　许多研究者重复得到相同结果。

4. 合理性证据　幽门螺杆菌结合部位在胃窦细胞,它可随着胃窦细胞进入十二指肠,引起炎症,削弱黏膜,使其易于遭受胃酸的损伤。

5. 终止效应的证据　清除幽门螺杆菌可使十二指肠溃疡愈合,其效果等同于组胺受体拮抗剂;用三联抗菌治疗清除该菌后,长期溃疡复发率为零,而用组胺受体拮抗剂治疗,复发率为60%～80%。

从以上证据,可以判定幽门螺杆菌感染与十二指肠溃疡有因果关联。值得注意的是,某些胃溃疡患者甚至无症状健康人也发现有幽门螺杆菌感染,幽门螺杆菌感染与胃癌也有关联,说明坚持"特异性"标准,是无助于病因学研究的。

(李君荣)

第八章 筛检与诊断试验研究及其评价

筛检与诊断试验技术和结果受各种环境、条件的影响和限制,虽然大多数时候是客观的,但常常受人为主观因素的影响。正确解释和判断诊断试验的结果,对每一位医务工作者来说都非常重要。诊断试验的评价是临床流行病学中重要内容之一,应用临床流行病学的方法对新的诊断试验进行评价研究,有助于临床医师正确选用各种诊断试验,科学地解释诊断试验的各种结果,从而提高诊断水平。

第一节 概 述

一、筛检试验

筛检(screening)指应用快速的试验、检查或其他方法,从表面上无病的人群中查出某病的阳性者或可疑阳性者。对筛检试验阳性或可疑阳性者应进一步确诊检查,并对确诊病人进行治疗。筛检不但应用于早期发现病人,早期治疗,还应用于发现处于高危险因素的人群,以便能及早采取措施消除这些危险因素,达到早期预防的目的。例如在人群中筛检有高血压、高血脂以及吸烟等危险因素,通过消除这些危险因素来达到预防冠心病的发生与死亡的目的。又如在孕妇中筛检乙型肝炎病毒感染者,以便对其子女进行被动或自动免疫预防。见图 8-1。

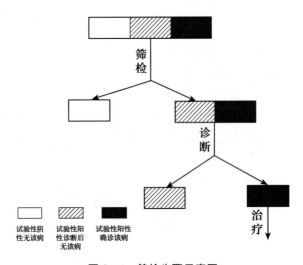

图 8-1 筛检步骤示意图

(一) 筛检种类

1. **整群筛检** 是指采用某种或某些试验方法,对整个人群进行检查,以找出其中患病可能性较大的人,并对其进一步诊断和治疗。

2. 选择筛检　用某种或某些诊断试验方法对某一特定人群（如特殊暴露人群,高危人群或某职业人群）进行定期体格检查,以早期发现病人,及时给予治疗。

3. 病例搜索　是指临床或公共卫生医师在自己的日常工作中,运用某种或某些试验方法对单个个体进行检查,以期发现病例或可疑病例。如临床医生在接待门诊病人时,可加作某些诊断试验,借以发现与主体无关的其他疾病。根据筛检采用的方法的数量可分为单项筛检和多项筛检,前者指用一种方法筛检一种疾病,后者指用多种方法筛检一种疾病。

（二）筛检原则

1. 危害严重的疾病或缺陷　如患病率或死亡率相当高、导致伤残的疾病;遗传性疾病或严重的生理缺陷或已成为重大的公共卫生问题的疾病等。

2. 适宜的筛检试验方法　用于筛检的试验方法,应该是操作简便而易标准化,所需费用低廉,方法安全易为受试者所接受,有较高的灵敏度和特异度。

3. 对筛检疾病应有进一步的确诊方法、有效的治疗方法和足够的领先时间。所谓领先时间（lead-time）,是指通过筛检试验发现疾病与病人因有明显临床表现而去医院就诊并被诊断为患病的这一段时间。

二、诊断试验

诊断试验（diagnostic test）是指应用物理学的、生物化学的、血清免疫学的和临床的检查,对病人的疾病和健康状况作出诊断的试验。随着自然科学的发展,医学领域里的诊断方法也在不断更新。医学生物工程、单克隆抗体、计算机断层扫描（CT）、核磁共振、气相色谱、免疫荧光、酶联免疫吸附测定以及计算机的普及应用等为诊断试验提供了许多新的微量、快速、精确、特异和敏感的方法。

从图8-1中可见,无论是人群疾病筛检,还是临床病人诊断都有一个判别的问题,即诊断。因此,本文所提的诊断试验是指广义的,不仅包括各种实验室检查,也包括病史体检所获得的临床资料,X线、放射性核素、超声诊断以及各种公认的诊断标准,如诊断急性风湿热的诊断标准和诊断系统性红斑狼疮的ARA诊断标准。

复习文献可以发现,不少新的诊断试验在刚开始应用于临床时,作者往往过于夸大其临床价值,但随着经验的累积,逐渐获得了比较正确的认识,发现有些诊断试验并不理想。典型的例子是癌胚抗原（CEA）在结肠癌诊断中的价值,开始应用于临床时认为CEA对结肠癌的诊断有很高的价值,但以后发现其他恶性肿瘤也有这种抗原,并且在非肿瘤的吸烟者中也有近20%的阳性。这种诊断试验的临床价值在开始报道时并非作者故意夸大,而主要是缺乏科学的评价方法。

另外,对诊断试验的选择应考虑该试验的真实性（灵敏度、特异度等）、安全性、费用、可行性、结果的重复性、病人是否方便和舒适、是否能改善患者最后的结局,以及申请做这项试验病人需要等待的时间及获得试验报告时间的长短等。过去临床医师选择诊断试验多数是凭经验,很少采用临床流行病学的原理和方法。

第二节　筛检与诊断试验评价研究设计与实施

新的筛检方法和诊断试验的评价其核心体现"对比"的辨证思想,最基本的思想是将这个新的方法或试验与"金标准"进行盲法和同步的比较,以此来评价和确定待评价的筛检方法或诊断试验的优劣。因此其研究设计,首先必须确立"金标准";其次是选择研究对象,根据"金标准"将研究对象划分为有病组(病例组)与无病组(对照组);第三,用待评价的筛检方法或诊断试验同步地测试这些研究对象,将获得的结果与"金标准"的诊断结果进行比较,应用某些指标来评价该筛检方法或诊断试验的诊断价值,即真实性、可靠性和收益(见图8-2)。

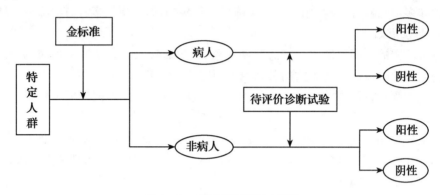

图8-2 诊断试验评价示意图

一、"金标准"的确定

"金标准(golden standard)"又被称为标准诊断、标准试验、参考标准等,它系指当前为临床医学界公认的诊断某种疾病最可靠的方法。常用的"金标准"诊断方法有病理学诊断(组织活检和尸体解剖),外科手术发现,特殊的影像诊断(如冠状动脉造影诊断冠心病),也可采用公认的综合临床诊断标准(如Johes标准等)。对于一些非自限性,在发现可疑征兆数年后临床症状会更加明显的疾病,例如大部分癌症和退行性疾病,长期随访所获得的确切诊断也可以用作"金标准"。还有一些疾病的"金标准"是通过"循环推论"来确定的,如用测压法诊断肠激惹综合征。有些疾病目前尚缺乏严格的诊断标准,如一些精神疾患、急性风湿热、心绞痛的诊断就是这方面的例子。

必须注意到,如果所采用的"金标准"诊断方法选择不当,可能导致对研究对象疾病错误分类,即将病人判为非病人,将非病人判为病人,从而影响对筛检方法或诊断试验的正确评价。

二、研究对象的选择

考虑到筛检方法和诊断试验的普遍适用性和鉴别疾病的能力,研究对象应能代表筛检方法或/和诊断试验可能应用的靶人群。为此,病例组应当包括该病的各种临床类型包括轻、中、重型,早、中、晚期,典型的和不典型的,有和无并发症者,治疗过的与未治疗过的,以使病例组对该病的患者总体具有代表性,使评价的结果对该病具有普遍的意义;对照组应选自确实无该病的其他病例,并且应包括易与该病相混淆的其他疾病,这样的对照才具有临床鉴别诊断的价值。当然在建立实验研究的初期阶段,正常人也可作为对照组。

为保证研究对象具有代表性,在选择研究对象的过程中必须遵循随机化的原则,而不能由研究者随意选择研究对象。由"金标准"确立的病例组和对照组应同步进入研究,同时接受待评价筛检方法或诊断试验的检测,检测的过程最好采用盲法,以避免测量偏倚的发生,影响试验的真实性。

三、样本大小的估计

筛检和诊断试验研究的样本量大小同样关系到研究对象的代表性问题,样本量大小与下列因素有关:①待评试验预期的灵敏度和特异度。一般用于疾病筛选要求灵敏度高,用于肯定诊断要求特异度高;②允许误差,一般取总体率$100(1-\alpha)\%$可信区间宽度的一半;③显著性水平。样本量的估计可以采用对率做抽样调查时的样本量的估计公式,即:

$$n = \frac{u_\alpha^2 p(1-p)}{\delta^2} \quad \text{(式 8-1)}$$

式中 n:所需样本大小;

u_α:正态分布中累积概率为 $\alpha/2$ 时的 u 值,例如 $u_{0.05}=1.96$ 或 $u_{0.01}=2.576$;

δ:允许误差,一般定在 $0.05 \sim 0.10$;

P:灵敏度或特异度,病例组所需样本量用该试验灵敏度的估计值来计算,对照组的样本量用特异度的估计值来计算。

例如 评价 B 型超声波对胆石症的诊断价值,估计灵敏度为 80%,特异度为 60%,取 $\alpha=0.05$,允许误差 δ 为 0.08。问需要多少样本?

$$n_1 = \frac{1.96^2 \times 0.8(1-0.8)}{0.08^2} = 96.1 \approx 97$$

$$n_2 = \frac{1.96^2 \times 0.6(1-0.6)}{0.08^2} = 144.1 \approx 145$$

故评价 B 型超声波对胆石症的诊断价值,病例组需 97 例,对照组需 145 例。

四、列出整理表,计算评价指标

研究对象同时接受"金标准"和待评价诊断试验的检测。相对于"金标准"的检测结果,研究对象被分为了两组。一组是被"金标准"诊断的病人,另一组是被"金标准"诊断的非病人。而相对于待评价诊断试验而言,研究对象同样也被分为了两组。一组是被待评价试验方法确认为患有某病的阳性者,另一组是被待评价试验方法确认为未患有该病的阴性者。由此可获得真阳性(实际有病被待评价的试验方法检测阳性者)、真阴性(实际无病被待评价的试验方法检测阴性者)、假阳性(实际无病被待评价的试验方法检测阳性者)和假阴性(实际有病被待评价的试验方法检测阴性者)四个结果。

将上述结果整理成表格的形式,"金标准"结果为纵标目,待评价诊断试验的结果为横标目。在纵标目"金标准"的栏下,分为"病例组"和"对照组";将待评价的试验方法阳性结果列为横标目的第一行,阴性结果列为第二行,于是就构成了四格表,为了便于计算和分析,用 A、B、C、D 分别代表相应的结果(见表 8-1)。评价指标的计算见第三节。

表 8-1 某病病人与非病人诊断结果

待评价试验方法	按"金标准"诊断		合计
	病人	非病人	
阳性	A(真阳性)	B(假阳性)	A+B
阴性	C(假阴性)	D(真阴性)	C+D
合计	A+C	B+D	N(=A+B+C+D)

第三节 筛检与诊断试验的评价

筛检和诊断试验的评价,系指运用科学的方法,制订出某些标准,并运用这些标准来评价各种筛检方法和诊断试验,一般从真实性、可靠性和效益三个方面考虑。

一、真实性

真实性(validity)又称有效性,真实性指测量值与实际值符合的程度,即该项试验方法能正确反映客观事物的程度。真实性通常由灵敏度和特异度两个基本指标反映。

(一)灵敏度和特异度

1. 灵敏度(sensitivity) 即真阳性率,是指诊断试验能将实际有病的人正确地判为患者的百分率。灵敏度反映诊断试验正确判断病人的能力。其值愈大,则漏诊的可能性愈小。根据表 8-1,可以表达为:

$$灵敏度 = \frac{A}{A+C} \times 100\% \quad \text{(式 8-2)}$$

2. 特异度(specificity) 即真阴性率,是指诊断试验能将实际无病的人正确地判定为非患者的比例。特异度反映该诊断试验能正确排除患某病的能力。其值愈大,则误诊的可能性愈小。

$$特异度 = \frac{D}{B+D} \times 100\% \quad \text{(式 8-3)}$$

筛检和诊断试验的评价性研究,都是在样本中进行研究,所以在推论总体时应考虑样本含量的影响,因此在进行统计学分析时,还要计算灵敏度和特异度的 95% 可信区间。计算公式:

$$P \pm Z_{\alpha/2} \sqrt{\frac{P(1-P)}{n}} \quad \text{(式 8-4)}$$

P:灵敏度或特异度
$\alpha = 0.05, Z_{\alpha/2} = Z_{0.025} = 1.96$
$n = A + C$ 即用金标准诊断为病例的例数(用于灵敏度可信区间计算)
$n = B + D$ 即用金标准诊断为无病的例数(用于特异度可信区间计算)
使用上述公式计算灵敏度或特异度的可信区间时,必须具备的条件是 $nP \geq 5$,同时,$n(1-P) \geq 5$。

3. 假阴性率(false negative proportion) 表 8-1 的病人中,待评价的方法试验仅仅检出了 A 这部分病人,而漏掉了 C。也就是说,待评价的试验方法把 C 这部分病人错判为"阴性"。计算实际有病错判为阴性的人占全部病人的比例,称之为假阴性率,又称漏诊率。假阴性率愈高,反映该项试验漏诊者愈多。漏诊率和灵敏度互补,漏诊率愈高,则灵敏度愈低。

$$假阴性率 = \frac{C}{A+C} \times 100\% \qquad (式 8-5)$$

$$假阴性率 = 1 - 灵敏度 \qquad (式 8-6)$$

4. 假阳性率(false positive proportion) 在非病人中,待评价的试验方法仅仅检出了 D 这部分非病人,而漏掉了 B。也就是说,待评价的试验方法把 B 这部分病人错判为"阳性"。计算实际无病错判为阳性的人占全部非病人的比例,称之为假阳性率,又称误诊率。假阳性率愈高,反映该项试验误诊者愈多,误诊率和特异度互补,误诊率愈高,则特异度愈低。

$$假阳性率 = \frac{B}{B+D} \times 100\% \qquad (式 8-7)$$

$$假阳性率 = 1 - 特异度 \qquad (式 8-8)$$

综上所述,灵敏度、特异度、假阴性率、假阳性率从不同的角度反映了试验方法的真实性。

例如 研究甲胎球蛋白试验诊断肝癌的价值,以肝穿刺作为金标准,结果见表 8-2。

表 8-2 甲胎球蛋白试验诊断肝癌的评价

甲胎球蛋白	（肝穿刺）		合计
	肝癌病人	肝癌非病人	
阳性	308(A)	45(B)	353
阴性	44(C)	52(D)	96
合计	352	97	449(N)

$$灵敏度 = \frac{308}{352} \times 100\% = 87.5\%$$

$$特异度 = \frac{52}{97} \times 100\% = 53.6\%$$

$$假阴性率 = \frac{44}{352} \times 100\% = 12.5\%$$

$$假阳性率 = \frac{45}{97} \times 100\% = 46.4\%$$

(二) 不同诊断水平对灵敏度、特异度的影响

一个理想的筛检或诊断试验其灵敏度和特异度都应该非常高,最好是 100%,而实际上不大可能。当筛检或诊断试验的测量指标是连续性变量时(如空腹血糖和血压等),区分正常与异常(即阳性、阴性)的临界点不同,则有不同的灵敏度和特异度。若提高其灵敏度,必然导致特异度下降,反之亦然,见表 8-3。

表 8-3 不同血糖水平标准诊断糖尿病的灵敏度和特异度

血糖水平(mg/100 ml)	灵敏度(%)	特异率(%)
90	98.6	7.3
100	97.1	25.3
110	92.9	48.4
120	88.6	68.2
130	81.4	82.4
140	74.3	91.2
150	64.3	96.1
160	55.7	98.6
170	52.9	99.6
180	50	99.8
190	44.3	99.8

(AM Lilianfeld,1980)

1. 截断值及确定策略 截断值(cut off value),就是正常与异常的界限值,即临界值。在诊断试验中,临床医生常用某项指标的截断值去判定该项检查结果是属于正常(阴性)还是异常(阳性)。临床上的正常值,确切地说应称正常范围,因为个体差异(即观察测量值彼此之间的离散程度)是医学及一切生物科学普遍存在的现象。只要在一定范围内均为正常值。正常范围通常分为单侧界限和双侧界限,前者用于仅考虑高于或低于正常就算作异常的指标(如转氨酶);后者用于过高、过低时均作异常的指标(如体温等)。在诊断试验中,通常将正常范围定为均数±2个标准差,在该范围内为正常。

截断值的确定,应该以灵敏度和特异度最高,而误诊率和漏诊率最小为理想,但是从以上所介绍的内容看,难以达到。因为提高灵敏度必然以降低特异度为代价,降低试验误诊率必须要使漏诊率增大,反之亦然(图 8-3)。

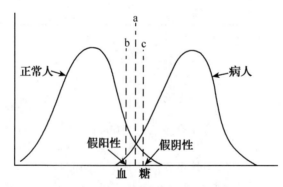

图 8-3 正常人与糖尿病病人血糖值分布
(AM,Lilienfeld,1980)

从图 8-3 可以看出,不论截断值取 a、b、c 任何一点,都有误诊(α)和漏诊(β)问题。若在 b 点,则 α 增大,β 缩小;若取 c 点,则 α 缩小,β 增大;若取 a 点,则 $\alpha=\beta$,这时误诊率和漏诊率基本相等。

若为了证明确实患有某种疾病,或用于鉴别诊断时,应尽可能排除误诊,此时要求缩小误诊率,提高截断值标准;凡希望尽可能无遗漏地把病人都找出来,则应缩小漏诊率,降低截断值标准;若希望误诊率和漏诊率都较小,一般可把截断值定在误诊率=漏诊率的位置上。

2. 灵敏度和特异度的选择原则 从表8-3可以看出,如果空腹血糖值服从连续性分布,其诊断试验的灵敏度和特异度不是固定不变的,它随着区分正常与异常临界点的不同,即阳性标准值的改变而改变,并且灵敏度和特异度的变化方向是相反的,随着灵敏度的升高特异度下降,反之亦然(见图8-4)。因此,在实际工作中,我们很难追求灵敏度和特异度均高的诊断试验,通常是采取降低一定程度的灵敏度或特异度,以获得较高的另一方的策略。至于要牺牲哪一方,需根据研究的目的和具体情况而定。

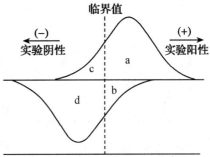

图8-4 灵敏度和特异度的关系
(现代流行病学. 谭红专,2001)

(1)高灵敏度试验适用于:①疾病严重但又是可治疗的,并且有现成的治疗方法可供利用,如果疾病的早期诊断或及时诊断将有利于病人的治疗和康复,漏诊将会造成严重的后果,例如结核病,梅毒和何杰金氏病等;②一个疾病有几个诊断假设,为了排除某病的诊断;③用于筛检某种临床表现不明显,或者无临床症状的疾病,而且该病的发病率又比较低,因此,高灵敏度试验的阴性结果临床价值最大。

(2)高特异度试验适用于:①如果误诊将会对病人造成严重的心理、生理和经济上的影响,例如诊断病人患恶性肿瘤、艾滋病等,而准备实施化疗;②如果对某种疾病的诊断持怀疑态度,要肯定诊断时,高特异度试验的阳性结果临床价值最大。

(3)如果漏诊和误诊同等重要,应将诊断阳性标准定在灵敏度和特异度均较高的位置。

3. 灵敏度和特异度的选择方法 选择灵敏度和特异度的方法有两种,一种是非图选法,是一种是图选法。

(1)非图选法:即遵循前述原则,比较灵敏度和特异度的大小,计算不同灵敏度和特异度下的阳性标准值。

例如 有人对500名健康人和120例肝病病人进行了肝大指数测定,其实例数值见表8-4,试问正常与异常肝大指数截断值应如何确定?

表8-4 健康人和肝病患者的肝大指数分布

肝大指数(cm)	健康人数	肝病患者数	肝大指数(cm)	健康人数	肝病患者数
4.8~	3		7.8~		15
5.0~	12		8.0~		12
5.2~	24		8.2~		12
5.1~	43		8.4~		12
5.6~	51		8.6~		9
5.8~	62		8.8~		10
6.0~	96		9.0~		4
6.2~	91		9.2~		5
6.4~	63	1	9.4~		4

续表 8-4

肝大指数(cm)	健康人数	肝病患者数	肝大指数(cm)	健康人数	肝病患者数
6.6~	31	0	9.6~		2
6.8~	17	3	9.8~		1
7.0~	6	3	10.0~		0
7.2~	1	4	10.2~		0
7.4~		3	10.4~		1
7.6~		8	合计	500	120

健康人：$\overline{X_1}=6.08$　　$S_1=0.45$

肝病病人：$\overline{X_2}=8.38$　　$S_2=0.81$

(李学信. 流行病学, 1999)

①要求灵敏度高，即漏诊率低：计算公式为：$u=\dfrac{\overline{X_2}-c}{S_2}$　　（式 8-9）

式中，c 为所求截断值。现令漏诊率 $\beta=1\%$（单侧即 $P/2=0.01$），查正态分布曲线下横坐标与面积表，$u=2.326$，将数据代入公式，则 $c=6.5$。

②要求特异度高，即误诊率低：计算公式为：$u=\dfrac{c-\overline{X_1}}{S_1}$　　（式 8-10）

式中，c 为所求截断值。现令误诊率 $\alpha=1\%$（单侧即 $P/2=0.01$），查正态分布曲线下横坐标与面积表，$u=3.09$，将数据代入公式，则 $c=7.47$。

③要求灵敏度和特异度都高，即误诊率和漏诊率都低

计算公式为：

$$\dfrac{c-\overline{X_1}}{S_1} = \dfrac{\overline{X_2}-c}{S_2}$$ 　　（式 8-11）

这种情况一般定 $\alpha=\beta$，c 与两个均数之间 u 值应相等，用上式求出 $c=6.9$，此时 $u=1.82$，同表可查出 α 及 β 数值，即 $\alpha=\beta=3.4\%$。

(2) 图选法：即通过图示的方式直观地比较灵敏度和特异度的大小，遵循前述原则做出定夺。

受试者工作特性曲线（receiver operator characteristic curve, ROC 曲线）是用真阳性率为纵坐标，假阳性率为横坐标作图所得出的曲线（图 8-5），它表示灵敏度和特异度之间的相互关系。制图时要选择一系列不同的临界值，计算出各自的灵敏度和特异度，然后列出各临界点真阳性率和假阳性率(1－特异度)，标在图上，将各点连起来形成曲线，即 ROC 曲线。曲线上任意一个点代表一项诊断方法的特定阳性标准值相对应的灵敏度和特异度对子。

ROC 曲线常被用来决定最佳临界点，最接近左上角那一点，可定为最佳临界点。以该点作为区别正常和异常的临界点，其灵敏度和特异度都比较高，而误诊和漏诊例数之和最少。如患病率极低或甚高，其最佳临界点可不在最接近左上角那一点。

仅靠一两次试验结果作 ROC 曲线，不可能找到灵敏度和特异度皆好的临界点，一般要求最少有五组连续分组测定数据用以制图。

例如　某医院采用饭后 2 小时血糖测定，结果如表 8-5，试作 ROC 曲线并确定最佳临界值。

表8-5 饭后2小时血糖测定及其灵敏度和特异度

血糖水平(mg/100 ml)	灵敏度(%)	特异率(%)	1-特异率(%)
70	98.6	8.8	91.2
80	97.1	25.5	74.5
90	94.3	47.6	52.4
100	88.6	69.8	30.2
110	85.7	84.1	15.9
120	71.4	92.5	7.5
130	64.3	96.9	3.1
140	57.1	99.4	0.6
150	50.0	99.6	0.4

(王家良.临床流行病学.2001)

用灵敏度为纵坐标,1-特异度为横坐标,将表中灵敏度和1-特异度标在图上,将各点连起来形成曲线,即ROC曲线。离左上角最近一点,血糖测定值110 mg/dl(图8-5)为最佳临界值,即灵敏度为85.7%,特异度为84.1%处,其假阳性和假阴性之和最少。

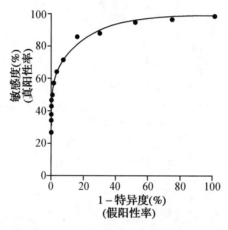

图8-5 血糖作为糖尿病诊断的ROC曲线
(临床流行病学.R.H.Fletcher,1987)

ROC曲线也可用来比较两种和两种以上诊断试验的诊断价值,从而选择最佳诊断试验。图8-6表示CT和放射性核素脑扫描(RN)诊断脑瘤的ROC曲线,可发现CT的ROC曲线位于放射性核素脑扫描的ROC曲线的上方更靠近坐标的左上角,表明前者要比后者有更高的灵敏度,当假阳性率为10%时,CT灵敏度为91%,而脑扫描灵敏度为75%;当灵敏度均为90%时,CT假阳性率为5%,而脑扫描为50%。

除了上述应用直观方法比较两种或多种诊断试验的诊断价值外,还可计算横轴上ROC曲线下的面积(area under the ROC curve,用AUC^{ROC}表示),来比较几种诊断试验的诊断效率。如果把整个坐标内的面积设为1,AUC^{ROC}越大,越接近1.0,其诊断的真实性越高,AUC^{ROC}越接近0.5,则诊断的真实度越差(图8-7)。AUC^{ROC}的计算方法可将曲线下的面积分成多个梯形,求每个梯形面积,将多个梯形面积之和相加,即为AUC^{ROC}。AUC^{ROC}的计算和统计学检验可以通过专门的统计软件来实现。

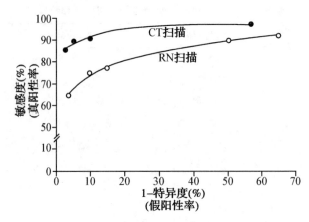

图 8-6 CT 和 RN 诊断脑瘤的 ROC 曲线
（临床流行病学. R. H. Fletcher, 1987）

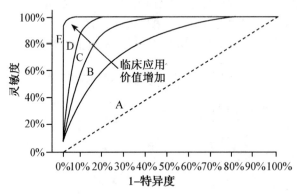

图 8-7 ROC 曲线
（现代流行病学. 谭红专, 2001）

（三）灵敏度和特异度的综合评价

前文基于灵敏度和特异度彼此独立的情况下进行了讨论，但是，实际上灵敏度和特异度是一个事物的两个方面，存在着本质联系，不可能截然分开。因此，为了更全面地把握诊断试验的真实性，可引入约登指数（Youden's index, YI）和似然比（likelihood ratio, LR）。

1. 约登指数（Youden's index） 是敏感度与特异度之和减去 1。约登指数表示诊断试验发现真正的病人与非病人的总能力。约登指数的取值范围为 0～1，约登指数愈大，其真实性愈大。

$$约登指数 = \frac{A}{A+C} + \frac{D}{B+D} - 1 = （灵敏度＋特异度-1） \quad （式 8-12）$$

上例资料中约登指数计算结果如下：

$$约登指数 = \frac{308}{352} + \frac{52}{97} - 1 = 0.4$$

2. 符合率（coincidence rate） 亦称准确率或粗一致性（crude agreement）。该指标是指试验结果的真阳性和真阴性人数占受试者总人数的比例。真阳性和真阴性值愈大，则符合率愈接近于 100%，假阳性和假阴性值愈小，该项试验价值愈高。

$$符合率 = \frac{A+D}{A+B+C+D} \times 100\% \qquad (式8-13)$$

$$调整一致率 = \frac{1}{4}\left(\frac{A}{A+B} + \frac{A}{A+C} + \frac{D}{C+D} + \frac{D}{B+D}\right) \times 100\% \qquad (式8-14)$$

3. 似然比(likelihood ratio, LR) 在统计学中,把在某种条件(D)下发生某一事件(S)的概率称为条件概率,记为 P(S|D)。在筛检和诊断试验评价中,灵敏度、特异度、假阳性率和假阴性率等都可以看做是条件概率。条件概率 P(S|D)在 Bayes 公式中又被称为似然度(likelihood),记为 L(D|S)。两个似然度之比称为似然比,即病人中出现某种检测结果的概率与非病人中出现相应结果的概率之比,说明病人出现该结果的机会是非病人的多少倍。

由于检测结果通常分为阳性和阴性,因此,似然比也相应地分为阳性似然比(positive likelihood ratio,记为"LR+")和阴性似然比(negative likelihood ratio,记为"LR−")。

阳性似然比是指真阳性率与假阳性率之比,说明病人中出现某种检测结果阳性的机会是非病人的多少倍。阳性似然比值愈大,则诊断试验价值愈大。其计算公式是:

$$阳性似然比 = \frac{真阳性率}{假阳性率} = \frac{灵敏度}{误诊率} = \frac{A/(A+C)}{B/(B+D)} \qquad (式8-15)$$

阴性似然比是指假阴性率与真阴性率之比,说明病人中出现某种检测结果阴性的机会是非病人的多少倍。阴性似然比值愈小,则诊断试验价值愈大。其计算公式是:

$$阴性似然比 = \frac{假阴性率}{真阴性率} = \frac{漏诊率}{特异度} = \frac{C/(A+C)}{D/(B+D)} \qquad (式8-16)$$

利用上例中的资料:

$$LR+ = \frac{308/352}{45/97} = 1.89$$

$$LR- = \frac{44/352}{52/97} = 0.23$$

阳性似然比为 1.89,说明肝癌病人中出现甲胎球蛋白试验阳性的机会是非肝癌病人的 1.89 倍;阴性似然比为 0.23,说明肝癌病人中出现甲胎球蛋白试验阴性的机会是非肝癌病人的 0.23 倍。

在确定某项检验或某项体征的似然比(表 8-6)后,根据患者的病史、体征作出验前概率(患病率)的估计,计算验前比(pre-test odds),应用似然比,得到验后比(post-test odds),根据公式(8-9)可计算出患者患某病的概率(验后概率 post-test probability),有助于作出正确的诊断。计算公式如下:

$$验前比 = \frac{验前概率}{1-验前概率} \qquad (式8-17)$$

$$验后比 = 验前比 \times 似然比 \qquad (式8-18)$$

$$验后概率 = \frac{验后比}{1+验后比} \qquad (式8-19)$$

表8-6 某些症状、体征和实验检查的似然比

诊断试验	病变	结果	似然比
典型心绞痛症状	冠状动脉狭窄≥75%（造影或尸解）	阳性病史 男性 女性	115 120
不典型心绞痛症状	冠状动脉狭窄	男性 女性	14 15
心电图运动试验	冠状动脉狭窄（血管造影）	ST段压低 ≥2.5 mm 2～2.49 mm 1.5～1.99 mm 1～1.49 mm 0.05～0.99 mm <0.05 mm	39 11 4.2 2.1 0.92 0.23
痰涂片	结核（活检和手术）	阳性 阴性	31 0.79
抗体包裹细菌测定	上泌尿道感染（双侧输尿管插管或膀胱冲洗）	阳性 阴性	3.6 0.22
超声波	胰腺疾患（活检、尸解或临床病理）	肯定阳性 可能阳性 肯定阴性	5.6 2.1 0.32
CT	胰腺疾患（活检、尸解或临床病理）	肯定阳性 可能阳性 肯定阴性	26 4.8 0.11

（林果为.现代临床流行病学,2000）

例如 某患者女性,45岁,活动后即感胸前区疼痛前来就诊,试问患冠心病的可能性有多大？从文献复习了解45岁女性冠心病的患病率为1%；

如患者诉述的症状系典型的心绞痛,LR+≈100；则：

$$验前比 = \frac{验前概率}{1-验前概率} = \frac{0.01}{1-0.01} = 0.01$$

$$验后比 = 验前比 \times 似然比 = 0.01 \times 100 = 1$$

$$验后概率 = \frac{验后比}{1+验后比} = \frac{1}{1+1} = 50\%$$

由此可推论该患者患冠心病的机会有50%。

除运用上述公式进行计算外,还可利用似然比应用图(图8-8),将直尺的一端放在验

前概率,让直尺通过该试验的似然比所在点,直尺的另一端所指的就是验后概率。

二、可靠性

可靠性(reliability)又称重复性,是指在相同条件下重复试验获得相同结果的稳定程度。影响试验可靠性的因素有:

1. 试验对象的个体生物学变异 测量某人血压,即使用同一方法,同一测量者,可因不同的测量时间或试验对象情绪波动等因素,而出现血压值的变异。又如用同样方法多次测定同一个人的血清胆固醇的含量其结果会有差异。

2. 观察者变异 包含观察者自身的生物学变异和观察者之间的变异。

3. 试验方法或仪器本身的变异 试验方法可受药物试剂质量、配制方法、温湿度等因素影响,仪器亦可受外环境因素影响,使测量值发生误差。

影响可靠性因素很多,在开展工作前必须注意试验方法的可靠性,包括测量条件的规定、试验方法的标准化及培训试验人员等。

筛检或诊断试验可靠性评价指标主要用来评价测量变异的大小。一般计量资料用标准差和变异系数来表示,计数资料用观察符合率和 Kappa 值表示。

变异系数(CV)系用标准差除以均数所获的百分数。

$$变异系数 = \frac{测量值的标准差}{测量值均数} \quad (式 8-20)$$

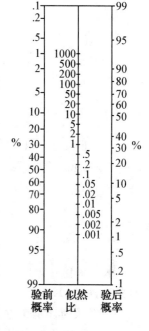

图 8-8 似然比应用图
(现代临床流行病学. 林果为, 2000)

Kappa 一致性检验:这是核对资料可靠性的一种方法,即两个人先后调查同一批对象,所得结果相符的程度,或同一人先后对同一批对象调查结果相符的程度。为了检验调查者对调查对象(例如病例和对照两组)是否带有倾向性,还可以用一些"假阳性"或"虚病例"来考察,因为"假阳性"病例的回答,应该与对照组的回答相类似,而与病例回答不同。总之,Kappa 一致性检验可以用于多方面,以考核调查结果的可靠性。资料整理见表 8-7。

表 8-7 设检查所得资料的结果分配如下列四格表

	第二次试验的结果(或乙检查者的结果)		合计
	+	−	
第一次试验结果 +	a	b	$a+b(r_1)$
(或甲检查者的结果) −	c	d	$c+d(r_2)$
合 计	$a+c(c_1)$	$b+d(c_2)$	n

分析指标如下:

(1) 观察一致性(observed agreement, P_o)

$$P_o = \frac{a+d}{n} \times 100\% \qquad (式 8-21)$$

(2) 机遇一致性 P_c(agreement of chance)

$$P_c = (\frac{c_1 r_1}{n} + \frac{c_2 r_2}{n})/n \qquad (式 8-22)$$

(3) 非机遇一致性(potential agreement beyond chance)$= 1 - P_c$ (式 8-23)

(4) 实际一致性(actual agreement beyond chance)$= P_o - P_c$ (式 8-24)

(5) Kappa 值(K)=实际一致性/非机遇一致性

$$K = \frac{P_o - P_c}{1 - P_c} \qquad (式 8-25)$$

Kappa 值在 +1～-1 之间波动，在实际应用中，Kappa 值只在 0～+1 间判断一致性才有意义，可见 Kappa 值越大，表明一致性越好。

一般认为，Kappa 值 ≥ 0.75，说明已经取得相当满意的一致程度，若 Kappa 值 < 0.4，则说明一致程度不够理想。

三、效益

(一) 预测值(predictive value)

预测值是评价筛检和诊断试验效益的指标。在临床工作中，当选取何种诊断试验方法时，首先要考虑试验方法的真实性和可靠性。可是，一旦得到试验结果，临床医生最感兴趣的是该项诊断试验的预测值。所谓预测值，是指试验结果表明有或无该病的概率。

预测值又分为阳性预测值(positive predictive value 或 predictive value of positive test,记为"PV+"或 PPV)和阴性预测值(negative predictive value 或 predictive value of negative test,记为"PV-"或 NPV)。阳性预测值是指试验阳性结果中真正患病的比例，阴性预测值是指试验阴性结果中真正不患病的比例。

$$阳性预测值 = \frac{A}{A+B} \times 100\% \qquad (式 8-26)$$

$$阴性预测值 = \frac{D}{C+D} \times 100\% \qquad (式 8-27)$$

以甲胎球蛋白诊断肝癌的试验为例(表 8-2)，计算结果：

$$阳性预测值 = \frac{308}{308+45} \times 100\% = 87.3\%$$

$$阴性预测值 = \frac{52}{44+52} \times 100\% = 54.2\%$$

从以上结果证明，在 453 名甲胎球蛋白试验阳性者中，有 87.3% 的阳性者患有肝癌，而在 96 名试验阴性者中，有 54.2% 的阴性者能排除肝癌。

预测值的高低受灵敏度、特异度和患病率三者影响。在患病率不变的条件下,预测值随着灵敏度和特异度的变动而有所改变。随着灵敏度的升高,特异度下降,假阴性率下降,阴性预测值升高,阳性预测值降低;随着特异度的升高,灵敏度下降,假阳性率下降,阳性预测值升高,阴性预测值降低。当灵敏度、特异度一定时,随着患病率的升高,阳性预测值升高,阴性预测值下降;随着患病率的下降,阴性预测值升高,阳性预测值下降。

根据某试验的灵敏度、特异度和群体中研究疾病的患病率,预测值也可以 Bayes 理论公式计算:

$$阳性预测值 = \frac{患病率 \times 灵敏度}{患病率 \times 灵敏度 + (1-患病率) \times (1-特异度)} \times 100\% \quad (式 8-28)$$

$$阴性预测值 = \frac{(1-患病率) \times 特异度}{(1-患病率) \times 特异度 + 患病率 \times (1-灵敏度)} \times 100\% \quad (式 8-29)$$

用前列腺酸性磷酸酶对男性前列腺癌进行筛检,结果见表 8-8。

表 8-8 前列腺酸性磷酸酶对诊断前列腺癌的阳性预测值(灵敏度 70%,特异度 90%)

筛检对象	患病率(1/10 万)	试验阳性预测值(%)
一般人群(男)	3.5	0.02
75 岁以上男性	500	3.1
有可疑前列腺结节者	50 000	87.5

表 8-8 显示,在一般男性中前列腺癌的患病率估计为 3.5/10 万,酸性磷酸酶试验阳性者中仅 0.02% 能确诊前列腺癌;而在那些有前列腺结节的可疑前列腺癌患者中 87.5% 试验阳性者能确诊。

(二)发现病例和缺陷的数量

一项好的筛检和诊断试验,应该能发现绝大多数原来未被识别的病人,发现数量愈多,筛选效果愈好。当然发现病例的数量还与疾病患病率及试验的阳性预测值有关。

(三)对疾病结局的影响

一项好的筛检和诊断试验,不仅能发现许多病人,还应能改善疾病预后,降低病死率、死亡率和并发症发生率,提高生存率。

(四)成本效益分析(case benefit analysis,CBA)

成本是指用于筛检和诊断试验所花费的全部费用,而效益是通过筛检和诊断试验所取得的经济效益和社会效益。经济效益可从检出的病例数及由于早发现而延长的生命及工作年限等多方面折算。用效益除以成本,获得单位成本的效益大小。社会效益是指给社会和社会活动,给人群的精神和健康以及生活质量所带来的好处。

第四节 提高筛检和诊断试验效率的策略

研究诊断策略的目的是使医务工作者积极主动地提高诊断效率,对病人作出迅速、正确的诊断。

一、选择患病率高的人群(即高危人群)应用诊断试验

(一)建立专科门诊

这一措施有利于有相同症候、同类疾病的病人集中到专科医院或专科门诊去就医。这些专科医院或门诊,大都有较雄厚的人才和技术、设备的优势,可以发挥他们的长处,造诣深、水平高的专家,加上先进技术和先进设备,必然会大大提高诊断效率。同时专科门诊的临床医生可以有目的地选用阳性预测值高的诊断试验方法,去更多地确诊病人。

(二)转诊和会诊

转诊和会诊是医疗工作中一种常见的诊断形式。所谓转诊一般是基层医疗单位向上级医疗单位或者说是小的医疗单位向大的医疗单位转诊病人。被转诊的病人由于在基层医疗单位或小医疗单位治疗观察过,而后由于某种原因才被转诊的。上级大的医疗单位由于接受转诊病员多,加之接受转诊的医疗单位在人才、技术和医疗诊断设备上占有优势,他们有更大的可能去提高危重及疑难疾病的确诊机会。会诊通常是指由院外或院内同行专家一起诊治同一病人,医院以外的专家可以是同级医疗单位的,亦可是上级医疗单位的;院内可以是同专业,亦可以不同专业专家进行会诊,通过会诊可以提高疑难、危重病例的诊断水平。

(三)特殊临床表现人群

不同的疾病有不同的临床症状和体征,临床医生可根据疾病的某些特殊临床表现,有目的地做一些诊断试验,这必然可以提高其阳性检出率,有利于对疾病的确诊。例如,对高热、头、腰、眼眶痛,面、颈、上胸潮红者,选做流行性出血热病毒抗原或抗体检查,可大大提高其确诊率。对小年龄组儿童,发生除外伤性以外的急性软瘫者,选做抗脊髓灰质炎病毒IgM,可大大提高脊髓灰质炎确诊。

二、用筛检试验提高诊断效率

利用筛检试验进行早期诊断,是诊断试验提高诊断效率的重要策略。若某种疾病在某一地区高发,为了更有效地进行诊治工作,以期达到早期发现,多发现病例的目的,常可以采用对该地区整体人群进行筛检试验。若是为了及时地发现和诊治可疑疾病的病例,可以对某单位人群,某些行业的从业人群进行定期的健康检查,或对患病率较高的高危人群,如特殊暴露人群和职业人群,进行疾病的筛检。例如,长期暴露在X射线环境下,易于发生致畸致癌;从事石棉业工作的工人易发生肺癌;从事染料作业的工人易发生膀胱癌等。对这样一些高危人群进行筛检,会提高诊断效率。此外,临床医生在日常临床工作中,进行搜索病例的某些诊断试验,亦会达到早期发现病人的目的。

三、联合试验

由于同时具有很高的灵敏度与特异度的诊断试验不多,因此需要采用联合试验方法提高灵敏度与特异度,联合试验的方法有串联和并联两种。

(一)并联试验

并联试验(parallel tests)亦称平行试验,同时做几项诊断试验,只要有一项阳性,即可定为阳性。并联试验与单项试验相比较,可以提高试验灵敏度、阴性预测值、减少漏诊,但同时它会降低特异度和阳性预测值,使误诊增多。在临床工作中,当必须迅速作出诊断时,或目前尚无其他可替代的试验,或者有但费贵、安全系数低,环境条件不允许时,可用几

种灵敏度不太高的试验作并联试验,以提高灵敏度。

（二）串联实验

串联试验(serial tests)又称系列试验,依次做几项试验,是否下一个试验要根据上一个试验结果来决定。在一系列多项试验中,每一次试验均为阳性时,最后才判为阳性。例如,梅毒的诊断,首先做 USR 试验（梅毒血清不需要加热的反应素玻片试验）,然后将所有 USR 阳性者再做 FTA-ABS 试验（荧光密螺旋体抗体吸收试验）,见图 8-9。

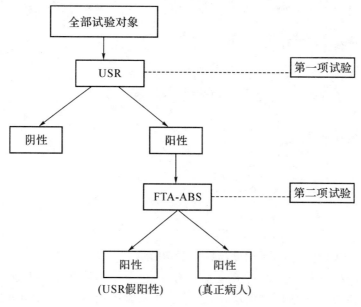

图 8-9 梅毒诊断试验

串联试验与单项试验相比较,可以提高试验的特异度及阳性预测值,减少误诊。但另一方面,它会降低灵敏度和阴性预测值,使漏诊增多。在临床工作中,当不必迅速作出诊断时,或目前对该病的几种诊断试验特异度都不太高时,或某些昂贵或不安全的试验必须做时,可用串联试验。串联试验的策略,是首先使用特异性较高的试验,以减少需要做下一试验的人数,可以节省人力、物力和财力,减少筛检工作量,提高诊断效益。对昂贵的或不太安全的试验,可以放在后面做,这样可以达到节省和减少损伤的目的。如若某病少见,或者病死率高,或一旦检出后能明显改善疾病预后,则初筛可选用高灵敏度方法,以减少漏诊,尔后再选用高特异度方法进行第二项试验。

并联的联合试验将提高灵敏度但降低特异度,而串联的联合试验将提高特异度但降低灵敏度(表 8-9)。

表 8-9 联合试验筛检糖尿病的结果

试验结果		糖尿病病人	非糖尿病病人
尿糖	血糖		
+	−	15	10
−	+	35	15
+	+	120	20
−	−	35	7 600
合计		205	7 654

尿糖试验：

$$灵敏度 = \frac{15+120}{205} \times 100\% = 65.85\%$$

$$特异度 = \frac{15+7600}{7645} \times 100\% = 99.61\%$$

血糖试验：

$$灵敏度 = \frac{35+120}{205} \times 100\% = 75.61\%$$

$$特异度 = \frac{10+7600}{7645} \times 100\% = 99.54\%$$

并联试验：

$$灵敏度 = \frac{15+35+120}{205} \times 100\% = 82.93\%$$

$$特异度 = \frac{7600}{7645} \times 100\% = 99.41\%$$

串联试验：

$$灵敏度 = \frac{120}{205} \times 100\% = 58.54\%$$

$$特异度 = \frac{10+15+7600}{7645} \times 100\% = 99.74\%$$

以上可以看出联合试验对灵敏度与特异度的影响。

在临床工作中，常用某些诊断试验去发现疾病，即使对那些不典型或缺乏特异性症状和体征的人，亦能检出他们的疾病，对这种诊断试验的要求，应选高灵敏度方法，当然特异度亦不能太低，否则会发现许多假阳性，不利于对真正病人的发现。有时，诊断试验的目的是确诊疾病。例如，取活体组织进行病理解剖学检查以确诊癌症；用葡萄糖耐量试验确诊糖尿病等。对这类诊断试验的要求，应是高特异度的、高阳性预测值的方法。有时，诊断试验是为了排除某些疾病，那么这种试验应该具有高阴性预测值、高灵敏度的方法。

第五节　筛检与诊断试验研究的常见偏倚

一、领先时间偏倚

领先时间偏倚(lead time bias)是由于领先时间而导致的偏倚。领先时间是指筛检发现病例的时间与病人出现临床症候后得到诊断的时间的这一期间(图 8-10)。通常以筛检发现病例生存时间的延长作为指标，评价筛检的价值。如果筛检发现的病例生存期长于未经筛检的病程，就应考虑是否由于领先时间偏倚所致，这不过是起点的提前，不是终点的后移。

二、前临床期长短偏倚

前临床期(preclinical stage)是指从筛检试验能检出病人至病人因出现症状而求医所间隔的时间长短(图 8-10)。对许多慢性病，特别是癌症患者如其临床前期较长，则其临床期亦较长，其生存期亦可能较长，故其被筛检出的可能性亦较大，反之临床前期较短，则其

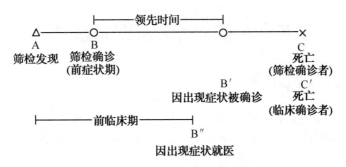

图 8-10 领先时间偏倚示意图

临床期亦短,病程短的癌症患者死亡的发生亦较早,故其筛检的可能性亦少。因此,筛检发现的疾病的结局一般较临床检出的疾病的结局更好,并非一定是治疗的缘故,而是因为所选择的癌症在生物学上是不同的。在筛检评价时应考虑到病程长短偏倚。

三、志愿者偏倚

志愿者偏倚(volunteer bias)的产生是因为参加筛检者与不参加者可能在某些特征上不同造成的。例如,参加筛检者可因文化水平较高、经济条件较好等因素的影响,对自己的健康较关心,对身体出现异常症状的警觉性高,能及时治疗,这样会对存活时间等产生影响而引起偏倚。

四、参考试验偏倚

参考试验偏倚(references test bias)是指金标准选择不当,使得用"金标准"所诊断的部分病人和非病人并非真正的某病病人或非病人,例如评价 B 超对胆石症的诊断价值,采用口服胆囊造影作为诊断胆石症的金标准,发现其中有少数病人 B 超呈阳性结果,口服胆囊造影阴性,而手术探查证实有胆结石,实际上作为金标准的口服胆囊造影诊断胆石症要比 B 超差,从而造成灵敏度、特异度评价结果的不正确。

五、错分偏倚

错分偏倚(misclassification bias)对研究对象进行观察和测量时,所用的仪器、设备、试剂是否精良,试剂是否统一等等均可影响测量结果,试验观察者技术熟练程度,操作规范化程度等也同样影响测量的结果,这些影响可能是某种测试结果数值在正常或异常范围内歪曲,也可能是正常或异常性质的错判,研究时应予以重视。

六、工作偏倚

如果试验是以疑似某病病人的临床资料评定的,那么如试验阳性可促使临床医师继续追索诊断以提高发现病例的可能。如试验是阴性则可能使医师放弃作进一步的诊断试验,造成患者的漏诊。在另一些情况下,试验结果可能是建立诊断所需资料的一部分,如对试验出现阳性结果的病人才决定进一步用金标准方法加以确诊,而对阴性结果的病人则不再做进一步检查,结果造成缺乏假阴性的资料。

第六节　筛检与诊断试验研究的评价原则与实例评价

一、诊断试验研究的评价原则

新的诊断试验用于临床之前或杂志上有关诊断试验的结论,均需经过科学的评价。根据国际通用的评价原则(Can Med Assn J,1981,124:985),流行病学专家介绍了八项评价标准:

1. 是否和公认的可靠的标准方法进行盲法对照比较。
2. 所观察的病例是否包括了多种不同的临床情况,如轻的、重的,治疗过的和未治疗过的,以及包括那些容易混淆的其他疾病。
3. 是否介绍了病例组和对照组病例的来源,是如何选择的。
4. 该试验测定的重复性与精确性,以及其观察误差的大小。
5. 正常值的确定是否合理。
6. 如该试验是作为一组试验或作为序列试验之一,应当检验该试验在该组试验总的效力中的作用。
7. 该试验的操作方法及注意事项是否作了详细介绍。
8. 该试验是否经过效用(utility)分析。

二、诊断试验研究实例评价

课题名称:评价血小板相关抗体定量测定法对特发性血小板减少性紫癜的诊断价值(摘编自:临床血液学杂志.2002,15(6):246－247)

【材料与方法】
研究对象:病例来源于复旦大学附属华山医院血液科,共 106 例,其中男 59 例,女 47 例;年龄(52.2±19.1)岁。特发性血小板减少性紫癜(ITP)20 例,非 ITP 86 例。

诊断标准:按照张之南主编的《血液病诊断和疗效标准》。

方法:应用酶联免疫竞争抑制试验(ELISA)定量测定血小板相关抗体(PAIgG、IgA、IgM)。

【主要结果】表 8-10

表 8-10　血小板相关抗体诊断 ITP 试验

	ITP	非 ITP	合计
PAIg(＋)	19	44	63
PAIg(－)	1	42	43
合计	20	86	106

灵敏度为 95％,特异度为 48.8％,PV＋为 30.2％。

根据 ROC 曲线推断 PAIgG、PAIgA、PAIgM 诊断 ITP 的最佳临界值分别为 160 ng/10^7(灵敏度 75％,特异度 80％)、25 ng/10^7(灵敏度 70％,特异度 70％)、35 ng/10^7(灵敏度 60％,特异度 60％)。

【结论】　考虑到 PAIg 试验诊断 ITP 的特异度、准确度、阳性预测值较低,而且成本较高,帮助诊断 ITP 的临床价值有限,所以诊断 ITP 时不一定需要检测血小板相关抗体。

【论文评阅评语】 按照临床流行病学评阅标准评价如下:

1. 是否采用盲法将诊断性试验与标准诊断作过对比研究？

有公认的血液病诊断和疗效标准，但不是金标准。未采用盲法。

2. 被检的病例是否包括各型病例以及容易混淆的病例？

病例包括结缔组织疾病（系统性红斑狼疮等）17例，慢性肝病脾亢9例，肾脏疾病5例，脑瘤6例，甲状腺功能亢进5例，再生障碍性贫血4例，皮肤病（白癜风、银屑病等）4例，糖尿病4例，淋巴瘤3例，过敏性紫癜3例，病毒感染2例，缺铁性贫血2例，其他疾病22例。这些疾病鉴别甚为重要，也是临床易混淆的疾病。

3. 病例的来源及研究工作的安排是否作了叙述？

病例来自复旦大学附属华山医院血液专科门诊及住院的连续2次以上血小板减少（$<100\times10^9/L$）的患者。对研究工作的安排作了叙述。

4. 诊断性试验的重复性及临床意义是否明确？

本试验的临床意义明确，有助于ITP的临床诊断，对其重复性，作者未作阐述。

5. 诊断性试验的正常值是否合理，可靠？

根据ROC曲线推断PAIgG、PAIgA、PAIgM诊断ITP的最佳临界值，因此，结果还比较可靠。

6. 在一组试验中，该诊断性试验是否最正确？

检测血小板抗体的方法很多，该试验选择了操作简便、结果可靠的ELISA法测定血小板相关抗体。结果较可靠。

7. 诊断性试验的步骤是否详尽，实验安排是否作了叙述，能否进行重复试验？

本试验步骤方法所用试剂都作了详述，可以模拟重复做此实验。

8. 诊断性试验的实用性如何？

PAIg试验诊断ITP的特异度、准确度、阳性预测值较低，帮助诊断ITP的临床价值有限，即使用新的临界值提高了试验的特异度，但诊断ITP的价值仍不大。

小结：从以上评价来看，本文是一篇比较好的诊断试验研究文献。

(张开金　周玲)

第九章 疾病预后研究及其评价

第一节 概 述

一、疾病预后及预后研究的概念

预后(prognosis)是指疾病发生后,对将来发展为各种不同结局(痊愈、复发、恶化、伤残、并发症和死亡率)的预测或事前估计,通常以概率表示,如治愈率、复发率、5年生存率等。

在对所患疾病做出临床诊断后,医生、患者及其家属都迫切需要了解疾病的进程和结局。医生则面临如何对该病的发展及其结局作出正确估计的问题,如疾病会发展出现什么样的结果?发生不良结局(死亡、致残等)的几率有多大?什么时间发生?对这些问题的正确判断和回答,医生必须在自身所掌握的医学理论知识和所积累的临床经验的基础上,根据病人的具体情况(年龄、病情等),结合从相关预后研究文献中所获得的科学证据,对疾病预后进行综合判断和估计,才能对疾病结局的预测更接近病人的真实情况,并有利于更合理地选择治疗方案。

疾病的结局不仅仅是简单的治愈和死亡,还包括出现各种并发症、致残、慢性化及反复发作、恶化(肿瘤转移)、缓解与复发、实际寿命与健康寿命的减少及生存质量下降等,即病情所能发生的各种变化或达到新的稳定状况的情况。

预后研究就是关于疾病各种结局发生概率及其影响因素的研究,对尚无有效治疗措施的疾病,其预后研究主要是观察疾病的自然转归,了解疾病发生、发展过程的规律性;对已有有效治疗措施的疾病,其预后研究主要研究在不同的医疗干预措施作用下,对疾病结局的改善,以找出最佳治疗方案;探讨影响疾病预后的重要因素,最终通过利用有利因素,减少或避免不利因素,达到改善预后的目的。

二、疾病预后研究的意义

预后研究不仅可以提高临床医学诊疗水平,而且为准确判断疾病的预后提供科学依据,从而促进临床医学的发展。预后研究的重要意义体现在以下三方面:

1. 通过预后研究,可了解疾病的发展趋势和后果,有利于医生作出合理的治疗决策

在人类众多的疾病中,有的疾病可以自愈,有的疾病发生时极其危险,有的疾病至今尚无有效根治措施,只能姑息治疗,难以挽救病人的生命。因此,通过预后研究,可弄清各种疾病的发生、发展过程的规律性,从而充分认识疾病对人类造成的各种后果和危害性,为进行有效的医学干预提供科学依据,帮助临床医师做出合理的治疗决策,以便更好地治疗疾病。

2. 通过对影响疾病预后的各种因素的研究,找出主要因素,进行有效干预,有助于改

变疾病的结局

任何疾病在其发生、发展走向结局的过程中，都受到各种不同因素的影响，从而使结局不同，其中包括有利因素和不良因素。如急性肾小球肾炎患者，一旦发生肾功能不全和高血压，则容易并发心力衰竭，预后较差；急性心肌梗死患者，若能维持较高的血压，则预示预后较好。因此，研究影响疾病预后的各种因素，有助于采取有效措施，减少和防止不良因素，从而使疾病向好的方面发展。

3. 通过疾病预后研究，可正确评价某项治疗措施的效果

治疗措施也是预后因素之一，在预后研究中，通过对各种措施疗效的评价，一方面可促进治疗水平的提高，另一方面可有针对性地改善这些措施进而达到改善疾病的预后的目的。如治疗某疾病方案 A 的生存率比方案 B 高，则说明方案 A 的治疗效果更好。

三、疾病自然史及临床病程

（一）疾病的自然史

疾病的自然史(natural history)是指疾病在没有任何医学干预的情况下，从发生、发展到结局的整个过程。疾病的自然史包括四个时期：

1. 生物学发病期(biologic onset)　致病因素作用于人体所引起的最初的生物学反应，造成复杂的病理生理学改变，主要是微观性的，如分子细胞水平或组织学上的病变，很难用一般临床检查手段发现。

2. 临床前期(sub-clinical stage)　病理改变、脏器损害加重，但患者通常没有明显症状和体征，自觉"健康"，如若采用某些灵敏度、特异性高的诊断手段，则可早期诊断，从而进行早期治疗。如急性病毒性肝炎患者，在出现乏力、厌油、黄疸等症状与体征之前的 2～3 周，其血清谷丙转氨酶即有所升高，若能排除导致血清谷丙转氨酶升高的其他因素（如酒精中毒、药物等），则可根据该指标结合可疑的接触史，进行病毒性肝炎的早期诊断。

3. 临床期(clinical stage)　病变更加严重，临床上出现了明显的症状、体征和实验室检查异常，此期患者往往主动就医，临床医生易做出诊断并进行及时的治疗。

4. 结局(outcome)　疾病经历上述过程，发展到最终的结局，即痊愈、致残或死亡等。

疾病的自然史因疾病不同而有差别。某些自然史较短的疾病，如急性细菌感染性疾病，病程进展变化较快，短时期内可出现结局，若不给予及时的治疗，可能造成不良后果，并可发生严重并发症，甚至死亡。而某些慢性疾病自然史较长且复杂，可能发生的疾病演变，历时可达数十年之久，如某些心血管疾病、糖尿病等。研究疾病的自然史，对病因研究、早期诊断和预防、治疗效果以及预后评价都有着重要的意义。

（二）病程

病程又称临床病程(clinical course)，是指疾病从开始出现症状、体征到最后结局所经历的全过程，其中可经历各种不同医疗干预措施。

临床医师通过采用适当的医疗干预措施，改变疾病的病程，加速痊愈结局的到来。但不同的患者往往处于病程的不同时期，这就对治疗和预后判断带来一定影响，在病程早期及时采取有效的医疗干预，可改善预后，而在病程晚期进行医疗干预，其效果则不甚明显，预后也比较差，因此，临床医师应十分注意对病程的正确估计。

四、影响疾病预后的因素

凡影响疾病预后的因素或与疾病预后有关的因素都可称为预后因素(prognostic factor)。不同的疾病有着不同的预后,即使同一种疾病,不同的病人其预后也不相同。对预后因素的研究有助于临床医师进行医学干预,包括筛检、及时诊断、积极治疗和改变患者不良行为等,从而达到改善疾病预后的目的。

预后因素和危险因素不同,应正确区分预后因素和危险因素。危险因素(risk factor)是指能增加人群发病危险性的因素;而预后因素是在已患病的病人中影响其疾病结局的因素,因此两者的概念不同。在一些疾病中,某些因素既是危险因素又是预后因素,其作用有的相似,有的则相反。例如年龄既是急性心肌梗死的危险因素又是预后因素,且作用相似,即年龄越大,发生急性心肌梗塞的危险性越大,患者的年龄越大,其预后越差,出现不良结局的概率越大;血压同样既是危险因素也是预后因素,但作用相反,作为危险因素时,血压高,发病危险性大,而作为预后因素时,血压低,则预后差。更多时候预后因素与危险因素各不相同。

影响疾病预后的因素是复杂多样的,一般可概括为下列几方面:

1. **疾病本身的特点** 疾病本身的特点包括疾病的性质、病程、临床类型和病变程度等,是影响疾病预后的重要因素。不同疾病的预后不同,普通感冒和晚期肺癌的预后相差极为悬殊,前者常常具有自限性,勿需治疗也可自愈,而对于后者往往没有有效的治疗方法,因此预后较差,生存期较短。同一种疾病的预后也因病程及病变程度不同而异,如胃癌预后(术后生存率)与胃癌分期、发生部位、浸润深度、组织学类型以及是否转移等均有关系,微小胃癌术后 5 年生存率可达 100%,单纯的黏膜胃癌术后 10 年生存率达 80%,而中晚期胃癌术后 5 年生存率不足 20%。病情重者,预后较差,如重症肝炎的预后远比普通轻型肝炎的预后差。

2. **医疗条件和干预的方式与程度** 医疗条件好,医疗质量高,防治效果好,可使治愈率提高,病死率降低,总的预后较好。如冠心病急性心肌梗死患者常猝死于心律失常,在医疗条件差的医院,病死率和致残率较高;在医疗设施好的医院,病死率显著下降,预后大大改善。

临床医师所从事的筛检、诊断、各种治疗方案以及对患者的某些行为干预等也可影响疾病预后。早期的正确诊断和及时的合理治疗,是影响预后的重要因素,有时也可能起到决定性作用。疾病的早期诊断可在疾病普查、定期健康体检以及医院常规检查中进行,如子宫颈癌,早期及时诊断,通过手术治疗,常能获得较好的预后,一旦发现较晚,已多处转移,失去手术根治机会,则预后很差。但对于一些无有效医学干预措施的疾病,即使被早期诊断出,其预后的改善效果并不明显。

3. **患者身体素质** 患者身体素质是一项综合指标,包括年龄、性别、营养状况、免疫功能、精神心理状况、文化程度等,对疾病预后均有一定影响。同一种疾病,可因患者的身体素质不同,预后差异可较大。如同为肺炎双球菌引起的肺部感染,青壮年发生的大叶性肺炎和老人发生的弥漫性支气管肺炎,预后可有较大差异。又如对于患有同一病理类型并处于同一病程的淋巴瘤患者,若身体素质较好,能耐受正规的化疗,则预后较好,可长期生存;若身体素质差,不能耐受强烈化疗,则病情迅速恶化,预后差,生存期短。

有些疾病不仅受到患者的日常生活行为习惯的影响,也与患者的文化素养有关,还有些疾病与患者在治疗过程中依从性有着密切关系。

4. 社会因素与家庭因素　社会、家庭因素包括医疗保健制度、社会保障制度、医疗设施的布局、医疗条件与服务质量、家庭经济情况、家庭成员之间的关系与家庭氛围等,这些因素又与国家的经济水平、政治制度有关。这些因素都会影响疾病预后的。例如由于社会环境的改变,某些传染性疾病又死灰复燃,如性病和结核病等。

第二节　疾病预后研究的设计与实施

一、疾病预后研究的方法

疾病预后研究包括对疾病预后的评定和对预后因素的研究,多种设计模式均可供选择,包括描述性研究、病例对照研究、队列研究、临床试验等,其中最常用和最可靠的是队列研究,尤其是前瞻性队列研究。

对疾病预后的评定,包括描述疾病的病死率、治愈率、缓解率、复发率、致残率、生存率等,可以通过对研究对象的长期随访和纵向调查获得,其基本设计方案是纵向的描述性研究。如要进行两组病例预后的比较,如两组生存率的比较等,其基本方案是队列研究。如果将研究对象(某病患者)进行随机分组,对各组分别给予不同的医学干预措施,然后长期随访,对各组的预后进行比较,这种设计方案和随机对照临床试验相同,这种研究设计方案常用于比较两种治疗方案的效果(如生存率等),设计中所遵循的原则与临床治疗研究相同。

影响疾病预后的因素很多,通过对疾病预后因素的识别和研究,并进一步加以干预,可以改善疾病的预后,因此,这是疾病预后研究中的重要内容之一。对疾病预后因素的研究方法和疾病危险因素的研究方法基本相同,只是研究对象不同,预后因素研究是在已患疾病的病人中进行,因此疾病危险因素研究的各种设计方案也同样适用于预后因素的研究,最常用的预后因素研究设计方案是病例对照研究和队列研究。一般可以先从回顾性的临床资料中进行筛选,然后用病例对照研究进行验证,并进一步用前瞻性队列研究加以论证,最终确定是否为预后因素以及对预后的影响作用大小。疾病预后也是多种因素综合作用的结果,因此在研究时除了对各单因素进行分析外,还可以进行多因素分析,如 Cox 回归分析等。

需要注意,仅采用一般的临床病例分析方法来研究预后因素常不可靠,因为所观察到的病例往往缺乏代表性,医院性质和级别不同,收治病人类型不一,很难观察到有代表性的患者群体,并且观察的例数偏少,因此结论不够可靠。

二、预后研究设计的主要内容

(一)明确研究目的

预后研究必须有明确的研究目的,它决定了研究对象和预后指标的选择。

(二)确定研究对象

研究对象的来源要有代表性,能代表目标病人人群。但不同来源的研究对象之间往往缺乏可比性。

如果仅来自某所医院,研究对象多限于某些疾病类型,其代表性欠佳,但容易组织和实施;如仅采用三甲医院的病例结局来评定该疾病人群的预后,常常不够正确,由于这类医院常收治病情较重、病程较晚的病人,因而总的预后较差;如研究对象来自某地区各种级别的医院,可获得某种疾病的各种类型,能较好地反映出目标人群的特点,这是改善研究对象代表性的主要方式;如研究对象来自某地区人群中,其代表性最好,但组织实施比较困难,且此类病人依从性较差,可能产生较大的失访偏倚。

作为疾病预后研究的对象应有明确的诊断标准、纳入标准和排除标准,一方面可使研究对象处于同一起始点,另一方面保证对研究对象的安全性。

研究对象的分组必须遵循"非研究因素在两组分布应相同才有可比性"的原则,研究不同治疗方案的预后时,最好采用随机分组的方法。

(三)疾病预后的评定指标

选择有效而可靠的预后指标是预后研究的前提。疾病的预后指标是多种多样的,在研究中应选用有效的可靠的预后指标。预后指标的有效性体现在对不同病种采用不同预后指标,预后指标的可靠性体现在对各种预后的判断应采用客观的、可测量的、标准化的方法进行,尽量避免用主观或半主观的指标作为预后指标。

描述疾病结局发生的常用频率指标有:

1. 病死率(case fatality rate) 指某病患者中死于该病的人数占该病总人数的百分比。适用于病程短且易引起死亡的疾病,如急性传染病、急性中毒、生存期较短的癌症以及心脑血管疾病的急性期等。

$$病死率(\%) = 死于某病的患者人数 / 患某病的患者人数 \times 100\%$$

2. 治愈率(cure rate) 指经治疗后某病患者中治愈者所占的百分比。适用于病程较短且较少出现死亡的疾病,如上呼吸道感染、急性胃炎等。

$$治愈率(\%) = 患某病治愈的患者人数 / 患某病接受治疗的总患者人数 \times 100\%$$

3. 缓解率(remission rate) 指进行适当治疗后,病情缓解至已不再能检出或测出疾病证据的患者数,即进入疾病临床症状消失期的患者数占总治疗患者数的百分比。

$$缓解率(\%) = 治疗后进入疾病临床消失期的病例数 / 接受该种治疗的总病例数 \times 100\%$$

4. 复发率(recurrence rate) 疾病经过一定的缓解或痊愈后又重复出现的患者数占观察患者总数的百分比。

缓解率和复发率适用于病程较长且易于复发的疾病,如老年性慢性支气管炎、再生障碍性贫血、慢性粒细胞性白血病等。

5. 生存率(survival rate) 从病程的某一时点(诊断或治疗)起,随访若干时间后仍存活的患者数占观察患者总数的百分率,常用 3 年或 5 年生存率。适用于病程较长的致死性疾病,如各种癌症、严重的心脑血管疾病等。

$$n\text{年生存率}(\%) = 活满 n 年的病例数 / n 年内观察的总例数 \times 100\%$$

(四)明确研究结局及其判断标准

设计时应明确规定以何种事件的发生作为结局,并对该结局给予明确的定义和判断标准,研究全程中不再变动。判断标准应具有客观性和可操作性。

（五）进行随访,收集相关资料

设计时应明确随访起始点以及根据病程确定的随访期限,尽可能地减少预后研究中人为因素的偏倚,最好采用盲法观察。

（六）疾病预后研究设计若干注意问题

1. 对病人的随访期应足够长　其目的是在此期间内能观察到所有可能的结局,任何短于规定随访期的研究,都将使观察到的率较实际情况偏低。随访期限应视疾病病程而定,一般短病程的疾病,随访间隔时间要短;病程长的疾病,随访间隔时间可以长些。

2. 注意其可比性　对所研究病人的年龄、性别及其他预后特征应有所规定。

3. 起始时点不同,对率的影响很大　该起始点在研究设计时必须要明确规定,是在病程的哪一点起进行观察,如在普查中通过筛检发现的乳腺癌病例其死亡率低于主动就诊时发现的病例,因前者往往处于病程的早中期,而后者则常常已发展到中晚期。在预后研究中应尽可能选择处在疾病早期的患者,至少应是处于同一病程的患者。

4. 失访的控制　失访率越低越好,尽可能降低失访率。如果失访率大于10%,应引起注意;如果大于20%时,则研究结果可能没有参考价值。

三、生存分析

为了弥补单一率描述预后的不足,可通过生存分析获得有关疾病任一时点平均发生某种结局的可能性,从而对预后进行完整的描述。

1. 直接法　从病程的某一时点(如症状出现时、诊断时或治疗开始时)收集病例,组成队列,而后对他们进行观察直至随访期结束,记录患者所出现的各种结局。

例如:一组120例心脏病病人的随访观察,共计观察10年。

表9-1　120例心脏病病人随访观察的逐年死亡与失访情况

随访期间(年)Tx	期间观察的存活人数 L_x	期间死亡人数 D_x	失访人数 W_x
0～(1)	120	22	3
1～(2)	95	16	7
2～(3)	72	20	6
3～(4)	46	8	2
4～(5)	35	1	2
5～(6)	32	2	6
6～(7)	24	3	5
7～(8)	16	1	4
8～(9)	11	3	1
9～(10)	8	2	6

按下式计算随访期间(Tx)的生存率 $P_{(x)}$

$$P_{(x)} = \frac{L_x - (D_x + W_x)}{L_x - W_x} \times 100\% \qquad (式9-1)$$

$$P_{(1)} = \frac{120 - (22 + 3)}{120 - 3} \times 100\% = 81.2\%$$

$$P_{(2)} = \frac{95-(16+7)}{95-7} \times 100\% = 81.8\%$$

$$P_{(3)} = \frac{72-(20+6)}{72-6} \times 100\% = 69.7\%$$

直接法计算简便,在病例数较多时误差不大,但这种方法获得资料效率低,失访病例被排除出研究队列,且不能应用观察年限不到规定年限的病例资料,例数少时会出现后1年生存率比前1年生存率高的不合理现象。

2. 寿命表法 是生存分析中最常用的方法,是用来描述人群中死亡和生存情况的一种概率方法,可有效地利用所有资料。

它是通过研究某一队列人群在其整个生命过程中,当按照一定的年龄别死亡率死亡时,所获得的在特定时间内的累积生存概率。任一时点存活的机会,是用活过那一时点之前每段时间的累积存活率所估计的。

以年为间隔期,根据每年内的存活人数、死亡人数及观察人数,计算出每年的生存概率,然后以概率论的乘法定律,将各年的生存概率相乘,即可得到活过各年的累积生存率。

在寿命表法中,失访者、死于其他原因者、截尾者(观察终止)等在计算时按1/2人数计算。

例如,将120例心脏病病人随访资料用寿命表法计算生存率。

表9-2 寿命表法计算120例心脏病病人随访观察的逐年生存率

观察期间(年)T_x	期间死亡概率 $Q_x = D_x/(L_x - W_x/2)$	期间生存概率 $P_x = 1 - Q_x$	累积生存概率 $P_{(x+1)}$
0~(1)	0.185 7	0.814 3	0.814 3
1~(2)	0.174 9	0.825 1	0.671 9
2~(3)	0.289 9	0.710 1	0.477 1
3~(4)	0.177 8	0.822 2	0.392 3
4~(5)	0.029 4	0.970 6	0.380 8
5~(6)	0.069 0	0.931 0	0.354 5
6~(7)	0.139 5	0.860 5	0.305 0
7~(8)	0.071 4	0.928 6	0.283 2
8~(9)	0.285 7	0.714 3	0.202 3
9~(10)	0.400 0	0.600 0	0.121 4

观察期间实际观察人数　　　　$N_x = L_x - W_x/2$　　　　　　　　　　　(式9-2)

累积生存概率　　　　　　　　$P_{(x+1)} = P_o \times P_1 \times P_2 \cdots \times P_x$　　　(式9-3)

活满1年的累积生存概率 $P_{(0+1)} = P_o = 0.814\ 3$

活满2年的累积生存概率 $P_{(1+1)} = P_o \times P_1 = 0.814\ 3 \times 0.825\ 1 = 0.671\ 9$

经寿命表法计算出的生存率资料可以制作生存率曲线图,以时间(年)为横坐标,生存率(累积%)为纵坐标作图。从生存率曲线图中可更完整地了解某疾病任一时点上的预后情况。

寿命表法不仅可用于生存分析,还可用于描述其他结局,例如:肿瘤的复发、移植的排斥或再感染等任何定期随访的两分类(如是与否、有与无等)计数资料指标的分析比较。

第三节 预后研究中的常见偏倚及其控制

一、预后研究中常见的偏倚

1. 失访偏倚(lost to follow-up bias) 前瞻性队列研究或临床随访研究是预后研究常采用的方式,观察时间较长,因此在研究过程中,某些研究对象会因各种原因离开研究队列而无法继续随访,由此所造成的对研究结果真实性的影响称为失访偏倚。在现实的预后研究工作中,很难完全避免失访者的产生,但通常要求失访率不超过10%。

失访者对研究结果影响的大小取决于失访者的数量和失访者的特征,而后者的影响更为偏重。若失访者与完成随访的研究对象具有相同的特征,只要研究者的数量还能满足统计分析所需要的样本量,则失访对研究结果影响不大;若失访者与完成随访的研究对象在某些特征或结局上存在较大差异,则对研究结果会产生较大影响。例如对100例病人进行前瞻性的随访观察,以评价其预后,研究中有20%的病人失访,在观察到的80%的病人中,病情出现明显好转的占80%,如果失访的20人中病情明显好转者也占80%,则该项研究的疾病预后为80%的好转率;若在失访的20人中病情明显好转者仅占20%,此时该疾病的实际预后应为68%的好转率,由此可见失访偏倚严重影响了研究结果的真实性。

2. 领先时间偏倚(lead-time bias) 领先时间是指筛检发现病人的时间与主动就诊时被诊断的时间之间的差值,即提前诊断的时间。由于对研究对象的观察起始点不同而产生的偏倚称为领先时间偏倚。如在人群筛检中发现的病例多在病程的早期,而在医院就诊中发现的病例则有早有晚,甚至更多的病人已处于疾病病程的中晚期,在进行预后研究时,前者的预后普遍好于后者。若在研究队列中既有早期病人又有中晚期病人,则难以对疾病的预后进行准确评价。

3. 集合偏倚(assembly bias) 集合偏倚又称分组偏倚或就诊偏倚。由于各医院的性质和任务不同,各医院收治患者的病情、病程和临床类型可能不同,就诊患者的经济收入不同,地区也可能不同。由各医院的病例自行组成队列进行预后的随访研究,随访结束时可能发现不同医院的病人其预后存在差异,此时的差异是由于研究对象本身的差异所造成,而不是研究因素(如治疗方案)所致。这是一种选择性偏倚。

4. 存活队列偏倚(survival cohort bias) 从各医院收集病例组成队列进行预后研究,由于收集的队列并非是起始队列,而是可供研究的存活病例,这些病例均是从该病病程中某一时点进入队列,且都是存活的病例,故称存活队列偏倚,而那些未曾入院或已死亡的病例的信息则缺失,造成预后判断的不准确。如采用起始队列进行研究,集合队列150例,随访结果时预后好的75例,预后不好的75例各占50%;如以医院可供研究的病例组成队列,共50例进入队列,其中预后好的40例,预后不佳的10例,前者占80%,而未随访到的100例中预后好的的35例,预后不佳的65例,因此如采用起始队列则50%病例预后良好,如采用可供研究的病例集合成队列,结果有80%病例预后良好,因此存活队列偏倚实际上也是集合偏倚的一种特殊类型。

5. 迁移偏倚(migration bias) 随访观察期间患者退出、失访或从一个队列移至另一个队列等各种变动引起的偏倚,类似临床治疗试验中的沾染问题,当这种迁移的人数达到一定数量时,必然对研究结果的真实性造成影响,从而产生迁移偏倚。

6. 测量偏倚(measurement bias) 在观察或判定预后研究结局过程中,由于调查或测量方法不准确,影响预后研究的结论而产生的偏倚称为测量偏倚。

7. 混杂偏倚(confounding bias) 对预后能产生影响的因素很多,但在某一项研究中不可能将所有预后因素均作为研究因素,此时研究因素以外的其他预后因素就可能对研究结果产生一定的影响。与病因研究相似,这种偏倚称为混杂偏倚。

二、偏倚的控制

要更好地控制预后研究中的偏倚,主要有以下6种处理方法:

1. 随机化方法(randomization) 随机化的方法进行分组是消除选择性偏倚的最好方法,真正的随机化是指每个研究对象都有同等的机会进入观察队列和对照队列,随机化分组使两组具有可比性,使除研究的预后因素外,其他因素在两组均应相同,这样才能比较该预后因素在两组中是否有差异。

2. 限制(restriction) 是指在具有一定特征的对象中观察预后因素,以排除其他因素的干扰,但获得的结论常有很大的局限性。

3. 配对(matching) 为观察组的每一个研究对象匹配一个或几个具有同样特征的对照,然后比较两组的预后因素,这样能消除某些潜在的混杂因素。配对时切记不能把研究因素作为配对因素,否则不能观察该研究因素在两组中的效应差异。

4. 分层(stratification) 对某些潜在的混杂偏倚,分层是最常用的方法之一,尤其在临床科研资料的分析阶段。分层是指将科研资料按某些影响因素分成多层进行分析,观察研究因素是否在每层内两组间有差异,以明确该研究因素是否是独立的预后因素。

5. 标准化(standardization) 利用率的标准化进行校正,使可能影响结果的内部构成因素受到同等的加权,则这两个率可比。

6. 多因素分析 预后研究往往比较复杂,可能有多个因素同时或相互作用,从而影响到结局,可借助多因素分析同时处理并均衡其他许多因素,并从中筛选出与疾病结局有关的主要预后因素,及这些因素在决定预后中的相对比重。

第四节 疾病预后研究的评价原则与实例评价

一、评价原则

1. 研究对象是否处于同一病程阶段 只有当研究对象处于同一病程阶段时,才能得出疾病预后的正确结论。

2. 是否说明研究对象的来源 包括预后研究的地区或医疗机构,纳入研究对象的标准与方法,还应说明患者的年龄、性别、病情轻重等。

3. 是否随访了纳入研究的全部病例 在随访中不可避免地会出现失访者,应尽可能分析失访的原因。

4. 预后结局和预后指标是否明确、客观 在判断疾病预后结局时,应采用明确、客观的判断指标,对复发、缓解等指标应作出明确的规定,以利于其他临床医生的理解和判断。

5. 是否采用盲法判断预后结局 对于体检、X线摄片、心电图、影像学检查等作为预后结局的重要诊断指标时,应该采用盲法进行判断,以避免产生偏倚。

6. 是否校正影响预后的其他因素 一种疾病可有多种预后结局,同样,一种结局可由多种疾病或预后因素所致。在疾病预后的研究中,必须排除干扰疾病预后的其他因素后,才能确定研究因素与疾病预后的真实关系。

7. 研究结果的精确度和实用性如何。

二、实例评价

首次心肌梗死后择期经皮冠状动脉介入治疗的长期预后分析。(摘编自:中华心血管病杂志.2003,31(11):818-821)

【目的】 探讨首次急性心肌梗死(AMI)后择期行经皮冠状动脉介入(PCI)治疗的远期疗效及影响因素。

【对象】 选择1998年5月至2000年12月间因首次AMI,于6个月内在某医院成功接受择期PCI治疗的连续病例503例,排除急诊或补救性PCI和有过PCI或旁路移植手术(CABG)史者。AMI的诊断依据典型临床表现、心电图动态演变和心肌酶学异常升高这三项指标中至少符合两项而确诊。

【研究方法】 对符合标准的503例患者进行了随访。共随访到468例(93%),随访时间为17~51个月,中位数为28个月。用Kaplan Meier法计算生存率和无心脏事件生存率,用Cox回归法对预后进行单因素及多因素分析。

【结果】(部分)

1. 468例中男性418例,女性50例,平均年龄53.8岁(29~82岁)。有劳力性心绞痛病史者165例(35.3%),因初发心绞痛(<1个月)发生AMI或突发AMI者303例(64.7%)。前、侧壁AMI 211例(45.1%),下、后壁AMI 194例(41.5%),前壁+下壁AMI 47例(10.0%),侧壁+下、后壁AMI 16例(3.4%);曾经予溶栓治疗者221例(47.2%),未溶栓或治疗不详者247例(52.8%)。NYHA心功能Ⅰ、Ⅱ、Ⅲ、Ⅳ级者分别为352(75.2%)、98(20.9%)、17(3.6%)和1(0.2%)例。左室射血分数(LVEF)≤40%者20例(4.3%)。于AMI恢复期(<1个月)行PCI者187例(40.0%),AMI≥1个月行PCI者281例(60.0%)。随访到的468例患者危险因素情况:其中吸烟史338例(72.2%);饮酒史102例(21.8%);高血压病220例(47.0%);糖尿病70例(15.0%);高胆固醇血症347例(74.1%);高甘油三酯血症238例(50.9%);低HDLC血症316例(67.5%)。

2. 随访期内死亡3例(0.6%),非致命性心肌梗死5例(1.1%),冠状动脉旁路移植术9例(1.9%),重复PCI 21例(4.5%),心绞痛复发120例(25.6%)。术后1、2、3和4年的生存率分别为100.0%、99.5%、99.2%和99.2%,无心脏事件生存率分别为5.1%、93.6%、92.1%和90.3%。术后NYHA心功能Ⅰ、Ⅱ和Ⅲ级的患者分别占94.9%、4.7%和0.4%。

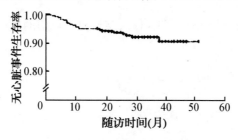

图9-1 无心脏事件的生存曲线

3. 单因素与多因素分析结果　见表9-3、表9-4。

表9-3　影响心脏事件发生的单因素和多因素分析

分析类别	变量名称	回归系数	RR值	95%可信区间	P值
单因素分析	糖尿病	0.755	2.128	0.996~4.545	0.051
	LVEF40%	0.555	1.742	1.035~2.933	0.037
	多支病变	0.832	2.298	1.469~3.596	<0.001
多因素分析	糖尿病	0.774	2.816	0.925~5.08	0.075
	多支病变	1.035	2.168	1.66~4.775	<0.001

表9-4　影响心绞痛复发的单因素和多因素分析

分析类别	变量名称	回归系数	RR值	95%可信区间	P值
单因素分析	女性	0.564	1.758	1.078~2.867	0.024
	糖尿病	0.463	1.589	1.031~2.447	0.036
	高TG血症	0.375	1.455	1.021~2.073	0.038
	多支病变	0.318	1.374	1.108~1.703	0.004
多因素分析	高TG血症	0.774	1.531	1.054~2.225	0.025
	多支病变	1.035	1.477	1.136~1.92	0.004

【结论】　本研究的结果提示，对首次 AMI 的患者，积极行择期 PCI 治疗，其预后良好。多支病变与术后心脏事件正相关，高 TG 血症和多支病变与心绞痛复发正相关。积极控制危险因素，合理用药，有利于预后。

【论文评阅译语】

1. 本文是一篇典型的预后研究文献，目的明确。采用前瞻性随访观察方法，研究急性心肌梗死（AMI）后择期行经皮冠状动脉介入（PCI）治疗的远期疗效及影响因素。

2. 研究病例明确，来自某医院某时期内，有明确的诊断标准和排除标准，并以术后为统一的随访起点。

3. 共随访到468例，占全部纳入病例的93%，如能对失访病例加以分析，则结果更为可靠。

4. 所随访的预后结局与预后指标明确、客观；同时考虑了多种可能影响预后的因素，并采用了正确的统计方法进行生存分析、单因素和多因素分析。

5. 结论比较客观可信。

总的来说，这是一篇设计合理、结果可靠、结论科学可信的预后研究论文。

（陆召军　高修银）

第十章 临床研究的质量控制

第一节 概 述

一、真实性与误差

临床医学研究的目的是从对样本人群的观察和研究中,取得研究变量与结果变量的真实联系,并将此真实联系推广到样本人群及其所属的目标人群范围内。真实性(validity)是指一项观察或研究所作推论的正确及可靠程度,即所得结果能反映对象的真实情况。真实性有内部真实性与外部真实性两个方面,内部真实性(internal validity)是指一项研究结果能正确反映研究人群(样本人群)及其所属的目标人群的真实情况,外部真实性(external validity)则是指该项具有内部真实性的研究结果还能推广至目标人群以外的其他不同时间、不同地区的不同人群。一项无内部真实性的研究结果,不可能有外部真实性,但具有内部真实性的结果不一定能同时具有外部真实性。图10-1显示了二者之间的关系。

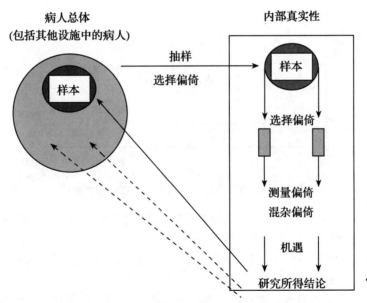

图 10-1 研究的内部真实性与外部真实性

在临床科研中,首先应保证研究结果的内部真实性,强调研究结果能正确地反映疾病与因素之间的真实联系。真实性主要受误差的影响,包括随机误差(random error)和系统误差(systematic error)。随机误差中主要是由抽样而引起抽样误差,在任何抽样研究中均存在,与选用的抽样方法和样本量大小有关,可通过统计学方法予以估计和评价。系统误差即偏倚,是由于研究设计、实施、资料分析处理以及结论推断过程的不科学所造成的对研究结果的具有一定方向性的错误估计,从而歪曲了原有的真实联系,直接影响研究结果的内部真实性。

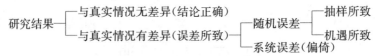

图 10-2 影响研究结果真实性的因素

二、机遇

机遇(chance)也是一种随机误差,它是各测量结果间受机遇影响的变异度的大小,它主要影响观察结果的精确性和可重复性。与系统误差不同,这种随机误差没有一定的方向性,只能在测量中设法缩小,但不能避免。研究者应注意的是精确性与真实性的关系,即一项精确的测量结果并不一定具有真实性,而一项真实度高的测量结果也并不一定具有很高的精确性。如图 10-3、10-4 所示。

图 10-3 显示一组血压正常者的舒张压测量情况。假设其真实值在 70 mmHg,若测量值均偏低至 60 mmHg,测量结果虽精确但不真实,这是一种由于测量偏倚造成的系统误差;多数情况下这组人的舒张压测量值应在 70 mmHg 左右,其分布类似图中的菱形部分,虽然由于随机误差造成测量值的不够精确,但真实性却较好。

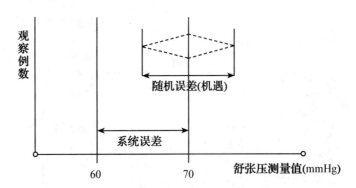

图 10-3 系统误差与机遇所致随机误差的关系

图 10-4 进一步显示了真实度与精确度之间的关系。图中 A 部显示测量的真实度与精确度均较高,B 部显示测量的精确度较高但真实度较低(测量值偏小),C 部显示测量的真实度较高但精确度较低(测量值较离散),D 部显示测量的真实度和精确度均较低,测量值既普遍偏大又很离散。

机遇对研究结果的影响主要体现为假阳性和假阴性错误。假阳性错误即统计学上的第一类错误,其概率用 α 表示,假阴性错误即统计学上的第二类错误,其概率用 β 表示。通过假设检验,可对机遇造成的错误概率进行估计;也可通过计算相应指标的可信区间来估计其真实值的变动范围,研究者可根据该可信区间同时评价研究结果的统计学意义和临床意义。

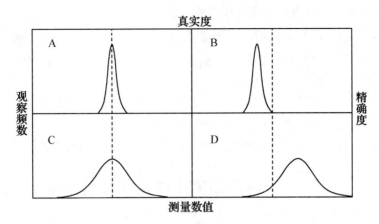

图 10-4 真实度与精确度之间的关系

第二节 偏倚的概念和种类

一、偏倚

偏倚(bias)是一种系统误差,是在研究的设计、测量、分析过程中,任何导致研究结果系统地偏离真实情况的现象。从临床科研的角度看,偏倚是在研究各病例组间变量有否差异的过程中产生的一种系统误差。

以病人为主要研究对象的临床医学研究极易产生偏倚。原因之一是人群研究与动物研究不同,人群的个体差异及研究条件往往难以控制;原因之二是人具有复杂的心理活动和多种多样的行为习惯,并受到社会环境与家庭环境的影响,从而影响其在研究过程中的依从性。在医学研究中偏倚普遍存在,但可在研究设计、实施及分析阶段设法避免,或尽量减少其产生,并及时有效地纠正。因此在临床医学研究中对偏倚的识别和控制显得极为重要。

偏倚具有一定的方向性,若偏倚夸大了原有的真实效应,则为正偏倚;反之,若缩小了原有的真实效应,则为负偏倚。无论是正偏倚,还是负偏倚,所产生的研究结果与真实值之间的差异,都是不容忽视的。此外,偏倚还可使结论发生逆转,如将原有的危险效应变为保护效应,或将甲法优于乙法结果变为乙法优于甲法,从本质上歪曲真实情况,此为颠倒偏倚。

二、偏倚的主要类型

(一) 根据来源不同,通常将偏倚归为三大类

1. 选择偏倚(selection bias)　因选择作为研究对象的人群与未选作研究对象的人群在某些特征上不一致,使研究对象不能代表目标人群而造成的偏倚。常表现为研究人群的"结论"不能推广到目标人群乃至更大的总体人群,即影响了内部真实性和外部真实性。

2. 信息偏倚(information bias)　指在研究资料与数据的收集、测量、记录、编码、整理和分析过程中所产生的各种系统误差。

3. 混杂偏倚(confounding bias)　在研究的设计、分析过程中,对混杂因素及其作用的

认识或控制不够而发生研究结果系统地偏离真实值的现象。

（二）在研究过程的各个不同阶段,所产生的主要偏倚不同

设计阶段主要是选择偏倚,有入院率偏倚、现患病例与新发病例偏倚、检出症候偏倚、抽样偏倚、健康工人效应、志愿者偏倚等。

测量阶段主要会产生信息偏倚,有观察者偏倚、回忆偏倚、失访偏倚、沾染或迁移偏倚、测量方法偏倚、结局竞争偏倚、领先时间偏倚、错分偏倚等。

评价阶段主要会出现混杂偏倚,有统计分析偏倚、混杂偏倚、发表偏倚等。

第三节 临床研究中的偏倚及其控制

一、选择偏倚

（一）入院率偏倚

1. 概念 入院率偏倚(admission rate bias),又称伯克森偏倚(Berkson's bias),是指利用医院病人作为研究对象时,由于具有某研究因素的病人与不具有该研究因素的病人被选为研究对象的机率不同,而导致的研究因素与研究疾病之间关系发生被歪曲的现象。

2. 实例 一项有关呼吸道疾病与骨关节疾病关联性的研究,在进行以医院为基础的病例对照研究时,可以得到两者之间具有正关联性的结果,OR 值为 4.06,具有统计学意义,即:有呼吸道疾病者发生骨关节疾病的危险性是无呼吸道疾病者的 4.06 倍;但在进行以人群为基础的病例对照研究时,则得出两者之间无关联性,OR 值为 1.06,无统计学意义。研究资料见表 10-1。

另一项有关过敏及代谢性疾病与疲劳综合症关系的研究,以医院为基础的病例对照研究得出两者之间具有负关联性的结果,OR 值为 0.37,具有统计学意义,即有过敏及代谢性疾病者不易发生疲劳综合征;而以人群为基础的病例对照研究却得出两者之间有正关联性的结果,OR 值为 1.89,有统计学意义,即有过敏及代谢性疾病者更多发生疲劳综合症。研究资料见表 10-2。

表 10-1 呼吸道疾病与骨关节疾病的关系

呼吸道疾病	一般人群			曾住院 6 个月以上者		
	骨关节疾病			骨关节疾病		
	病例	对照	合计	病例	对照	合计
有	17	207	224	5	15	20
无	184	2 376	2 560	18	219	237
合计	201	2 583	2 784	23	234	257
	$OR=1.06$			$OR=4.06$		

表 10-2 过敏及代谢性疾病与疲劳综合征的关系

过敏及代谢性疾病	一般人群			曾住院 6 个月以上者		
	疲劳综合征			疲劳综合征		
	病例	对照	合计	病例	对照	合计
有	13	136	149	1	21	22
无	127	2 508	2 635	27	208	235
合计	140	2 644	2 784	28	229	257
	$OR=1.89$			$OR=0.37$		

在上述两项研究中,采用不同的研究对象,得到了完全不同的结果,此时研究者需要判断哪一个研究结果更真实可靠呢? 为什么?

3. 原因分析　可以确定以人群为基础的病例对照研究结果与结论更为真实可靠。因为在以医院为基础的病例对照研究中,作为研究对象的病例与对照以及作为研究因素的另一种疾病,均具有不同的入院率(见表 10-3),从而产生了入院率偏倚,前一项研究夸大了两种疾病间的联系,而后一项研究使两种疾病间的关系发生了逆转。

表 10-3 不同疾病的入院率

呼吸道疾病	骨关节疾病	入院率	(%)	过敏	疲劳	入院率	(%)
+	+	5/17	29.4	+	+	1/13	7.3
+	-	15/207	7.2	+	-	21/136	15.4
-	+	18/184	9.8	-	+	27/127	21.2
-	-	219/2 376	9.2	-	-	208/2 508	8.3

4. 控制　控制入院率偏倚最好的方法是进行以人群为基础的病例对照研究,从一般人群中获取样本,或至少对照来自一般人群,但实施均有一定难度;若仍采用以医院为基础的病例对照研究,最好进行多中心的合作研究,在一定程度上可减小入院率偏倚的影响。

(二) 现患病例-新发病例偏倚

1. 概念　现患病例-新发病例偏倚(prevalence-incidence bias)又称奈曼偏倚(Neyman's bias),当某种疾病出现一段时间后,可能的病因或影响因素已不存在或发生了较大变化,这种因果关系发生了时间上的断裂,致使观察到的因果关系出现假象。在选择研究对象时,如果仅选择现患病例(病程长者往往因病而改变了某些致病因素),从而使由该群体中获得的因果关系与真实情况之间出现偏倚。

2. 实例　表 10-4 为 Framingham 心脏病研究资料。Friedman 等曾用队列研究和病例对照研究方法比较 Framingham 心脏病研究中血清胆固醇与冠心病的联系,队列研究中的病例均为新发现和诊断的病例,病例对照研究的病例则为现患病例。研究结果显示,通过队列研究可以证实血清胆固醇高于正常是导致冠心病的危险因素之一,相对危险度为 2.40;而病例对照研究结果则认为二者之间联系不显著。当然前者研究结论更真实可信。

表 10-4　某地进行的二次高胆固醇血症与冠心病关系研究

血清胆固醇水平	病例对照研究			队列研究		
	冠心病(6种检查证实)			冠心病(6种检查证实)		
	有	无	合计	有	无	合计
>正常1/4位点	38	34	72	85	462	547
<正常3/4位点	113	117	230	116	1 511	1 627
合计	151	151	302	201	1 972	2 174
		$OR=1.16$			$RR=2.40$	

3. 原因分析　在病例对照研究时,因冠心病死亡的病例已被排出,被研究的仅是存活的冠心病病人(患病率病人,而不是发病率病人,代表性较差)。这些病例的特点有:①病情轻,很可能高胆固醇水平较低(不代表全部病人的暴露水平);②幸存的病例已改变了暴露的程度,更加注意饮食控制(与病人暴露水平愈远,与对照暴露水平愈近)。

或者说,暴露强度较高、暴露时间较长者在调查时相当一部分已经死亡,而暴露程度一般、暴露时间较短者中存活的比例较大,因此,幸存病例中的暴露比例低于全部病例(包括死亡病例)中的暴露比例,造成联系强度被低估;而且,幸存者可能有意识减少暴露程度,则进一步低估联系强度。如男性直肠癌发病率略高于女性,但女性直肠癌的生存时间明显长于男性,因此,如选用现患病例作为研究对象,则病例中的女性比例较高,而男女间的暴露特征各异,女性暴露常较低,其结果造成对联系强度的低估。

4. 控制
(1) 使用新发病例为研究对象。
(2) 在队列研究基础上进行巢式病例对照研究。
(3) 同时将暴露程度、暴露时间与暴露结局相联系起来作结论,如用 Cox 模型分析比较恰当。

(三) 检出征候偏倚

1. 概念　某因素并不是某种疾病的病因,但当暴露于该因素后,却能出现与该疾病相似的症状和体征,使其主动就医和接受检查的机会相对增加,结果是该疾病的检出率在这部分人(暴露于该因素者)中人为地提高了,以这部分患者作为研究病例时,即可造成该因素与该疾病之间关联系强度的高估现象,由此产生的偏倚称为检出征候偏倚(detection signal bias)。

2. 实例　在研究雌激素与子宫内膜癌的关系时,病例和对照来源不同,可使研究结果与结论差异较大。当子宫内膜癌的病例来自因子宫出血就医的人群,对照来自一般人群时,结果显示两者之间存在高度的关联($OR=9.4$),结论是口服雌激素是子宫内膜癌的危险因素;当对照组来源不变,而子宫内膜癌的病例来自进行子宫相关手术的人群时,两者的关联强度大大降低($OR=2.6$)。研究资料见表 10-5。如果对照选自同一医院因子宫出血被检出良性肿瘤的患者中时,研究结果则可能显示口服雌激素与子宫内膜癌之间并无关联。

表 10-5 在同一医院两次研究所呈现的绝经期服用雌激素与子宫内膜癌关系

绝经期服用雌激素	以子宫出血就诊病例			以刮宫或子宫切除诊断		
	子宫内膜癌			子宫内膜癌		
	病例	对照	合计	病例	对照	合计
有	72	17	89	59	30	89
无	45	100	145	89	118	207
合计	117	117	234	148	148	296
		$OR=9.4$			$OR=2.6$	

3. 原因分析　部分早期子宫内膜癌患者,因服用雌激素后药物刺激子宫内膜增生,导致子宫出血,致使她们求医和接受检查的机会增多,从而能够被发现而入选到病例组中,但在人群中有一定量的无症状的子宫内膜癌早期患者,她们未服雌激素而无子宫出血,因而不去医院检查,被诊断的机会较小。结果在研究选用的子宫内膜癌病例中口服雌激素的比例(即暴露比例)人为地提高了,从而夸大了口服雌激素与子宫内膜癌之间的关联强度,这就是一种检出症候偏倚。有研究者发现在服用雌激素的子宫内膜癌病例中79%是第一期病人,而在不服用雌激素的子宫内膜癌病例中55%是第一期病人。

4. 控制　在研究对象(包括病例和对照)的选择时,应注意入选者与未入选者在研究特征(或暴露特征)方面的一致。在设计中明确研究对象入选的限制条件,如对上述问题的研究,病例组中的病例应严格限制为中晚期的子宫内膜癌病人,对照组在就医机会、就医条件等方面尽量与病例组相同,以减少两组之间的系统误差。此外,也可考虑多设几个对照组,进行多重病例对照研究观察,经过综合分析比较后再下结论。

(四)志愿者偏倚

1. 概念　以志愿者为研究对象,而志愿者与非志愿者之间在许多因素上存在系统差异,包括文化程度、经济状况、生活行为习惯等,这些因素常常与疾病的发生和预后有关,因此使研究结果存在一定的偏倚,这种偏倚称为志愿者偏倚(volunteer bias)。

2. 实例　以"体力劳动与冠心病死亡关系"的研究为例,选用不同的研究对象,可得出不同的结果与结论。表 10-6 是以死亡病例为研究对象进行的病例对照研究,表 10-7 是选用志愿者为研究暴露组(进行有规律体力劳动),将非志愿者作对照进行的队列研究,两个研究得出的结果是体力劳动与冠心病死亡之间存在负关联,结论是体力劳动可减少冠心病的死亡或复发。表 10-8 是在临床上进行的随机对照研究,将患有冠心病的人随机分组,分配实验组参加一定的体力劳动,然后随访观察其心肌梗死的复发情况,结果显示体力劳动与心肌梗死的复发并无显著的关联性,结论是体力劳动不会明显增加或减少冠心病患者心肌梗死的复发。

表 10-6 体力劳动与冠心病死亡关系的病例对照研究

新近体力劳动	冠心病死亡	其他死亡
重	194	668
轻	840	2 029

$OR=0.702, \chi^2=15.18, P<0.001$

表10-7　体力劳动与冠心病死亡关系的队列研究

有规律体力劳动	复发心梗	未复发	合计
有	7	59	66
无	18	46	64

$RR=0.377, \chi^2=6.42, P<0.05$

表10-8　体力劳动与冠心病死亡关系的随机对照研究

随机分配参加体力劳动	复发心梗	未复发	合计
实验组	28	359	387
对照组	21	345	366

$RR=1.26, \chi^2=0.69, P>0.05$

3. 原因分析　作为暴露组中的冠心病志愿者除了有规律的进行体力劳动外，往往比对照组中的非志愿者更关心自身的健康状况，同时注意在日常生活中改变不良的生活行为习惯，甚至有坚持适当的体育锻炼的习惯，而这些因素本身就可减少心肌梗死的发生，因此得出的结论有偏倚。在随机对照研究中，通过随机分组，使实验组与对照组具有较好的均衡可比性，从而使研究结果与结论更真实可靠。

4. 控制　尽量减少单纯以志愿者作为研究病例或暴露组，而非志愿者落选或仅作为对照组。

(五) 健康工人效应

1. 概念　职业流行病学常用年龄别标化死亡率比(SMR)来评价各种职业暴露的危险性。由于一般人群中包括了因健康状况较差不能就业的、有先天残疾的、社会经济地位较低的等等各种不同的人，而职业人群中往往是较为健康的人，因此职业人群的死亡率常低于一般人群，即使有损害健康和寿命的职业危害因素存在，其SMR也可能低于1.0，这就是健康工人效应(healthy worker bias)。

2. 实例　图10-5显示的是多种有害职业暴露的工作人群，其年龄标化死亡率均低于全国总人口，这正是由于健康工人效应所致的非真实结果。

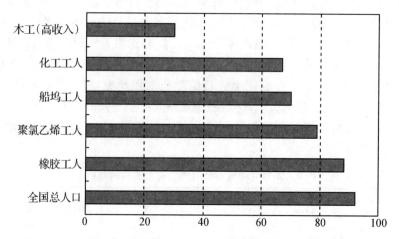

图10-5　各有害职业暴露工种工人死亡率与全国总人口死亡率的比较

3. 原因分析 在进行不同人群死亡率比较或计算 SMR 时,研究者一般都会考虑按年龄、性别进行标化后再分析比较,但并没有同时标化其他影响死亡的因素,如人群总体素质、健康状况、社会经济地位等,也就是说在职业人群与一般人群之间仍存在有许多不可比的影响因素,而这些因素在一定程度上可以抵消或部分抵消有害职业暴露对健康和寿命的损害,使职业人群的死亡率降低,甚至低于一般人群,出现 SMR 减小甚至小于 1 的结果,从而低估职业暴露的危险性。另外,能坚持在某种岗位工作者往往是对该暴露因素不甚敏感者,该群体对暴露效应的易感性显然不同于一般人群,所以这种健康工人效应又称易感性偏倚(susceptibility bias)。因此,当研究结果 SMR 等于 1 或小于 1 时,下结论宜慎重。

4. 控制和校正健康工人效应的方法

(1) 尽可能选用内对照,或以非接触的其他相似职业人群作参照。

(2) 选择多种参照人群进行比较。

(3) 增长随访时间,特别是观察退休职工的疾病发生率或死亡率。

(4) 用一般人群率作参照时,对每一年龄组的期望死亡数均打 9 折(即乘以 0.9),再计算校正 SMR。

(5) 求出校正系数,然后将所研究工种人群的期望死亡数乘以校正系数(详见表 10-9 和表 10-10)。

(6) 求出各年龄别校正系数,以此乘年龄别期望死亡数,最后计算校正 SMR(详见表 10-9 和表 10-11)。

表 10-9 美国某大型交通企业(百万人)工人死亡率与全美男性人口死亡率的比较

年龄组 (岁)	1959—1963 年 交通企业男工死亡率(%)	1959—1963 年 全美男性人口死亡率(%)	死亡率比值 (校正系数)
40~45	2.0~3.0	3.75~5.51	0.536
45~50	3.4~5.4	6.05~9.11	0.574
50~55	6.2~10.1	10.14~14.40	0.658
55~60	11.2~15.8	15.49~21.54	0.735
60~65	17.0~21.8	23.50~32.26	0.700
合计	8.0~11.2	11.79~16.56	0.641

表 10-10 美国橡胶工人 SMR"健康工人效应"校正(1)

年龄 (岁)	1964—1972 年 死亡数	未校正 期望死亡	SMR	校正期望死亡* (期望值×校正值)	校正 SMR
40~45	17	12.9	1.318	8.3	2.048
45~50	42	49.0	0.857	31.4	1.338
50~55	73	87.1	0.838	55.8	1.308
55~60	144	141.6	1.017	90.8	1.586
60~65	213	234.3	0.918	150.2	1.418
合计	489	524.9	0.932	336.5	1.453

* 校正期望死亡数＝各年龄组期望死亡数×0.641

表 10-11　美国橡胶工人 SMR "健康工人效应" 校正（2）

年龄（岁）	1964—1972 年死亡数	未校正期望死亡	校正期望死亡*（期望值×校正值）	校正 SMR
40～45	17	12.9	6.9	2.464
45～50	42	49.0	28.1	1.495
50～55	73	87.1	57.3	1.274
55～60	144	141.6	104.1	1.383
60～65	213	234.3	164.8	1.299
合计	489	524.9	336.5	1.453

*校正期望死亡数＝各年龄组期望死亡数×各年龄组校正系数

二、信息偏倚

（一）错误归类与错分偏倚

1. 概念　在研究中，无论是对疾病的诊断还是对暴露的测量都不可能达到 100% 准确无误，于是可能出现病人被错误地归入对照组，健康者被错误地归入病例组，或者有暴露者被错误归入对照组，而无暴露者被错误归入暴露组。在临床试验中同样可能发生这类错误，即将有效误判为无效，或将无效误判为有效。由这种错误归类所导致的偏倚称为错分偏倚（misclassification bias）。

2. 原因分析　错误归类并不一定都导致错分偏倚，是否导致偏倚的产生，主要取决于在不同的研究组中所出现的错误归类是均衡性的还是非均衡性的，均衡性错误归类一般不产生偏倚，非均衡性错误归类则可产生正向或负向的偏倚（详见表 10-12 和表 10-13）。

表 10-12　暴露组与对照组在对疾病的诊断上均衡一致

归类结果	暴露组			对照组		
	有病	无病	合计	有病	无病	合计
归为有病	40	12	52	80	24	104
归为无病	10	18	28	20	36	56
合计	50	30	80	100	60	160

$$S_e = \frac{40}{50} = 0.8, S_p = \frac{18}{30} = 0.6; \quad S'_e = \frac{80}{100} = 0.8, S'_p = \frac{36}{60} = 0.6$$

$$RR = \frac{\frac{50}{80}}{\frac{100}{160}} = 1.0, PPV = \frac{40}{52} = 0.77; \quad RR' = \frac{\frac{52}{80}}{\frac{104}{160}} = 1.0, PPV' = \frac{80}{104} = 0.77$$

对疾病的诊断在两组的执行质量是一样的（$S_e = S'_e, S_p = S'_p$），错误归类的影响抵消。虽然有错误归类，但不产生错分偏倚，即错分后的 RR' 与原真实 RR 相等。

表 10-13　暴露组与对照组在对疾病的诊断上不一致

归类结果	暴露组			对照组		
	有病	无病	合计	有病	无病	合计
归为有病	54	12	66	18	7	25
归为无病	6	28	34	12	63	75
合计	60	40	100	30	70	100

$$S_e = \frac{54}{60} = 0.9, S_p = \frac{28}{40} = 0.6; \quad S'_e = \frac{18}{30} = 0.6, S'_p = \frac{63}{70} = 0.9$$

$$RR = \frac{60 \times 70}{30 \times 40} = 3.5; \quad RR' = \frac{66 \times 75}{34 \times 25} = 5.8$$

对疾病的诊断在两组的执行质量不一样（灵敏度和特异度均不相等），出现非均衡性错误归类，存在有错分偏倚，由于暴露组的灵敏度高于对照组，即在暴露组中有更多的病人被诊断出，因此这时的错分偏倚有确定的方向性，为正偏倚（$RR' > RR$），即夸大了暴露与疾病的联系。

3. 控制　无论在诊断疾病或是判断暴露时，尽量采用金标准归类方法，或采用接近金标准的归类方法，而且，在各研究组一视同仁地执行。

（二）结局竞争偏倚

1. 概念　如果某因素与多种结局有关，这些结局的平均潜伏期又有差异，则出现结局竞争。即先发生某病的个体，由于死亡，而"失去"发生另一种疾病的机会，使得潜伏期较长的疾病实际测量到的发病率低于实际应有的真实发病率，导致该病因与该疾病的联系强度减弱，此为结局竞争偏倚（outcome competing bias）。

2. 实例　某 10 万人群，暴露者 5 万，非暴露 5 万；假定甲病死亡率 500/10 万人年，平均发病年龄 50 岁，$RR_1 = 3.0$；乙病死亡率 500/10 万人年，平均发病年龄 55 岁，$RR_2 = 6.0$；观察 15 年（即 45~60 岁）。

甲病期望死亡 $\begin{cases} 暴露组：5 万 \times 750/10 万 \times 15 = 5\,625 例 \\ 非暴露组：5 万 \times 250/10 万 \times 15 = 1\,875 例 \end{cases}$

乙病期望死亡 $\begin{cases} 暴露组：5 万 \times 857/10 万 \times 15 = 6\,427 例 \\ 非暴露组：5 万 \times 143/10 万 \times 15 = 1\,072.5 例 \end{cases}$

乙病期望病例中"提前"发生甲病的情况： $\begin{cases} 暴露组：6\,427.5 \times 750/10 万 \begin{matrix} \times 5 \approx 241 例 \\ \times 15 \approx 723 例 \end{matrix} \\ 非暴露组：1\,072.5 \times 250/10 万 \begin{matrix} \times 5 \approx 13 例 \\ \times 15 \approx 40 例 \end{matrix} \end{cases}$

乙病期望病例中"损失"病例： $\begin{cases} 暴露组：6\,427.5 - \begin{matrix} 241 = 6\,186.5 例 \\ 723 = 5\,704.5 例 \end{matrix} \\ 非暴露组：1\,072.5 - \begin{matrix} 13 = 1\,059.5 \\ 40 = 1\,032.5 \end{matrix} 例 \end{cases}$

$$RR'_2 = \frac{6\,186.5}{1059.5} = 5.84 \qquad RR''_2 = \frac{5\,704.5}{1\,032.5} = 5.52$$

低估情况：$\begin{cases} \dfrac{6.00-5.84}{6.00}=2.7\% \\ \dfrac{6.00-5.52}{6.00}=7.8\% \end{cases}$

3. 控制方法　在研究中尽可能详细地收集有关资料与信息，对所出现的其他结局进行分析和评估；另外，对出现其他结局的研究对象，可视为失访者，并采用寿命表的方法进行资料分析，以减少信息的损失。

（三）无应答偏倚

1. 概念　在资料的测量中，无应答者的某些特征（包括患病状况或暴露情况）与应答者可能不同，因此而产生在应答者中获得的结果与目标人群的真实情况存在偏差，产生无应答偏倚（non-respondent bias）。该偏倚的影响与选择偏倚相似。

2. 控制方法　充分做好现场组织工作；获得研究对象配合；认真了解无应答者的原因；改进资料收集技巧，提高应答率。

（四）回忆偏倚和报告偏倚

1. 概念　研究对象在提供信息时，由于遗忘、回忆不准确、不愿意正确回答（包括对信息的有意夸大、缩小、迎合流行的价值取向等等）所导致的偏倚，称为回忆偏倚（recall bias）和报告偏倚（reporting bias）。

2. 控制方法　提高调查技巧；选用客观指标；进行质量控制。

三、混杂偏倚

（一）概念

由于某些非研究因素（变量）的存在，改变了研究因素与研究结局（疾病、死亡等）之间的真实联系，从而引起的偏倚，称为混杂偏倚（confounding bias）。能够引起混杂偏倚的因素称为混杂因子（confounder）。

（二）产生混杂的条件

1. 可疑的混杂因素 F 与所研究的疾病 D 之间有联系，而且这种关系在研究因素 E 不存在的情况下，也能表现出来。

$$OR_{DF/\overline{E}} \neq 1$$

2. 可疑的混杂因素 F 与研究因素 E 有联系，而且这种联系应在非病例中也表现出来。

$$OR_{EF/\overline{D}} \neq 1$$

3. 上述两条件改变了结果的真实性。$cOR \neq aOR$

研究的危险因素 E、可疑的混杂因素 F、研究的疾病 D 三者之间关联的形式与混杂偏倚的产生与否详见图 10-6。

存在混杂偏倚的情况：

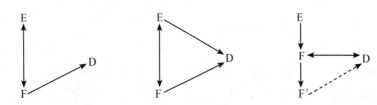

不存在混杂偏倚的情况：

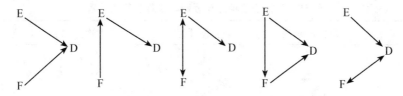

图 10-6 混杂偏倚是否存在的不同情况

(三) 实例分析

在研究冠心病危险因素时，由于一些因素未作为研究因素，而这些因素可能也是冠心病的危险因素之一，它们与研究因素之间存在着一定的统计学联系，因此也就可能产生混杂偏倚。表 10-14 和表 10-15 分别分析了吸烟在性格类型与冠心病关系中的作用以及性格类型在吸烟与冠心病关系中的作用。

表 10-14 吸烟在性格类型与冠心病关系中的混杂作用

冠心病	吸烟		不吸烟		合计	
	A 型	B 型	A 型	B 型	A 型	B 型
有	168	34	10	45	178	79
无	189	38	54	233	243	271
合计	357	72	64	278	429	350
	$OR=0.99$		$OR=0.96$		$OR=2.51$	

表 10-15 性格类型在吸烟与冠心病关系中的影响

冠心病	A 型性格		B 型性格		合计	
	吸烟	不吸烟	吸烟	不吸烟	吸烟	不吸烟
有	168	10	34	45	202	55
无	189	54	38	233	227	287
合计	357	64	72	278	429	342
	$OR=4.8$		$OR=4.6$		$OR=4.6$	

通过分层分析显示，吸烟在性格类型与冠心病的关系中起了混杂作用（分层前后的 OR 值不等），产生了正的混杂偏倚（分层后 OR 降低），即夸大了性格类型与冠心病的联系；而性格类型在吸烟与冠心病的关系中未产生混杂作用（分层前后的 OR 值无显著改变）。

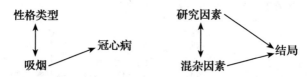

在研究心肌梗死与口服避孕药关系时,年龄是最常见的混杂因素,由于随着年龄的增大,心肌梗死的发病危险可能增加,而口服避孕药的暴露危险则下降,若在研究中未充分考虑年龄的影响,则因混杂偏倚而产生对二者关联强度的低估。详见表 10-16 和表 10-17。

表 10-16 心肌梗死与近期口服避孕药之关系

年龄(岁)	口服避孕药	心肌梗死组	对照组	OR
25～29	服	4	62	7.2
	未服	2	224	
30～34	服	9	33	8.9
	未服	12	390	
35～39	服	4	26	1.5
	未服	33	330	
40～44	服	6	9	3.7
	未服	65	362	
45～49	服	6	5	3.9
	未服	93	301	
合计	服	29	135	1.68(低估)
	未服	205	1 607	

表 10-17 病例组与对照组口服避孕药暴露率及年龄的分布

年龄(岁)	心肌梗死组				对照组			
	例数	构成比(%)	服药者	暴露率(%)	例数	构成比(%)	服药者	暴露率(%)
25～29	6	2.6	4	66.7	286	16.4	62	21.7
30～34	21	9.0	9	42.9	423	24.3	33	7.8
35～39	37	15.8	4	10.8	356	20.4	26	7.3
40～44	71	30.3	6	8.5	371	21.3	9	2.4
45～49	99	42.3	6	6.1	306	17.6	5	1.6
合计	234	100	29	12.4	1 742	100	135	7.7

(四)混杂的控制

1. 在设计阶段控制

限制研究对象的入选;采用匹配的方式进行研究。

2. 在分析阶段控制

分层分析;标化分析;多因素分析。

(张徐军　王蓓)

第十一章 循证医学

循证医学(evidence based medicine,EBM)最早是在临床医学领域迅速兴起的一门新的学科,在短短几十年的时间里,其研究问题已涉及基础医学、临床医学、预防医学等医学研究各个领域,目前已发展成为当今医学领域最重要、最活跃、最具有应用前景的新兴学科。

循证医学的核心思想是医疗决策应在现有最好的客观的临床研究证据基础上,结合临床医生的临床经验,同时要求重视结合病人的意愿,将三者有机地结合作出临床决策。

目前,在临床治疗方面,临床随机对照试验(randomized controlled trail,RCT)和RCT的系统评价(systematic review,SR)结果是国际上公认的证明某种疗法的有效性和安全性最可靠的依据,即金标准。但在没有这些金标准的情况下,其他非随机对照试验的临床研究及其SR也可作为参考依据,但可靠性比RCT较差。在国际循证医学浪潮的推动下,近些年来我国学者正在针对医学的各个领域问题,积极探索和完善发展循证医学研究方法及其循证医学方法的应用。

本章将着重对循证医学的定义、基本要素、循证医学实践的目的、步骤以及循证医学中系统评价方法等内容进行介绍。

第一节 概　述

一、循证医学的定义

循证医学其含义为"遵循证据的医学",其核心是医生对患者的诊断和治疗应该基于当前医学科研得到的最佳研究证据,结合自己的临床实践技能,并尊重患者的意愿而做出临床决策,即最好的临床研究证据与临床实践以及患者的价值观的完美结合,从而保证患者获得最好的诊断和治疗。

随着对传统医学局限性认识的深入以及大量临床对照试验的开展,一种临床医学实践的新模式——循证医学在1992年首次提出,其思想精髓和灵魂正越来越受更多学者和临床医师的接受和推崇。著名的临床流行病学家David L. Sackett在2000年版《怎样实践和讲授循证医学》中,将循证医学定义为"慎重、准确和明智地应用当前所能获得的最佳的研究依据,同时结合临床医生的个人专业技能和多年的临床经验,考虑患者的权利、价值和期望,将三者完美地结合以制定出患者的治疗措施。"其基本思想是:医生应尽可能以医学客观研究成果为依据来进行医疗决策。由于医学科学的迅猛发展,医学证据急剧增加,知识更新周期缩短,面对浩瀚的信息资源,医生如何更新自己的头脑,更好地服务患者,是对繁忙的临床一线医务人员的巨大挑战。随着医学的发展,医学模式的改变,循证医学必将彻底改变医学发展的模式,成为临床科研工作者所接受和用于指导日常临床医疗实践的武器。

二、循证医学的产生

20世纪70年代,英国著名流行病学家、内科医师Archie Cochrane为代表的一批流行病学家经过广泛探索,总结临床有关问题,提出只有不足20%的临床诊治措施被认为有效,同时呼吁临床实践需要证据。1979年,Cochrane进一步提出"应根据特定病种/疗效将所有相关的随机对照研究联合起来进行综合分析,并随着新的临床试验的出现不断更新,从而得出更为可靠的结论"。

Cochrane的这些观点逐步得到了广大临床医生的认可、支持并付诸实践。从医学的发展史可以了解到,在循证医学思想的提出、发展到深入临床实践之前,医学研究与实践是以经验为指导的。经验医学是以个人经验为主,临床医生常常根据自己及前辈医师的经验、教科书与期刊上一些零散的报告等非系统观察的证据为依据来为病人制定治疗方案。但如果说经验医学也有遵循证据的实践行为,那么这些行为大多是自发的、不明确的、无意识和不系统的,其结果可能导致一些真正有效的疗法因不为公众所了解而长期未被临床采用;反之,一些实践无效甚至有害的疗法因从理论上推断可能有效而长期广泛使用。因此,虽然传统医学也可产生一定意义上的证据,但是相对于循证医学中所要求的证据而言,这些证据的可靠性较差,且质量也较低。所以,在面对这一系列的问题时,医学界迫切需要一种科学严谨的模式来指导临床医生如何寻找最佳证据作为临床决策的依据。因此,在此背景下,循证医学作为一种新的医学实践模式开始形成并逐渐发展起来。

其实人类将遵循证据的思想应用于医学问题的研究由来已久,早在数百年前,一些学者就开始了有关循证医学的研究。1747年,英国外科医生James Lind进行了首次治疗坏血病的临床对照试验,试验橘子、柠檬及其他干预的疗效;与他同时代的其他研究人员创造性的将观察性试验、定量试验研究陆续引入临床医学领域。1816年,Alexander Hamilton首次报道了爱丁堡的一项大型对照试验,评价放血疗法的效果。1898年,丹麦医生Fibiger通过半随机对照试验验证了血清治疗白喉的效果。1904年,Pearson研究接种肠热病疫苗与生存率之间的相关关系,开创了将多个研究资料合并,进行统计学分析的先例。1907年,Goldberger鉴定伤寒菌尿症的文献,制定了特定的标准来选择并提取供分析的资料,然后进行统计学分析,可以被称作是最早的Meta分析。1948年,英国领导开展了世界上第一个临床随机对照试验(RCT),肯定了链霉素治疗肺结核的疗效。1982年,Thomas Chalmers提出累计性Meta分析概念,即将每一项新的随机试验结果累加到已知的针对某病某干预措施的随机临床试验Meta分析结果中。在20世纪80年代末期,更多学者看到了临床研究结果巨大的潜在价值,并开始寻找将这些研究证据用到医学实践的方法和途径。1987年,Cochrane根据妊娠与分娩的RCT结果撰写的系统评价成为RCT和系统评价方面的一个真正里程碑,并指出其他专业也应遵循这种方法。经过反复实践,Sackett等临床流行病学家在1992年相继在JAMA等杂志上发表了关于循证医学的系列总结性文献。于1992年底,英国国家卫生服务中心(NHS)成立了英国Cochrane中心(UK Cochrane center),主要目的是保存RCT系统评价,通过出版循证医学刊物,建立Cochrane协作网(Cochrane collaboration),将有价值的研究结果推荐给临床医生以及相关专业的实践者,以便依据最好的科学进展和研究结果服务于临床医疗、卫生管理和高层决策。1995年,英国循证医学中心(evidence based medicine center)的成立,进一步促进了循证医学实践的发展。

三、循证医学的基本要素

循证医学的临床实践过程是医生主动寻找医学研究证据对患者进行合理的诊断及治疗,整个过程离不开医生、患者和医学研究证据,医生、患者和医学研究证据构成了循证医学的三个基本要素,三者中缺乏任何一项要素均不能完成循证医学实践过程。以下对三者进行简单论述。

(一)临床医生的素质

临床医生是临床实践及循证医学的主体,一位优秀的临床医生不仅要求具备扎实的专业技能,而且还必须具备随时更新和丰富自己的知识能力。除此之外,还必须具备崇高的医德和全心全意为病人服务的精神,这些都是一个临床医生实践循证医学的必备条件。因此,只有当临床医生同时具备高尚的职业道德和一流的职业水平时,才能在循证医学的研究中得到可靠且有实际临床应用价值的研究结果。

(二)最佳的研究证据

循证医学所讲的最佳研究证据是指运用临床流行病学的原理和方法以及相关的质量评价标准,对当前临床研究的公开发表及未公开发表的文献进行检索、严格评价和合理的分析,从而获得的最新、最真实可靠且有实际临床应用价值的研究成果,应用这些证据指导临床医疗实践,可以取得更好的临床效果。

(三)患者的合作与参与

病人在患病之后,当决定治疗时,会在第一时间选择到医院就医,而且对自己所患的疾病和对健康的恢复都极为关注。因此,患者对医生寄予希望,而医生关于任何诊治决策的实施,都必须通过患者的接受和合作,才能取得相应的效果。所以,循证医学的实施要求医生充分地关心与爱护患者,尊重患者的人权和正当意愿,这样才可能保证有效的诊治措施取得患者的高度依从(compliance),从而产生最佳效果。因此,医生应与患者保持良好的医患关系,提高患者对医生的信任程度及治疗的依从性,从而更科学地实践循证医学,达到治疗的目的。

四、循证医学的特点

循证医学的产生,是对传统医学的发展和创新。在实施过程中将循证医学和传统经验医学相比较,循证医学本身具有其自身的特点。现从证据的来源、对研究方法的要求、对研究样本的需求以及对结果评价指标的要求等四个方面进行介绍。

(一)证据的来源

循证医学是将个人经验和现阶段医学研究的最佳证据结合,强调的是证据的可靠性、真实性及临床的可实施性。循证医学中证据的来源有多种,但是在目前大量的可供医学研究证据查询的来源中,常用的有以下四类:

1. 原始研究证据

(1) Medline:Medline 数据库是医学文献分析与检索系统(Medical Literature Analysis and Retrieval System,MEDLARS)拥有的 30 余个数据库中容量最大且使用频率最高的数据库。

(2) Embase:Embase 是由 Elsevier 公司出版的大型生物医学和药学专业文献数据库,

是目前最常用的生物医学文献数据库之一。该数据库收录了70多个国家出版的4 000多种期刊的医药文献题录和文摘,并且以每年45万篇的速度递增。它主要涉及医学、药学以及心理学等领域。

(3) 中国生物医学文献数据库:中国生物医学文献数据库(Chinese Biomedical Literature Database,CBM)收录了自1978年以来1 600多种我国生物医学期刊的文献题录,每年增长量大约在35万条左右,现估计总量已经超过300万条。

(4) 中国循证医学中心数据库:中国循证医学中心数据库(Chinese Evidence Based Medicine/Cochrane Center Database,CEBM/CCD)主要是由中国循证医学中心组织管理以中文发表的临床干预性随机对照试验和诊断试验。

(5) 世界卫生组织国际临床试验注册平台。

(6) 英国国家研究注册数据库:英国国家研究注册数据库(The National Research Register,NRR)主要由NRR计划数据库、MRC临床研究目录、NHS CRD(register of reviews)评价注册以及评价摘要等四部分内容构成。

(7) 中国临床试验注册中心(ChiCTR)。

2. 二次研究证据　将以上原始证据进行加工,可以分为数据库、临床实践指南和卫生技术评估三种二次研究证据。

(1) 数据库:主要包括 Cochrane Library,Evidence Based Medicine Reviews,Clinical Evidence 和美国国立卫生研究院卫生技术评估与导向发布数据库(National Institutes of Health Consensus Statements and Technology Assessment Statements,NIHCS & TAS)等。其中,Cochrane Library 是一个提供高质量证据的数据库,主要为临床研究提供证据。它是国际 Cochrane 协作网(Cochrane Collaboration,CC)的主要产品,关于 Cochrane Collaboration 的相关内容,将在本节第六部分作进一步的介绍。

(2) 临床实践指南:主要包括 NGC(National Guideline Clearinghouse,NGC),NICE(National Institute for Health and Clinical Excellence,NICE),CMA INFOBASE,NZGG,SIGN 等。

(3) 卫生技术评估:主要包括 INAHTA,HSTAT,ICES,SBU,NCCHTA,DIHTA 等。

3. 期刊上有关的证据　主要包括 Evidence-Based Medicine,Evidence-Based Nursing,ACP Journal Club,The Bandolier,Evidence-Based Healthcare & Public Health,Chinese Journal of Evidence-Based Medical,Evidence Online 等。

4. 其他　主要是一些与循证医学资源有关的网站,其中包括 SumSearch,TRIP database,Doctors Desk,CRD Database,NGC(National Guideline Clearinghouse),以及其他一些提供循证医学信息的网站,如 Netting the Evidence:http://www.nettingtheevidence.org.uk,CAT bank:http://cebm.jr2.ox.ac.uk/docs/catbank.html 等。

(二) 对研究方法的要求

循证医学主要是追求最佳的证据,希望的证据是准确的、可靠的,所以对研究方法的要求有以下三条:①扩大样本量:主要是收集针对同一个问题多个原始研究,往往因为单个研究本身的样本含量少而获得的多个结果比较时出现矛盾,通过对原始研究的定量合成,增大了样本,使得分析获得的结果更可靠。②随机对照设计:采用随机分组,可以控制混杂及偏倚;通过设置对照,可以有比较,另外干预措施是人为施加的,是一种前瞻的研究,结果说服力很强。③系统评价(systematic review):系统评价分为定性指标的系统评价和定量指标的系统评价,后者也就是 Meta 分析。所以,循证医学要求提供证据的临床研究一定要符合临床科研方法的原则,如随机、双盲、对照等,用科学的研究方法尽可能将多种偏倚控制在最小范围内,保证研究结果的准确性和可靠性。

(三) 对样本量的要求

众所周知,在经验医学阶段,传统的临床研究对临床疗法或者药物疗效的评价,通常由少数几个医生完成,观察的病例数往往十分有限。而循证医学对临床疗法或者药物疗效的评价,大多是多中心、大规模、前瞻性、随机双盲的研究,需对成千上万的病人进行长达 3~5 年甚至更长时间的追踪观察,且多为跨国、数十甚至上百家医疗中心参加的研究,因此可认为所得的研究结论更可靠、可信。所以,在循证医学阶段,则要求证据要经过临床实践的验证,样本含量通常达到上千例甚至上万例为好。

(四) 对结果评价指标的要求

循证医学克服了传统经验医学模式下的局限性,它倡导一种新的研究模式,即用重要临床事件的发生率、病死率、致残率、生存时间、生存质量以及卫生经济学的指标等为观察指标。这些指标是临床医生和病人最关心的治疗结果,弥补了传统医学以适度疗效指标(surrogate end-point),如症状的改善、实验室结果等为主进行评价的缺陷,使其更具客观性和可靠性。

五、循证医学实践的目的和意义

(一) 循证医学实践的目的

循证医学在医疗卫生领域的应用十分广泛,但就临床医学而言,循证医学实践的目的主要是为了解决临床医疗实践中的所遇到的问题。大致可以概括为以下几点:①寻求疾病发生的危险因素,评价当前文献中同种危险因素研究的相对危险度的数值大小或危险程度的方向,为疾病的预防和治疗提供科学的依据;②为临床工作提供可靠的医学诊断手段;③为病人选择当前最科学、合理的治疗措施与方案;④促进患者健康的恢复,改善患者疾病的预后,从而提高生存质量;⑤为卫生管理的分析与评价工作提供最佳的研究证据,促进管理决策的科学化。

(二) 循证医学实践的意义

在临床实践过程中,循证医学具有显著的指导作用,对未来的临床医学产生着的巨大影响,因此这种研究方法必将对医学研究产生重大影响和作用:①有利于卫生决策的科学化,提高医药市场行业的竞争力,避免卫生资源的浪费;②解决难以解决的单个研究结果矛盾的临床问题,促使临床医学和临床流行病学有机结合;③临床医生综合素质得到全面的提高,使得循证医学深入临床医生的思想并贯彻到他们的临床行为中,自觉地遵守循证医学规则;④有利于国际间医学资源的共享以及医学难题的解决,促进全球医学科学的共同发展;⑤有助于患者减轻医疗相关的负担,保障自身的权益,普及医学知识。

六、Cochrane 协作网简介

Cochrane 协作网 (The Cochrane Collaboration, CC) 是一个国际性、非赢利的民间学术团体,主要是在产生、保存、传播和更新系统评价的过程中达到提高医疗预防干预措施的效果的目的,从而帮助医务工作者制定遵循最佳证据的临床决策。目前全世界已有 13 个国

家成立了 15 个中心,其中英国、荷兰、法国、意大利、挪威、加拿大、澳大利亚、巴西、南非、西班牙、德国和中国都是一个国家一个中心,美国是一个国家三个中心。

(一) Cochrane 协作网的产生

Cochrane 协作网是以已故英国著名流行病学家和内科医师 Archie Cochrane(1909—1988)而命名。Cochrane 于 20 世纪 70 年代首先提出应根据特定的治疗措施收集全世界相关的随机对照试验,进行系统的综合分析与评价,并在不断更新以后,评价这些病种的疗法是否真正有效,从而更好的指导临床实践工作。

1992 年加拿大 McMaster 大学的 David Sackett 在长期的临床流行病学实践的基础上正式提出了循证医学的概念。在英国牛津大学由 Iain Chalmer 博士领导成立了世界上第一个 Cochrane 中心——英国 Cochrane 中心。1993 年正式成立国际 Cochrane 协作网(The Cochrane Collaboration,CC,网址为:http://www.cochrane.org),其宗旨是在生产、保存、传播和更新医学各领域的系统评价(systematic review,SR),为临床治疗实践和医疗卫生决策提供可靠的科学依据。Cochrane 协作网借助各种方式,如电子出版物、Cochrane 图书馆(Cochrane Library)和互联网(Internet)等,将系统评价的研究传播到世界各地,使全球的医学研究者都能从中受益,Cochrane 协作网的产生为循证医学的发展起了至关重要的作用。

(二) Cochrane 协作网的标志

Cochrane 协作网标志,是由一个圆形图及围绕圆形图的两个粗体同心半环图构成(图 11-1)。Cochrane 协作网所属成员国的 Cochrane 中心均采用此图作为中心的标志,并可对图中菱形适当变动,以体现国别和象征意义。中国循证医学中心的标志,最下面的菱形是个小熊猫。Cochrane 协作网标志中短线的意思是:圆圈中心每一横线代表一个临床试验结果的可信区间,横线越短则试验精度越高,结果越稳定。垂直线即等效线(代表 OR=1)将圆一分为二,可用于判断研究结果差别有无统计学意义,以区别治疗效果,一般来说具有疗效的试验结果分布于垂直线左侧;若横线落在垂直线右侧,则表明治疗结果无效。横线与垂直线相接触或相交,则表明该 RCT 中的不同治疗措施间差异无统计学意义。

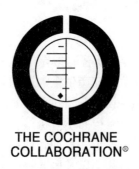

图 11-1　Cochrane 协作网标志

这个标志是研究"氢化可的松治疗先兆早产是否有效,能否降低早产儿死亡率"的临床问题。1972—1991 年,先后有七个随机对照试验结果进行了报道,但这七个报道结果并不一致,那么该疗法是否利大于害,根据单个的临床试验结果很难决定。这里把收集到的已报道的七个研究结果合并,进行 Meta 分析。根据上面的分析可以看出:氢化可的松的确可降低新生儿死于早产并发症的危险,使早产儿死亡率下降 30%～50%。在没有这个系统评价之前,直至1989年,由于没有进行相关的系统评价分析和报道,多数产科医师并未认识到该项治疗措施的效果,成千上万的早产儿可能因其母亲未接受相应治疗而死亡,同时还耗费更多不必要的治疗费用。

这个典型的系统评价的例子,有着很大的普遍性。总体人群是复杂和多样的,又几乎无限,所以研究者总是抽取一部分个体作为样本来反映总体人群的特征,样本的不同、抽取方法的不同都会对研究结果有影响,因此,对任何一个临床问题,研究结果都不可能完全相同,甚至会经常得出完全相反的结果。因此,对于临床迫切的且有争议的问题,作出及时的、不断更新的系统评价结果,用于指导临床实践是必要的。

(三) Cochrane 协作网的主要任务

循证医学的研究结论通过 Cochrane 协作网(或 Cochrane 图书馆)经互联网传播到世界各地。Cochrane 系统评价为临床提供质量高、科学性强、可信度大、重复性好的医疗措施和方法的最新、最佳证据,以指导临床实践,每个医学专业可以通过它查到该领域的可靠证据,这些证据随着同类临床试验的增多将不断更新。Cochrane 协作网进行的系统评价已经在发达国家发挥出多方面的作用。例如发现了某些有效疗法,已推广使用,使临床实践发生了改变;发现了某些无效或者是有害疗法,指导临床予以抛弃;发现了某疗法似乎有希望,但依据尚不充分,建议开展进一步的研究。

作为当今世界医学证据的收集和提供网站,Cochrane 协作网具有以下几个主要任务:①向医疗保健的各个领域提供效果好、质量高的系统评价结果;②建立新的循证医学中心和新的专业组;③建立国际临床研究的注册登记;④开发系统评价软件和方法;⑤把系统评价结果通过媒体,将最佳的证据提供给医务工作者及其他相关政策与方案的决策者。

第二节 循证医学实践的步骤

一、研究问题的提出

在临床实践和决策过程中,临床医生会遇到许多亟待解决的问题,这时可通过循证医学研究来解决。循证医学就是提出问题、循证解决问题的过程。但是,提出临床的问题要适当、明确、可回答。如果问题的范围太宽,往往难以找到适合的答案;反之,若问题的范围太窄,则常常会遗漏很多有用的信息,使结果的推广应用受到限制。临床问题常常来源于诊断、治疗、预防、转归、病因和副作用等临床实践的各个方面。关于对临床病人的处理包括四个主要方面:疾病、治疗、结局和比较的治疗。表11-1列出了日常临床医疗工作中常见问题的来源。

表11-1 常见问题的来源

1. 病史和查体:怎样准确和快速地采集病史和查体,怎样恰当地解释这些资料的发现
2. 病因:怎样准确地识别疾病的原因
3. 临床表现:疾病临床表现的频率和时间,怎样应用这些知识对病人进行分类
4. 鉴别诊断:怎样鉴别出那些可能的、严重的并对治疗有反应的原因
5. 诊断性试验:怎样基于精确度、准确度、可行性、经济及安全等因素来选择和解释诊断性试验,以确定或排除某种诊断

续表 11-1

6. 预后:怎样估计病人可能的病程和预测可能的并发症

7. 治疗:怎样为病人选择利大于弊和有确定疗效的治疗方法

8. 预防:怎样通过识别和纠正危险因素来减少疾病的发生,及通过筛查来早期诊断疾病

(王家良,2001)

在实际工作中,通常面对的不仅是一个方面的问题,若想通过一次研究解决所有的临床问题是不可能的,那么,如何选择优先回答的问题就显得十分重要。确定优先回答的问题时,应该考虑的因素有:哪个问题对患者的生命健康最重要?在现在的时间和条件允许下,哪个问题最有可能得到解决?哪个问题在临床实践中最常遇到?等等。当然,在临床实践过程中,医生每天都会遇到许多临床实际问题,倘若全部问题都应用循证医学的方法来解决也是不现实的。那么,当前要解决的最适宜的临床问题是什么,主要应考虑:①在患者的诊断及治疗过程中,最需要解决的问题是诊断问题还是治疗问题,还是两者兼而有之;②在现有的时间和医疗设备及技术水平条件下,最可能解决什么问题;③在当前临床医疗领域中存在的主要争议问题是什么;④医生医疗实践中最常遇到的是什么问题。通过这几个方面的综合考虑,提出自己的最合适问题,然后查找证据、评价证据,作出最佳临床决策。

二、证据的来源和检索

(一)证据的来源

明确了需要解决的临床问题之后,接下来通过文献检索,全面地获取相关的证据。目前,世界上证据的来源有很多途径,比如原始资料(如专著、高质量期刊上发表的论著、电子出版物等),也可以是经系统综述的二次研究资料,包括循证医学教科书、相关的数据库、提供临床证据的网站、循证临床指南等。证据的来源十分得广泛,因此在证据选取的过程中务必注意证据质量的高低。

(二)证据的检索

1. 证据收集的策略和渠道

(1)制定查询方案:在提出问题以后,首先要制定一个查询医学证据的初步方案,包括查询的关键词、时间期限、研究领域、资料种类等,以使获得的信息更加全面、系统和完整。

(2)先易后难:根据确定的初步查询方案,首先检索比较容易获得的资料和数据,以便在检索的过程中熟悉有关知识和修订查询方案。

(3)掌握检索方法:文献检索的方法很多,根据已制定的查询方案,进一步熟悉和掌握有关的检索方法。

(4)发挥文献检索专业人员的优势:医学文献检索专业人员在专业文献检索中的作用是至关重要的,有熟悉文献检索的专业人员的参与,可很快地解决检索中遇到的难题,提高检索效率。

2. 证据收集的方法

(1)专业期刊查询法:我国有医药类期刊 700 多种,国外已达 4 万多种。这些期刊每年发表大量的专业研究文献,提供各方面的原始研究证据。有些期刊提供二级研究证据,如英国医学杂志(BMJ)和美国内科医生学院(American College of Physician,ACP)主办的循证医学杂志(Evidence Based Medicine,EBM),英国出版的循证卫生保健(Evidence

Based Health Care,EBHC)等。

（2）专著、教科书等查询：教科书提供已经成熟或公认的理论和实践知识，是初学者或医学工作者获取知识和医学证据的最重要的来源。

（3）电子出版物：以电子形式出版的各种医学类文献，如电子图书、电子杂志等。

（4）互联网数据库的查询：互联网上建立有众多的数据库，通过上网可以直接查询有关资料和文献。与循证医学密切相关的，如 Cochrane 图书馆（Cochrane Library,CL），CL 是由 Cochrane 协作网制作，英国牛津 Update Software 公司出版的电子出版物，有光盘和网络版两种形式，每年 4 期，是目前临床医疗研究证据的最好来源。另一个数据库如 PubMed，其网址为：http://www.ncbi.nlm.nih.gov/PubMed。由于 MEDLINE 是世界上查找生物医学文献最为广泛的数据库系统，网络检索又越来越成为用户获取信息的主要手段之一，因而 Web 板的 MDELINE 就成为开展循证医学实践证据检索的一个主要途径。

循证医学评价（evidence based medicine reviews，EBMR）是由 Ovid 科技（Ovid Technologies）公司制作和更新的付费数据库，以 Ovid 在线和光盘形式发表。该数据库 CL 中的 CSRD 和 DARE 及最佳证据（Best Evidence，BE）三个数据库为一体，并与 Medline 和 Ovid 收录的杂志全文相链接。

（5）其他：如学术会议资料、研究报告等。

三、严格评价证据

循证医学对研究证据质量要求非常高，在使用这些证据前，必须应用循证医学质量评价的标准，严格对其真实性、可靠性和适用性进行评价。

（一）证据的质量

循证医学证据质量的高低直接影响研究的结论，高质量证据应该具备以下共同特征：

1. 科学性与真实性　即证据的收集必须针对研究的特定问题、并且采用良好的设计、控制偏倚、严格实施和统计分析，而且要求能接受时间和实践检验。

2. 动态性和更新性　证据常常是基于某特定时期、特定人群、特定条件下产生出来的。随着外部条件的改变、人群的更迭以及实践模式和方法的改变，可能需要更新证据用于指导实践。因此，在实践研究中所遇到的新的问题永远是我们研究的起点。总而言之，证据需要随着实践的深入不断变化、发展和更新。

3. 系统性和量化性　系统性指证据生产和使用要分系统、分步骤。这主要包括证据的检索、评价、合成以及使用。量化性是指在研究和决策中的将理想证据进行量化。但是在实际工作中涉及到的证据并非总能进行量化，特别在教育、管理和社会科学领域尤其如此，因而只要是科学、真实的证据即是有用的。一个较好的问题解决方式是以定量证据与定性证据相结合的方式，对研究问题进行综合决策分析。

4. 共享性和实用性　证据作为解决问题的关键，是通过耗费人力、物力及科研经费等过程产生出来的，在利用证据解决实际工作的问题中，要接受大家的监督，学术证据应该加工成能满足不同用户需求、易于使用和乐于接受的形式，只有这样的实践才能把研究证据变成指导实践的证据。

5. 分类和分级　每年在各种出版物上发表并被人们认为是"证据"的信息很多。按研究者关注的问题，先将证据先进行分类，然后再在同一类信息中按照事先确定的标准经科学评价后进行严格的分级,这一过程是快速筛选大量信息的重要手段和方法。分类和分级的目的是为更科学而且合理的利用证据。值得大家注意的是证据的分级标准永远是一个相对的标准,所以在应用的时候应该基于真实情况来查找、评价和使用证据,并非单一僵化于已有的证据分级标准来寻找不能得到的证据。

6. 结果和结论的分析　研究的合理结果包括肯定、否定和不确定三种结果,这些结果都需要证据支持。在以往的学习和实践过程中,我们一直习惯一个研究的结果只有肯定或否定两种情况,但循证医学针对人群所患的病种和临床中的疗法的有效性所做系统评价证据显示,某干预措施或疗法的研究结果为有效或无效的研究在半数以下,还有相当一大部分研究结果显示"尚无证据表明该干预措施是否有效",这样就提示我们需要扩大样本含量和完善研究设计,从而开展进一步的研究。若将研究中的不确定结果当成有效或者无效,都是违背事物发展的客观规律的,则必然会对研究造成损失。值得大家注意的是,结果只有通过比较才能得出更为科学的结论,所以结论为肯定、否定或不确定的证据,均需要通过谨慎严格地分析和科学地选择对照进行比较,务必保证结论没有盲目扩大。

在临床研究中,证据的质量按其科学性和可靠程度,从高到低大体分为以下四级,见表11-2。

表 11-2　临床研究证据质量的分级

第一级	按照特定病种的特定疗法,收集所有质量可靠的随机对照试验(randomized controlled trail, RCT)后所作的系统评价(或 Meta 分析)。
第二级	单个大样本 RCT。
第三级	虽未使用 RCT,但设计很好的队列研究、病例对照研究或无对照的系列病例观察。
第四级	专家意见。

(二)评价的标准

循证医学对证据是否为最佳的严格评价包括三个层次:首先分析评价证据的真实性,其次是评价其对于临床医疗实践是否具有重要价值,最后是分析是否能够用于所面临的临床问题。

1. 真实性的严格评价　证据真实性评价,主要是评价证据的真实性。目前的临床科研信息多如繁星,且真假难辨,倘若没有严谨的科学方法进行客观评价,就有可能误入歧途。在实践中,如果真实度越高,那么价值就越大。真实性可以分为内在真实性(internal validity)和外在真实性(external validity)。任何采用的医学证据,首先必须是真实可靠的,而不是虚假或虚构的,否则将在临床实践中造成影响严重的恶果。

对单一的研究所提供的证据进行严格的评价,所获得的研究结果接近真值的程度叫做内在真实性。对研究证据内在真实性的评价应从以下几方面进行考虑:①研究设计是否科学;②诊断标准及纳入/排除标准是否设置适当;③结果的观测方法与指标是否正确,偏倚是否得到有效的控制;④研究对象的依从性是否良好;⑤科研所采用的统计学方法是否合理可行等。

对于同一或类似研究类型的多个单一的研究证据,在经过严格的评价确定了具有良好内在真实性的基础上,将其归纳在一起进行分析评价,所获得的真实性的结论叫做外在真实性。证据的外在真实性越高,则表示这种研究证据具有普遍的代表性,即表示研究的结果具有较好的外推性,可以应用于除研究对象外的其他人群。系统评价(systematic review,SR)就是一种严格评价研究证据外在真实性的方法之一。

2. 临床意义的严格评价　任何临床研究的证据即使经过严格评价具有良好的内在真实度,也还需要对其临床价值进行严格评价。看证据是否能解决某个临床问题的关键不仅要求在统计学上有意义,而且还要从专业上能够进行解释,以及其重要性如何。常用于评价临床意义的效果指标可归纳如表11-3。

表11-3　常用评价临床意义的效果指标

资料类型	指　标	意　义
计数资料	事件发生率(如痊愈率、有效率、病死率、致残率、药物不良反应率、发病率等等)	试验组事件发生率(experimental event rate,EER) 对照组事件发生率(control event rate,CER) 预期事件发生率(patient expected event rate,PEER):即如果病人不接受任何有效治疗的情况下预期事件发生的概率
	绝对危险降低率(absolute risk reduction,ARR)	ARR=|CER-EER|
	相对危险降低率(relative risk reduction,RRR)	RRR=(CER-EER)/CER
	需治疗人数(number needed to treat,NNT)	NNT=$1/_ARR$,即预防1例不良事件发生而需要治疗的总例数
计量资料	试验前后某指标改变量	试验组试验前后某指标改变量(Y_2-Y_1) 对照组试验前后某指标改变量(X_2-X_1) 某指标绝对改变量=(Y_2-Y_1)-(X_2-X_1)

(引自《流行病学》王建华主编,人民卫生出版社)

3. 临床适用性的评价　评价证据的正确性和有效性以及作用的大小和临床上的实用性,常根据证据性质分为四个等级:A级:设计良好的随机对照试验;B级:设计较好的队列或病例对照研究;C级:病例报告或有缺点的临床试验;D级:个人的临床经验。根据所采取的证据的水平,循证医学可分为五级(表11-4)。

表11-4　循证医学证据分级水平及依据

推荐分级	证据水平(五级)	治疗、预防、病因的证据
A	1a	RCTs的系统综述
	1b	单项RCT(95%CI较窄)
	1c	全或无,即必需满足下列要求:①用传统方法治疗,全部患者残废或治疗失败;而用新的疗法后,有部分患者存活或治愈(如结核病、脑膜炎的化学治疗或心室纤颤的除颤治疗);②应用传统方法治疗,许多患者死亡或治疗失败,而用新疗法无一死亡或治疗失败(如用青霉素治疗肺炎球菌感染)
B	2a	队列研究的系统综述
	2b	单项队列研究(包括质量较差的RCT)(如随访率<80%)
	2c	结局研究

续表 11-4

推荐分级	证据水平（五级）	治疗、预防、病因的证据
	3a	病例对照研究的系统综述
	3b	单项病例对照研究
C	4	系统病例分析及质量较差的病例对照研究
D	5	没有分析评价的专家意见

(引自《循证医学与临床实践》王吉耀主编，科学出版社)

通过评价而合格的研究证据，仍要对其临床适用性进行严格评价。也就是说，在循证医学的实践中，在有了最佳证据之后，还需具备恰当的实施的条件才能进行。

（三）系统评价

1. 定义　系统评价（systematic review，SR）是一种综合文献的研究方法，是应用系统、明确的方法查询、选择和客观评价相关研究，并收集、分析各研究中的数据，以期为解决某一具体临床问题提供证据的过程。

2. 系统评价与传统综述的比较　两者的目的都是为某一领域和专业提供全面和最近的知识和信息，以便使读者在短时间内了解某一领域或专业的研究现况和发展方向，从而获得解决问题的方法，且两者均是对研究文献的分析和概括。系统评价与传统综述区别要点见表 11-5。

表 11-5　系统评价与传统综述的区别

	系统评价	传统综述
针对的问题	集中于一个临床问题	涉及面较广
资料的来源	资料来源全面，有清晰的搜索程序	没有固定的方法，可能存在偏倚
选择	在批判、评价基础上收集证据	非特异性的，可能存在偏倚
评估	严格的批判性评估方法	没有固定的评估方法
资料的综合	多是定量的综合	多是定性的综合
推论	通常建立在证据的基础上	有时建立在证据的基础上

(王吉耀，2002)

四、应用证据指导决策

医生收集证据并在充分掌握"外部证据"的基础上，结合患者的实际情况，应用自己的临床经验及智慧作出最佳的临床决策。

五、通过实践进一步提高

在将研究结论运用于实践当中之后，还应当对该结论应用的效果和效应进行再评价与分析，再从中总结出经验和不足，以便找出提高临床技能的方法。通过这样不断的循证医学实践和不断的评价总结，达到逐步提高学术水平和医疗质量、推动医学实践不断向前发展的目的。

综上所述，进行循证医学实践涉及临床医学研究的每个环节，真正做好循证医学并非是容易的事情。因此，Sackett 对循证医学实践者提出四项基本要求：①必须作踏实的临床基础训练，正确地收集病史、查体和检验，掌握患者的真实情况，方能发现出临床问题；②必须将循证医学作为终身自我继续教育,不断丰富和更新知识;③保持谦虚谨慎,戒骄戒躁;④要有高度的热情和进取精神,否则就要成为临床队伍的落伍者。这四点要求也指出了进行循证医学实践者应具有的素质。

第三节 Meta 分析

一、概述

(一) Meta 分析的定义

Meta 分析(Meta analysis)由 Beecher 在 1955 年最先提出,并由 Glass G 在 1976 年首次命名并定义。它是以综合研究结果为目的而对多个单项研究结果进行统计合并分析,其实质上就是对相同研究内容、目的、类型的多个研究结果进行分析并评价其合并效应量的过程。Meta 分析是一种观察性研究,主要目的是将以往的研究结果通过再分析客观的综合反映出来。研究者并不进行原始的研究,而是将已发表的研究结果进行综合分析。

Meta 一词可以查阅字典了解其含义,在《韦氏大字典》中,Meta 一词的释义为"more comprehensive, beyond, transcending",即更全面、更综合或超常规。Dickersim K 等人于 1992 年将 Meta 分析定义为:对具有共同研究目的相互独立的多个研究结果进行定量合并分析,剖析各研究结果间差异的特征,综合评价各研究的结果。由于 Meta 分析是对别人的研究结果进行再分析,所以一些学者也称 Meta 分析为结果流行病学或分析的分析。国内也有人把 Meta 分析翻译为"荟萃分析"。

(二) Meta 分析的应用

并非所有的研究都适合做 Meta 分析。Meta 分析的条件是纳入研究必须有足够的相似性,具有物以类聚的思想,只有当这些资料符合条件时,才能进行 Meta 分析。同时 Meta 分析并不能改变原始研究,如果原始研究在设计和实施方面存在缺陷,还可能给 Meta 分析带来影响甚至导致错误的研究结论。

应用 Meta 分析主要解决以下情形:需要作出一项紧急决定,而又缺乏时间进行一项新的试验;目前没有能力开展大规模的临床随机化试验;有关药物和其他治疗方法,特别是副作用评价的研究,多个研究结果出现矛盾时。

(三) Meta 分析的目的、意义

1. 节省研究费用和时间,增大样本量,获取更多信息,提高统计检验的效能。在进行假设检验时,能否得到"有统计学意义"的结果与样本含量存在一定关系,Meta 分析是对多个同类研究结果进行综合,增大了研究的样本量,因此可以提高统计检验的效能。

2. 评价多项研究结果的一致性,解决单个研究间的矛盾。由于针对同一个研究,各种研究在设计、对象选择、样本含量、试验条件等方面不同,其研究结果的质量存在很大差异,通过 Meta 分析可以估计各个研究可能存在的偏倚以及异质性的来源,发现单个研究中存在的不确定性。

3. 改善对效应量的估计,提高对效应量估计的精确性。多个同类研究的结果可能在程度和方向上存在差异,如 OR 值的大小不同,甚至是方向相反,得出相互矛盾的结论。通过 Meta 分析,扩大样本含量,可以估计各个研究效应量的平均水平,从而得到一个供选择的明确结论,使效应估计的有效范围更窄,更精确。

4. 解决以往单个研究未明确的新问题,寻求新的假说。通过 Meta 分析可以探讨单个研究中未阐明的某些问题,发现既往研究存在的缺陷,继而提出新的研究思路和研究问题。

5. Meta 分析是循证医学研究的核心方法。目前,国际上 Cochrane 协作网及我国循证医学中心所进行的主要工作,就是把某一专题的临床研究报告集中起来作 Meta 分析,将结果定期发布,为临床决策提供依据。

6. Meta 分析不但是循证医学科学获取、评价和应用最佳证据的重要手段,也可作为医学科研项目管理、评价的手段之一。

(四) Meta 分析的优劣

Meta 分析的应用,避免了单个小样本临床试验的局限性,使分析的结果更为全面和可靠,为医学决策提供了良好的依据。但是,在进行 Meta 分析的过程中,许多人为的因素可能会对分析结果产生影响。如试验的选择、研究终点的确定,试验同质性的认可程度等。要想克服这些不利因素,应严格按照 Meta 分析的有关规定和过程进行。同时要认识到 Meta 分析并不是"包治百病"的良药,它不能代替大型的单个的临床随机试验,因为后者是按照一个设计及统一的质量控制标准严格执行完成的,而前者是不同研究质量的文献进行的合并。Meta 分析和大型的随机临床试验应该是相互补充、各取所长的关系。不应该把 Meta 分析只当作是一个统计分析的工具,而要把它和临床观察研究或临床随机试验的结果结合起来,评价临床试验的质量,研究不同疗效的差异及其原因,以及为进一步的研究提供方向和证据等。

二、Meta 分析的基本步骤

Meta 分析本质上是一种观察性研究,包括提出问题、收集及评价证据,以及分析数据、报告结果等基本过程。

(一) 提出研究问题

Meta 分析首先需提出要解决的问题,问题大多来自目前医学界不确定或尚有争议的问题。然后针对确定的某一问题拟定一个详细的研究计划,包括本次研究的目的、现状、意义、文献检索的方法、文献的评价、文献的纳入和剔除标准、数据收集与分析、结果解释等。

(二) 检索文献

从多途径、多渠道的途径搜集资料,最大限度地收集与研究问题相关的文献。检索质量的高低将直接影响 Meta 分析的有效性。检索的范围应该包括公开发表和未公开发表的文献,因此,在 Meta 分析研究中有一套完整的检索策略是非常必要的。

检索策略包括:①首先进行粗检索:大致确定这次研究相关证据的检索范围,然后根据粗检索的结果对不足的地方进行精细修改;②进行严格检索:在文献检索的过程中通过必要的限定,如本次研究的对象、文献语种、文献的出版年限与出版类型等,做到心中有数;③注意查全率:务必保证检索的文献包括了目前所有的相关研究,必要时通过相关近义词等进一步检索,因为漏检文献会直接对 Meta 分析结果的可靠性产生影响;④将计算机检索与手工检索相结合,即在计算机检索文献时,也注重人工查阅检索工具书;⑤要注意通过其他渠道收集相关的文献,其中包括会议专题论文、未发表的学术论文、专著内的章节等。

(三) 选择符合纳入标准的研究

按照研究计划书中提出的文献纳入和剔除标准,对检出的相关文献进行仔细的筛选及质量评价,选出符合要求的研究进行 Meta 分析。对存有疑问的文献可以先纳入,待联系原文作者获取相关信息或分析评价后再做取舍。

在制定文献纳入和剔除标准时,为尽可能的减少选择偏倚,一般应综合考虑研究对象、设计类型、暴露或干预措施、结局效应、研究开展的时间或文献发表的时间和语种、样本大小以及随访年限等因素。纳入和剔除标准制定得过严和过宽都存在一定的弊端。如果标准很严,尽管进入 Meta 分析的各研究间同质性很好,但可能符合要求的文献很少,失去了做 Meta 分析增加统计学功效的目的;如果标准太宽,又可能大大降低了 Meta 分析结果的可靠性和有效性。

(四) 纳入研究的质量评价

按照临床流行病学的文献质量评价方法,对每个纳入研究的内在真实性、外在真实性和影响结果解释的因素等进行全面评价,其中内在真实性的评价主要是考察各独立研究是否存在偏倚及其影响程度,这在文献评价中最为重要。纳入研究的质量高低可以用权重表示,也可以用量表或评分系统进行评分。但各种评分标准的真实性和可靠性如何,还有待在实践中验证和完善。

(五) 提取纳入研究文献的数据信息

从符合纳入要求的文献中提取用于 Meta 分析的数据信息,一般采用列表的形式完成,提取的信息一般包括基本信息、研究特征、结果测量等内容,确定和选择需要分析和评价的效应指标。

(六) 纳入研究的合并所采用的统计方法的选择和使用

数据合并是 Meta 分析的最重要的步骤,其过程主要包括:

1. 制定统计分析方案,选择统计分析方法。

2. 选择适当的效应指标　连续变量一般用均数与标准差结合表示效应的大小,二分类变量用率差(rate difference,RD)、比值比(OR)、相对危险度(RR)等来表示效应的大小。

3. 合并纳入研究前的检验　对纳入的研究,是否能够合并,应该通过异质性检验,异质性检验的目的是检查各个独立研究的结果是否具有一致性(可合并性)。由于各独立研究设计、试验的条件、试验所定义的暴露及测量方法的不同,以及协变量的多少、作用的量均可能产生异质性。如纳入 Meta 分析的各研究结果是同质的,可以采用固定效应模型计算合并后的综合效应;当各研究结果存在异质性时,应分析其来源及其对效应合并值产生的影响。如果影响较小,可按相同变量进行分层合并分析(亚组分析)或采用随机效应模型进行合并分析;如果各研究间异质性特别大且来源不知,应考虑这些研究结果的可合并性,或放弃 Meta 分析。

4. 模型选择及统计分析　得到效应合并值的点估计和区间估计。

5. 效应合并值的假设检验与统计推断。

6. 绘出图表表示各个研究及效应合并值的点估计、区间估计,一般的 Meta 分析统计软件均给出森林图,见图 11-2。

在图 11-2 中,图中水平线表示每个研究的结果,线中间的小圆圈表示研究结果的点估计,水平线的长度代表研究结果的 95% 可信区间;垂直线表示"无效应线",即 OR 值(或相对危险度)为 1.0 的情况。如果一个研究水平线穿过"无效应线",表明该研究结果的 95%可信区间包含 1.0,说明研究组间差异无统计学意义。仅从该图例分析,尽管 7 个独立研究的 OR 值大小和方向不一致,但 Meta 分析计算的合并 OR 值及其 95%CI 均小于 1.0,故可以认为该疗法有效。

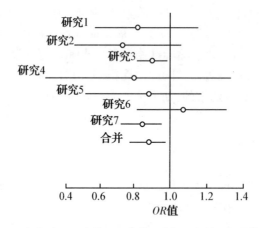

图 11-2　各个独立研究的 OR 及其 95%CI,合并 OR 及其 95%CI

(七) 敏感性分析

敏感性分析是指在排除异常结果的研究(如低质量、小样本或样本含量过大的研究)后,将重新进行 Meta 分析的结果与未排除异常结果研究的结果进行比较,分析综合效应量是否真实可靠,从而探讨异常结果研究对合并效应量的影响程度。通常用以下几种方法对一定假设条件下所获效应合并值的稳定性进行评价:①按不同研究特征,对纳入的文献进行分层 Meta 分析,比如不同的统计方法、研究的方法学质量高低、样本量大小、是否包括未发表的研究等;②采用不同模型计算效应合并值的点估计和区间估计;③从纳入研究中剔除质量相对较差的文献后重新进行 Meta 分析;④改变研究的纳入和剔除标准后,对纳入的研究重新进行 Meta 分析;⑤对缺失数据进行合理的估计后重新分析。通过以上几种方法比较合并效应间有无显著性差异,如果敏感性分析的前后结果没有本质的改变,说明 Meta 分析结果较为可信;如果敏感性分析得到不同的结果,则提示存在与干预措施效果有关的、潜在的重要因素,在解释结果和下结论时必须慎重。

(八) 撰写研究报告

对于如何撰写 Meta 分析结果报告的问题,美国公共卫生服务机构规范了 Meta 分析结果报告的形式,主要内容包括课题研究的背景和对象、资料检索的方法、统计分析的方法、结果、讨论等几个方面。常用 RCT 研究的 Meta 分析报告规范(OUOROM 声明)和观察性研究的 Meta 分析报告规范(MOOSE 声明),详见表 11-6 和表 11-7。2009 年有学者在 QUOROM 和 MOOSE 基础上,进一步修订推荐了 PRISMA 报告规范,该规范可参见 http://www.prisma-statement.org/index.htm。

表 11-6　随机对照试验的 Meta 分析(QUOROM)的推荐报告规范

标题	小标题	报告要求
题目		能鉴定出是否为 RCT 的 Meta 分析或系统综述
摘要		使用结构化的格式
	目的	明确描述临床问题
	资料来源	列出文献数据库和其他信息来源
	综述方法	概括研究选择标准(如对象、干预、结局和研究设计);详细描述真实性评价、资料提取和数据定量合成的方法,以及研究的特征,使读者能够重复
	结果	描述纳入与排除的 RCT 的特征,给出定性、定量的结果(例如点估计值及可信区间)及亚组分析结果
	结论	对主要结果加以论述
引言		明确描述临床问题、干预的生物学合理性和系统综述理由
方法	文献检索	详细介绍信息来源(如文献数据库、注册库、个人档案、专家信息、机构、手工检索),对检索的限制(如年代、发表状态、发表语言等)
	选择	描述纳入、排除标准(定义对象、干预、主要结局和研究设计)
	真实性评价	描述评价标准和过程(例如设盲的情况、质量评价方法及评价结果)
	资料提取	描述提取过程和方法(例如双人平行摘录)
	研究特征	描述研究设计的类型、对象特征、干预方案、结局定义、研究来源、临床异质性评估
	数据定量合成	描述主要效应测量指标(例如相对危险度),合并结果的方法(统计学检验与可信区间),缺失资料的处理、统计学异质性评价,敏感性分析和亚组分析,发表偏倚的评估
结果	试验流程图	提供 Meta 分析流程性的概括图示
	研究特征	描述每个试验的特征(例如年龄、样本量、干预、剂量、疗程、随访期限)
	数据定量合成	报告符合入选标准和有效性评价的研究情况,给出简单的合并结果(按每种治疗、每种主要结局进行合并),提供按意向治疗分析(ITT)原则计算效应大小和可信区间所需要的数据(例如四格表资料、均数和标准差、比例)
讨论		总结关键的发现,根据内外部真实性讨论临床相关性,根据已有的各种证据解释 Meta 分析的结果,描述 Meta 分析过程中潜在的偏倚(例如发表偏倚),提出进一步研究的建议

表 11-7　观察性研究的 Meta 分析(MOOSE)的推荐报告内容概览

标题	报告要求
研究背景	定义研究问题
	陈述研究问题假设
	确定研究结局
	暴露/干预措施
	研究设计类型
	研究人群

续表 11-7

标题	报告要求
文献检索策略	文献检索的资格(如图书管理员和调查员)
	文献检索策略,包括文献检索的时间范围和使用的关键词
	尽可能获取所有文献,包括研究文献作者的个人通信
	检索的数据库和档案库
	采用检索软件及其版本号,包括使用的特殊功能(如进行主题词及其下位词的扩展检索)
	手工检索(如已有文献的参考文献清单)
	列出纳入和排除的文献,以及判断标准
	处理非英语文献的方法
	处理只有摘要和未发表文献的方法
	介绍个人通信的情况
研究方法	描述检索文献是否符合研究问题
	数据整理和编码的基本原则(如有完善的临床编码规则或便于编码)
	数据分类和编码的记录(如多个文献评价者,盲法,以及文献评价者之间的一致性)
	混杂的评估(如入选研究中病例和对照的可比性)
	评价研究质量,包括对质量评价者采用盲法,对研究结果的可能预测值进行分层分析或者回归分析
	评价研究异质性
	详细介绍统计分析模型,以便能重复该研究(如详细描述采用的固定效应模型或者随机效应模型,采用该研究模型分析研究结果的理由,剂量反应关系模型,或者累积 Meta 分析)
	提供合适的统计图表
研究结果	绘图总结入选各研究和汇总研究结果
	列表描述入选各研究结果
	研究结果的敏感度分析(如亚组分析)
	研究结果统计学稳健性的指标
讨论	定量地评价偏倚(如发表偏倚)
	解释排除标准的合理性(如排除非英语文献)
	评价入选研究的质量
研究结论	导致观察到结果的其他可能原因
	根据研究所得的数据,在评价文献涉及的领域,对研究结论进行适当地外推
	为以后该问题的研究提供指导意见
	公布研究资助来源

三、Meta 分析的常用统计模型和方法

(一)模型类型

Meta 分析常用的统计模型分为固定效应模型(fixed effects model,FEM)和随机效应模型(random effects model,REM)两类。固定效应模型用于各个研究的效应具有同质性的情况。随机效应模型用于各个研究的效应不具有同质性,或者研究背景无法用确定性模型进行解释

的情况。

(二)异质性检验

按统计学原理,只有同质的资料才能进行多个研究的统计量的合并,若研究间差异过大,就不能合并在一起,因此,Meta 分析前需先做异质性检验。异质性检验(test for heterogeneity)亦称同质性检验(test for homogeneity),即用假设检验方法检验多个独立研究间的效应量差别是否有统计学意义,确定选用何种模型,从而对资料进行合并或比较等统计分析。

1. 传统的异质性检验方法为 Q 统计量检验法

基本步骤如下:

①建立检验假设,确定检验水准

H_0:各研究的效应值相等,即各研究间满足同质;

H_1:各研究的效应值不等,即各研究间不满足同质。

检验水准为 α,根据需要可以是 0.05 或者 0.1。

②计算检验统计量 Q 值

$$Q = \sum W_i(d_i - \bar{d})^2 = \sum W_i d_i^2 - \frac{(\sum W_i d_i)^2}{\sum w} \qquad (\text{式 11-1})$$

d_i 为第 i 个研究的效应量,$\bar{d}$ 为所有研究的平均效应量,W_i 为每个研究的权重,第 i 各研究的权重 W_i 按下式计算:

$$W_i = \frac{1}{Var(d_i)} \qquad (\text{式 11-2})$$

③确定 P 值,作出推断结论

该检验统计量 Q 服从自由度为 $K-1$ 的卡方(χ^2)分布,因此,当计算得到 Q 后,需由卡方分布获取概率。若异质性检验结果为 $P > \alpha$ 时,多个研究具有同质性,可选择固定效应模型计算合并后的效应;若多个研究的异质性检验结果为 $P \leq \alpha$ 时,多个研究不具有同质性,首先应进行异质性分析和处理(比如通过敏感性分析或分层分析等方法对异质性的原因进行分析处理),若仍无法消除异质性的资料,可选择做亚组分析或用随机效应模型计算合并后的效应。

2. I^2—异质性定量化的另一个有用的统计量

$$I^2 = [(Q - df)/Q] \times 100\% \qquad (\text{式 11-3})$$

这里 Q 是 χ^2 统计量,df 为自由度(即研究总数减去 1 得到的数值)。I^2 可用于衡量多个研究结果间异质程度大小。这个指标用于描述由各个研究所致的,而非抽样误差所引起的变异(异质性)占总变异的百分比。I^2 值从 0~100%,I^2 值越大,异质性越大;当 $I^2 = 0$ 时,表明研究间的变异仅由抽样误差引起;当 $I^2 < 0.25$ 时,则认为存在轻度异质性;当 I^2 在 0.25~0.5 之间时,则认为存在中度异质性,通常可以接受,此时,可选用固定效应模型;当 $I^2 > 0.5$ 时将被认为存在高度异质性,不能直接用固定效应模型进行合并。

(三)Meta 分析的方法

目前,多数专家认同的 Meta 分析方法有:两个二分类资料比较、两个样本均数比较和

Meta 回归分析。其他如多个样本均数的比较、多个样本率的比较等需要转换成上述两种资料类型;当研究间同一观察指标的数据类型不同时,也需要进行数据类型的转换。但数据转换可能损失信息,降低检验效能,应慎重。

1. 固定效应模型的 Meta 分析方法

(1) 倒方差法(inverse variance method):不仅适于二分类变量和数值变量的研究效果合并,还是用于只有研究效果估计和可信区间而原始 2×2 表数据无法得到的研究。

(2) M-H(Mantel-Haenszel method)法:M-H 法只适用二分类变量的研究。当数据稀少时,M-H 法比倒方差法具有更好的稳健性,即使在其他情况下,M-H 法也可以得到与倒方差法相似的结果。当样本含量小或所关心事件的发生率低时,利用倒方差法得到的治疗效果估计的方差大或者不稳定时,应选用 M-H 法。

(3) Peto 比数比法:Peto 比数比法只适用于治疗效果相差很大且比较的两组样本含量严重不均衡的情况;在四格表中有零计数时不必校正。

2. 随机效应模型的 Meta 分析方法 随机效应模型的 Meta 分析方法既要估计综合治疗效果,又要估计单个研究效果的变异程度。目前,常采用 D-L(DerSimonian & Laird)法,该方法主要是对权重进行校正,通过增大小样本资料的权重、减少大样本资料的权重来处理资料间的异质性,不仅可用于分类变量,也适用数值变量。要注意选择恰当的效应变量,不同的资料类型可选择相应的效应变量。常用的 Meta 分析的资料类型与计算方法见表 11-8:

表 11-8 常用 Meta 分析的资料类型与统计方法

资料类型	同质性	合并统计量	模型	统计方法
二分类变量	满足	比值比(OR)	固定	Peto 法,M-H 法,倒方差法
	不满足		随机	D-L 法
	满足	相对危险度(RR)	固定	M-H 法
	不满足		随机	D-L 法
	满足	率差(RD)	固定	M-H 法
	不满足		随机	D-L 法
数值变量	满足	加权均数差(WMD)	固定	倒方差法
	不满足		随机	D-L 法
	满足	标准化均数差(SMD)	固定	倒方差法
	不满足		随机	D-L 法
个案资料	满足	OR	固定	Peto 法

3. 综合效应量的检验 用假设检验的方法检验多个独立研究的总效应量是否具有统计学意义,其原理与常规的假设检验完全相同,主要有可信区间法、U 检验(Z test)法和卡方检验法。

在 Meta 分析中,常用可信区间进行假设检验,森林图即是根据各个独立研究的 95% 可信区间及合并效应量的 95% 可信区间绘制的,它用于表达各文献数据经综合定量分析后得出的 Meta 分析结果。

若选择 OR 或 RR 为合并统计量时,其 95% 的可信区间与假设检验的关系如下:若其 95%CI 包含了 1,等价于 $P>0.05$,即合并统计量无统计学意义;若其 95%CI 的上下限均大于1或均小于1,等价于$P \leqslant 0.05$,即合并的统计量有统计学意义。

若选择 WMD 或 SMD 为合并统计量时,其95%CI与假设检验的关系如下:若其95% CI包含0,等价于$P > 0.05$,即合并统计量无统计学意义;若其95%CI的上下限均大于0或小于0,等价于$P \leqslant 0.05$,即合并效应量由统计学意义。

U 检验(Z test)法和卡方检验法是根据 U 值或卡方值得出 P 值。若$P \leqslant 0.05$,多个研究的合并效应量有统计学意义;若$P > 0.05$,多个研究的合并统计量没有统计学意义。

四、偏倚的种类和控制

偏倚是指在资料收集、分析、解释和发表时任何可能导致结论系统地偏离真实结果的情况。在 Meta 分析的各个步骤中均可能产生偏倚,导致合并后的结果歪曲事实的情况。

(一)偏倚的种类

有学者认为,Meta 分析中的偏倚可分为抽样偏倚(sampling bias)、选择偏倚(selection bias)和研究内偏倚(within study bias)等三大类。

1. 抽样偏倚　是指在查找文献时所产生的偏倚。抽样偏倚最为常见,表现多种多样,主要包括:①发表偏倚(publication bias):是指"统计学上有意义"的阳性研究结果较"统计学上没有意义"的阴性研究结果或无效的研究结果更容易被发表,从而造成的偏倚。②索引偏倚(index bias):数据库中数据标引不准确从而使相关文献未被检出的偏倚。③查找偏倚(search bias):检索用词不当或检索策略失误导致漏检或误检文献的偏倚。④参考文献偏倚(reference bias)或引文偏倚(citation bias):查找文献时依赖综述或参考文献目录引起的偏倚。⑤多重发表偏倚(multiple publication bias)和主题多重使用偏倚(multiply used subjects bias):一项研究结果以系列研究形式发表而导致的偏倚。⑥英语语种偏倚(English language bias):检索文献时限定为英语文献而引起的偏倚。⑦数据提供偏倚(bias in provision of data):未检出"散在文献"而产生的偏倚。系统、全面、无偏地检索出所有与课题相关的文献是减少抽样偏倚的最重要方法。

2. 选择偏倚　是指根据文献纳入和剔除标准选择符合 Meta 分析的文献时产生的偏倚,主要包括纳入标准偏倚(inclusion criteria bias)和选择者偏倚(selector bias)。制定文献纳入和剔除标准时,一般应对研究对象、研究设计类型、暴露或干预措施、研究结局、样本大小及随访年限、语种、纳入年限等作出明确规定,否则很容易导致纳入标准偏倚。根据纳入和剔除标准筛选文献时往往会受到筛选者主观意愿的影响,特别是当文献纳入标准的可操作性和特异性不强时,很容易产生筛选者偏倚。为减少选择偏倚,应尽量制定明确的、严格统一的文献纳入和剔除标准。在选择文献时,应由两人以上采用盲法独立进行,也可以通过敏感性分析考察不同的文献纳入标准对 Meta 分析结果是否有影响。如果改变纳入标准后 Meta 分析的结论逆转,则应警惕是否有偏倚;如果变化不大,则说明 Meta 分析的结论是比较可靠的。

3. 研究内偏倚　是指在资料提取时产生的偏倚,包括:①提取者偏倚(extractor bias):Meta 分析者从纳入的研究中提取的数据信息不准确而产生的偏倚。②研究质量评分偏倚(bias in scoring study quality):对纳入研究质量的评价不恰当或不够充分、不够全面而产生的偏倚。③报告偏倚(reporting bias):纳入研究没有报告 Meta 分析所需要的数据信息时可产生,特别是一些研究可能有多个结局变量,但文献中只报告了有统计学意义的结局变量。减少研究内偏倚应由两人以上采用盲法独立提取资料,设计专门的提取数据表格,明确各数据及质量评价统一标准。

(二)偏倚的控制

1. 偏倚的测量

(1)漏斗图(funnel plot):传统的漏斗图分析是以样本含量为纵轴,效应量(即效应尺度)为横轴作散点图。通常,小样本研究所估计的效应量变异程度较大,因而其效应量点估计分散在漏斗图的底部;随着样本含量的增加,大样本研究所估计的效应量的变异程度逐渐降低,因而其效应量点估计逐渐趋于密集在一个较窄的范围内。为确保相同效应尺度与其倒数值与1保持等距,又因检验效能的高低不仅受样本含量的影响,还受研究事件发生数的影响,如甲研究的样本量为5万人,发生某一事件的人数为5人,而乙研究的样本量为5 000人,发生某一事件的人数为500人,尽管甲的样本含量较大,但发生某一事件的人数较少,出现统计学意义的可能性小,所以,当总体综合效应量是 RR 或 OR 时,漏斗图的横坐标应采用 OR 或 RR 的对数值(lgOR 或 lgRR),以真数标明横坐标的标尺;纵坐标应采用 OR 或 RR 对数值标准误的倒数 $1/SE_{lgRR}$ 或 $1/SE_{lgOR}$,以 $1/SE_{lgRR}$ 或 $1/SE_{lgOR}$ 表明纵坐标的标尺(RevMan 软件用此方法)。从理论上讲假如被纳入的各独立研究不存在发表偏倚,漏斗图上的点是围绕各独立研究效应点估计真实值对称地散开分布的,即图形呈现倒置对称的漏斗形;若漏斗图不对称或不完整,则可能存在发表偏倚。如当阴性结果的研究发表受到影响时,漏斗图可能呈现偏峰分布。其不对称或不完整的程度,可用来反映发表偏倚的大小。如果漏斗图不对称或不完整的程度严重,可以认为发表偏倚较大,结论被推翻的可能性较大。漏斗图分析法的优点是简单易行,只需要被纳入的独立研究的样本含量和效应量即可绘制散点图——漏斗图;但缺点是漏斗图只能对发表偏倚进行粗略的定性判断,特别是在被纳入的独立研究个数较少时,又增加了判断漏斗图中散点是否存在对称性的难度(见图11-3)。

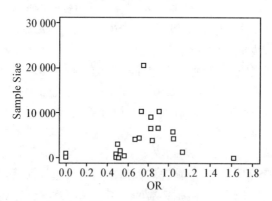

图 11-3 漏斗图

引自李河等. Meta 分析中漏斗图的绘制[J]. 循证医学,2007,7(2):101-106

(2)秩相关分析法、回归分析法:漏斗图是判断有无发表性偏倚的一种比较简便直观的方法,但只能作为一种主观定性方法,不能进行定量分析。目前发表性偏倚的定量分析方法比较多,主要有秩相关分析法、回归分析法等。秩相关检验方法由 Begg 和 Mazumdar 提出,即检验效应量估计值与其方差(或者是标准误)的相关关系,它被认为是漏斗图的直接统计学模拟,对该检验功效的模拟研究结果表明,检验功效的变异性较大,影响检验功效的主要因素是纳入研究的数量效应大小及其方差。对小样本研究,该检验的功效较低。Egger 等提出的回归方法就是效应量与其对应标准误的线性加权回归分析,用线性回归模型来检验漏斗图的对称性,相对来讲,回归分析的敏感性高一些。这两种方法都是纳入研究的数量大时检验功效高。

(3) 失效安全数(fail-safe number, Nfs):失效安全数由 Rosenthal 在 1979 年提出,通过计算假如能使结论逆转而所需的阴性结果报告数,即失效安全数来估计发表偏倚的大小。失效安全数越大,表明 Meta 分析的结果越稳定,结论被推翻的可能性越小。如果失效安全数(新增研究个数)小于 10 个以下,则下结论应慎重。失效安全数法的优点为简便易行,缺点为当本身合并效应量无统计学意义时,则不能进行。而且,失效安全数的计算方法是在假定所有发表和未发表研究的样本量相似的情况下得到,如果所有未发表研究的平均效应的方向与已发表研究的相反,则失效安全数可能得出误导性的结果。P 为 0.05 和 0.01 时,失效安全数的计算公式如下:

$$N_{fs0.05} = (\Sigma Z/1.64)^2 - S$$

$$N_{fs0.01} = (\Sigma Z/2.33)^2 - S$$

式中:S 为研究个数,Z 为各独立研究的 Z 值,是通过各个研究得到的 P 值,查标准正态分布表获得。

(4) 敏感性分析:进行敏感性分析是检查上述偏倚的最佳途径。如果敏感性分析的前后结果差别不大,表明最初的 Meta 分析的结果较为可靠;反之,如果分析前后的结果不一致,则在解释结果和下研究结论时应谨慎,提示有可能存在潜在的因素影响,需进一步研究加以明确。如由 Taylor 和 Tweedie 提出的剪补法,其基本思想是首先剪掉初估后漏斗图中不对称的部分,用剩余对称部分估计漏斗图的中心值,然后沿中心两侧粘补上被剪切部分以及相应的遗漏部分,最后基于贴补后的漏斗图估计合并效应量的真实值。

2. 偏倚的控制

(1) 对与研究课题有关的文献进行检索时应该保证全方位性:检索的标准应该是系统、全面、无偏地检索所有与研究有关的文献,从而减少发表偏倚。

(2) 发表偏倚的控制:在进行 Meta 分析之前,必须对发表偏倚进行测量并评估其对结果的影响度,如果偏倚较大,则需进一步地收集相关研究资料的信息,从而减少发表偏倚。若不能将偏倚控制在一定的水平,则只能放弃此次 Meta 分析。

(3) 纳入标准的客观严密性:制定客观且严密的纳入标准,可以使纳入标准偏倚得到减少。

(4) 文献库偏倚的控制:谨慎地利用各种数据库资源和其他文献来源渠道,并对选取的文献进行交叉检索,可以有效地控制文献库偏倚。

(5) 采用盲法来控制 Meta 分析中的筛选者偏倚:筛选者在不了解各项研究结果的前提下,各自独立地进行文献的筛选,从而避免了知道结果而去寻找证据的干扰。

五、Meta 分析需要注意的问题

目前,随着循证医学的发展,在各种期刊和杂志上发表的有关 Meta 分析的文章也越来越多,但从已查阅的文献来看,盲目地应用 Meta 分析或者是在应用 Meta 分析未能达到要求规范的情况有:

1. 检索文献资料的方法不够系统、全面和无偏　部分研究只收集了发表或通过计算机检索能收集到的资料,而未收集一些需人工检索的资料、学术会议资料和未发表的资料,

从而存在较大的偏倚,并且没有很好的控制。

2. 未描述研究的人群以及可推广到的人群 在进行 Meta 分析时,必须对所研究的对象进行描述,并且还要指出研究结果可以推广到的人群。

3. 未列出剔除文献的标准以及剔除的原因 在 Meta 分析的过程中,必须制定严格的纳入标准,并且要对剔除文献的标准和原因进行阐述。

因此,在应用 Meta 分析研究流行病学问题时,必须严格按照一定的程序及规范,避免不恰当地应用。这样才能保证 Meta 分析在指导临床工作和作出科学决策时的准确性,使这种流行病学方法发挥其应有的作用。

六、Meta 分析应用实例

丁苯酞治疗急性缺血性卒中随机对照试验的系统评价

(摘编自:中国循证医学杂志.2010,10(2):189—195)

【研究背景】 卒中是导致成人残疾的主要原因,是世界上和国内引起死亡的第二位原因,在我国,缺血性卒中占所有卒中的 80% 左右,迄今为止,除 r-tPA、阿司匹林外,尚缺乏其他国内外公认有充分证据的有效药物。

dl-3-正丁基苯酞(butylphthalide 或 dinbente)是人工合成的消旋体,属我国自己研制生产的化学合成一类新药,现有较多丁苯酞治疗缺血性卒中的临床试验发表,提示其安全、有效,但随机对照试验特别是有安慰剂对照的随机对照试验情况尚不清楚。

【对象与方法】 通过计算机检索、手工检索及向药厂索取资料,全面收集丁苯酞制剂治疗急性缺血性卒中的随机对照试验(RCT),按 Cochrane 协作网系统评价的方法进行评价。

计算机检索 PubMed(1966—2009.09)、EMbase(所有年限—2009.09)、Ovid Cochrane 对照试验中心数据库(CENTRAL,2009 年第 3 季度)、中国生物医学文献数据库(CBM,1978—2009.09)、中国期刊全文数据库(CNKI,1980—2009.09)、CNKI 世纪期刊(1979—1993)、中国博士学位论文全文数据库(1999—2009.9)、中国优秀硕士学位论文全文数据库(1999—2009.9)、中国科技期刊全文数据库(VIP,1989—2009.09),手工检索相关资料及各论文参考文献目录,并向药厂(石药集团恩必普药业有限公司)索取资料。

【主要结果】 共检出相关文献 50 篇,排除 15 个不符合纳入标准的试验、12 个因信息不全或错误的试验(正与作者联系中,等待评价)及 1 个尚未发表的安慰剂对照试验(199 例,待评价),初步纳入 22 篇符合纳入标准的试验,其中 2 篇属同一研究的重复发表,故最终纳入 21 个试验,包括 2 个安慰剂对照试验和 19 个非安慰剂对照试验,共 2 123 例患者。

10 个采用 CSS 评估神经功能缺损试验(958 例)的 Meta 分析结果显示,丁苯酞组神经功能改善优于对照组[MD=2.30,95%CI(1.57,3.03)];6 个采用 NIHSS 评估神经功能缺损试验(590 例)的 Meta 分析结果亦显示,丁苯酞组神经功能改善优于对照组[MD=2.06,95%CI(0.65,3.46)]。

共 13 个试验报道了药品不良事件,主要是肝功能异常(ALT 异常 1.4%~17.5%、AST 异常 1.9%~8.82%)和胃肠道不适(1.7%~8%),无严重不良事件发生。试验结束时均无死亡。

21 个试验均未采用病死率或依赖率作为结局指标,未进行生存质量评价。

【主要结论】 本系统评价结果提示丁苯酞软胶囊能有效改善急性缺血性卒中患者的

神经功能缺损,且不良反应少,未见严重不良反应。丁苯酞降低缺血性卒中远期死亡和残疾的效果还需要进一步研究。

【论文评阅评语】

1. 引言中将研究问题交代很清楚,国内外治疗脑卒中除阿司匹林外,尚缺乏其他公认有充分证据的的有效药物,现有较多丁苯酞治疗缺血性卒中的临床试验发表,提示其安全、有效,但随机对照试验特别是有安慰剂对照的随机对照试验情况尚不清楚。为此,研究者采用Cochrane系统评价方法,对dl-3-正丁基苯酞治疗急性缺血性卒中的临床随机对照试验进行系统评价,为其疗效和安全性提供依据。

2. 收集的文献是随机对照试验,文献患者的诊断是采用国际通用的诊断标准,干预措施交代明确,结局指标分为主要结局指标和次要结局指标,收集客观明确。

3. 文献检索策略清楚,搜集当前主要的文献工具及手工检索,明确时间范围,数据收集采用了文献管理软件,按照Cochrane系统评价手册进行质量评价。数据收集和分析由两位研究者独立完成并互相核对。

4. 统计分析是采用了Cochrane RevMan 5.0软件进行Meta分析,分类资料使用相对危险度(RR)和95%CI表示效应量大小,定量资料用均数差(MD)或标准化均数差(SMD)表示效应量大小。使用I^2统计量进行异质性检验,若异质性无统计学差异,使用固定效应模型进行Meta分析,反之使用随机效应模型进行Meta分析,并通过亚组分析和敏感性分析寻找导致异质性的可能原因。

5. 结果交代了纳入研究的基本特征及对预分析的论文质量进行了是否随机的质量评价。交代了病死率、神经功能缺损改善进行了分析,也对不同剂量和不同疗程的亚组分析。

6. 对不良反应也进行了Meta分析。

7. 文章对有关内容的讨论较为深入细致。

8. 全文缺少一个检索策略的示意图,它可以表明每一步检索的纳入和排除的理由和例数。

9. 本文对对照组的要求没有详细说明。

10. 对论文质量的评价也应评价该随机化对照研究的报告形式格式,注意规范化,本文没有提到。

总之,该文是一篇很好的系统评价论文,设计合理,结果分析可靠,结论可信。

附注:

Review Manager(RevMan)软件:该软件是国际Cochrane协作网系统评价的标准化专用软件,其包含了Cochrane系统评价的各项功能,也包括该组织推荐的各种Meta-分析功能,具有操作简单、结果直观的特点。该软件是一个免费软件,用户可在如下网址免费下载:

http://www.cochrane.es/download/files/revman.htm

http://www.cochrane.org/software/revman.htm

http://www.cc-ims.net/revman/download.htm

Revman软件的简单使用:参考孙振球主编的"医学综合评价方法及其应用"。

(赵景波)

第十二章 临床经济学评价

第一节 概　述

一、临床经济学概述

(一) 临床经济学概念

临床经济学(clinical economics)是近20年来发展起来的一门边缘学科,是卫生经济学的一个分支,在卫生经济学的理论基础上,主要利用技术经济学的评价方法,对在临床使用的药物、设备、诊疗程序等技术干预措施进行经济评价和分析,其基本目的是探讨最佳的诊断、治疗方案,评价医疗效果,以提高卫生资源的配置和利用效率,同时为决策者制定有关的政策提供信息。

临床经济学的建立和发展与临床流行病学及循证医学的发展是密不可分的。人口老龄化,医学新技术不断涌现,对医疗卫生服务期望增加,医疗资源的有限性,如何有效利用现有资源,提高医疗卫生服务质量和效率,成为当今世界每个国家都要面临的重大问题。而20世纪后期的临床流行病学及循证医学发展,特别是在国际临床流行病学网络下,为世界各国摆脱医疗卫生服务的困境提供了新的策略,也促进了临床经济学的建立和发展。

(二) 临床经济学研究的必要性

1. 医疗服务消费的特殊性　卫生服务的消费与人们其他商品消费不同,有其自身特征:消费者(患者)缺乏医学信息,无法判断自己患何种疾病,接受何种医疗服务;消费者只能被动支付卫生服务费用;消费时间地点不确定;由政府或医疗保险公司承担大部分医疗费用;提供者居于支配和控制地位;同时,卫生服务具有公益性、公平性及最终产出的特殊性。

2. 医疗资源的有限性　如何优化筹集、配置和利用卫生资源,使有限卫生资源发挥最大的社会效益和经济效益是社会关注的焦点。因此,选择低成本,获得最大效果、效益和效用的卫生保健和服务项目就成为必然。

3. 医疗服务市场的特殊性　卫生服务市场在发挥自由市场机制时存在着不同的特殊性,如医疗服务提供者受到行医执照限制,不能自由进入市场;一个地区医疗机构数量受到规模经济的制约。而消费者要获得真正效用极大化的决策,往往需要掌握全面、充分、正确的信息,但是在卫生服务市场中,这往往是不可能达到的。同时,市场利益的极大化在卫生服务市场中也不能过分强调。

4. 临床医学发展的需要　临床医学是一门综合性学科,涉及面广,从病人的就诊到治疗,从病人的生理、心理到社会适应状态,从以疾病为中心到以病人为中心观点的转变,都需要健全医疗保障制度,合理构建医疗服务市场的运行机制,促进公平竞争,政府定价,搞好价格管理,加强社会卫生监督管理等,而这些都离不开经济学理论的指导。

经济学评价可以帮助解决许多临床医学实践领域中的决策问题。如在特定情况下,选择适宜的临床治疗方案;选择适当的干预时机,例如冠状动脉搭桥手术对象应选择中度心绞痛有单支血管病变者,还是选择发展成严重心绞痛有左主干支冠状动脉病变者;什么地点提供医疗服务最好;针对不同卫生问题的可选方案,同一方案的不同应用规模,例如:乙肝免疫球蛋白的注射用于母亲 HBsAg 阳性的新生儿,还是母亲 HBsAg 阳性和 HBeAg 阳性的新生儿。要对上述医疗卫生保健措施进行选择,必须有令人信服的证据。卫生经济分析和评价就是从对社会是否有利的角度,用经济学的基本原理和方法对不同的卫生措施比较其成本及获利,作出经济分析,提供经济学上的证据。人们根据这些证据才能决定采用与否,做出正确的决策,这就是经济评价的目的和意义。

(三)临床经济学的研究内容和方法

临床经济学评价主要用于临床诊疗的各种方案和技术的成本(消耗的各种资源)和结果(效果、效益和效用)。常用的经济学评价方法有:

1. 最小成本分析(cost minimization analysis,CMA) 最小成本分析是在假定两个或更多临床干预方案结果相同的情况下,通过分析和比较每个干预方案的成本来进行方案的选择,其中成本最小的方案为最佳方案。

2. 成本-效果分析(cost effectiveness analysis,CEA) 成本-效果分析主要是评价使用一定量的卫生资源(成本)后个人的健康效益,这些效益表现为健康的结果,用健康或卫生服务指标表示。如健康状况的改善,增加的寿命、减少发病、残疾(失能)和死亡。其基本思想是以最低的成本去实现确定的计划目标。由于人的健康效益很难用货币衡量,所以成本-效果分析在临床方案的评价中应用最广。

3. 成本-效用分析(cost utility analysis,CUA) 成本-效用分析是成本-效果分析的一种发展,在评价干预方案的效果时,不仅注意生命的数量,也注重生命质量的变化。因此采用一些人工合成指标,如质量调整生命年、伤残调整生命年及生命质量指数等来评价干预的综合效果。目前,这一评价方法还在不断发展和完善。

4. 成本-效益分析(cost benefit analysis,CBA) 成本-效益分析是通过比较两种或更多的临床干预方案的全部预期效益和全部预计成本的现值来评价这些备选方案,作为进行适宜技术选择的参数和依据。它研究的主要内容是任一个方案的效益是否超过它的资源消耗的机会成本。只有效益不低于机会成本的方案才是可行的方案,成本越低,效益越大,干预方案的经济价值越高。成本和效益均用货币值表示。

(四)临床经济学评价步骤

1. 明确目的与价值观 定义清楚的研究目的,可明确提出所选比较项目的理由,进行比较的项目,从何种角度进行比较。明确的目的,如"根据社区预算和病人承担实际支出情况,慢性病的家庭护理项目比综合性医院扩展的规范化住院治疗项目更好吗?"同时,注意评价目的的角度可以不相同,如具体的提供者或提供组织,病人或病人组织,第三方支付者,或社会的角度。

2. 确定各种备选计划或方案 对每个备选项目、治疗或服务的目标要进行清晰和具体描述,使人们能够判断该项目的适用性、全面性以及可以重复该项目。

3. 成本的计量与估算 所有相关的成本都应确定并收集及报告。成本的报告应反映机会成本,包括人头费、管理费等。成本的种类主要包括直接成本和间接成本。

4. 卫生计划方案产出的测量　按照研究目的,确定使用的经济评价方法,包括 CMA、CEA、CUA 和 CBA,并陈述为何选择这种评价方法。例如用 CUA 时就应报告质量调整生命年和效用值的具体测定方法,是用标准概率法、时间交换法还是等级尺度法,并阐明这些方法的具体测定步骤。

5. 考虑时间价值,对不同时间的成本和结果予以调整　当某一医疗措施的实施需要数年完成时,为了准确地估计成本和效果,去除由于物价上涨因素而带来的影响,必须对发生在将来的成本和效果(或效益)通过贴现(discounting)的方法,换算为目前的实用价值。计算公式:

$$p=\sum_{n=1}^{t}Fn(1+r)^{-n}$$ 　　　　(公式 12-1)

式中 p 为成本或效果现在值;Fn 为成本或效果在 n 年时的值;r 为年贴现率;t 为项目完成的预期年限。贴现率一般相当于银行利率,即 5%~10%。

6. 投入产出分析定量评价　可选以下任一种或两种的结合,如前瞻性随机对照研究、Meta 分析、观察性资料等,陈述选择该方法的理由,一般前瞻性研究经常采用临床随机对照研究,在此基础上进行 CEA 或 CUA。在作 CEA 时,研究问题的测定除成本-效果比以外,还应该包括测定及报告增值分析(incremental analysis)的结果,即由于额外措施造成成本的增加时,其相应增加的效果是多少。具体表示为一个项目比另一个项目多付的费用,与该项目比另一个项目多得到的效果之比,称为增值比($\Delta C/\Delta E$)。

7. 敏感性分析　在已得出上述经济评价的结果后,测定当其中几个主要的变量如价格、成本、贴现率、结果的判断标准发生变化时,以及不同的经济分析类型对评价结果的影响程度,称为敏感性分析(sensitivity analysis)。由于对将来发生的某些情况如工资、失业率、期望寿命、治疗费、年贴现率等不能肯定,因此必须将敏感性分析作为经济评价中的一项必要步骤。研究中所有不肯定的结果都应报告,应该使用关键参数可信区间及范围的概念。

8. 分析与评价　在前面分析和复习文献基础上,得出结论,并加以说明,应与其他研究结果进行比较,特别注意方法学上的区别。例如对间接成本的处理以及不同的人群的差别,这对研究结果的推广应用十分重要。

二、临床成本测算及成本分析

(一) 成本的概念

所谓成本是指在某项生产、服务等过程中所消耗的物化劳动和活劳动的货币价值。针对医院来说医疗成本是一个相当复杂的概念,医院是一个有形的实体,在其经营和为病人提供医疗服务的过程中,不仅消耗了医务人员的脑力和体力(即活劳动),同时也消耗了一定的物质资料(即物化劳动)。所以,医疗成本是医院为社会提供医疗服务过程中所发生的物化劳动和活劳动的总和。具体地说,医院的医疗成本主要可分为:劳务费、公务费、卫生业务费、卫生材料费、低值易耗品损耗费、固定资产折旧及大修理基金提成。

值得一提的是,临床医疗成本和费用是两个不同的概念,不要把两者混为一谈。成本是资源的实际消耗,而费用则是医疗服务价格的货币表现,如病人的药品费是医院用批发价购进,然后加上 15%~20% 的药品费用后以零售价销售给病人的费用;如二十世纪 80 年代的医疗服务价格如手术、化验等项目是计划经济价格,其价格低于成本,若用费用来代替成本就不能反映资源的消耗。

(二)成本分类

根据成本的特性,可以把成本分为两类:直接成本和间接成本。针对医院的医疗服务来说,所谓直接成本是指专为提供某医疗服务项目而发生的费用,与医疗服务直接相关。这种费用可以根据凭证而直接计入某医疗服务项目中去,如工资、药品、卫生材料、低值易耗品损耗费等。所谓间接成本是指有些费用与医疗服务间接相关或其成本不是针对某项医疗服务项目的,无法直接计入到某医疗服务项目中,而必须用适当的方法,在几个服务项目中加以分摊,如医院的行政管理费、辅助科室费用、病人及家属的误工费等费用。

有些文献把临床医疗成本分为直接医疗成本、直接非医疗成本、发病和死亡的间接成本和无形成本。所谓直接医疗成本通常包括医院治疗所使用的药品费用,医生服务费,实验室、放射科检查费、康复费用,医疗设备的折旧费用和护理费用等。这些费用是因为病人患病来医院治疗,医院直接要消耗的成本。所谓直接非医疗成本通常包括饮食、服装、交通、住宿、家庭保健、家属陪护等费用。这些费用不是医院直接用于病人治疗的成本,但是出于病人患病所需增加的营养、服装、病人到医院去看病所消耗的交通费用和住宿费用,家属放弃工作来照看陪护病人的损失费用等等,往往是由于病人患病而病人直接多消耗的费用。发病和死亡的间接成本是指出于病人患病而不能工作,或由于疾病导致残疾而丧失部分或全部工作能力,或出于疾病导致死亡所造成的潜在经济损失等。这种经济损失可以通过人力资本法和自愿支付法等来计算。所谓无形成本是指由于疾病导致的疼痛、痛苦、悲伤等结果。一般很难用具体的数字来表示,通常把这种结果转换成生命质量调整年来进行评价。

在进行成本测算时,实际成本的测算是相当繁琐和复杂的,可以考虑用标准成本来代替其实际成本,这样可以大大简化成本测算的过程。所谓标准成本是指对影响成本的各项指标进行标化和量化,如工时、材料消耗、人员劳务和设备使用等。用标化和量化的指标测算出的成本,具有一定的普遍性,分析时较为方便。

(三)成本测算内容与方法

临床经济学的成本测算方法不能局限于临床服务的局部,而应从医院整个全局去考虑,其测算内容涉及到医院服务的方方面面,根据性质分为六类:①劳务费:医院职工直接或间接为病人提供医疗服务所获取的报酬,包括职工的工资收入、奖金及各种福利、补贴等。②公务费:包括办公费、差旅费、邮电费、公杂费等。③卫生业务费:维持医院正常业务开展所消耗的费用,包括水、电、煤和设备维修、更新费等。④卫生材料费:包括化学试剂、敷料、X光材料、药品等。⑤低值易耗品损耗费:包括注射器、玻片等。⑥固定资产折旧及大修理基金提成:包括房屋、设备、家具、被服等各种固定资产的损耗。

成本测算的方法:

1. 确定测算对象　成本测算对象是指成本归属的对象或成本归集的对象,确定成本测算对象是确立解决成本由谁承担的问题。根据成本测算的需要和医院的实际情况,将医院的科室分为两大类:一类是直接为病人提供服务的科室,称为项目科室,如内、外、妇、儿科等各病区及放射科、化验室等临床辅助医技科室,还包括挂号室、注射室、药房、制剂室等各科室;另一类是间接为病人提供服务的科室,即直接为项目科室提供服务的科室,称为非项目科室,如行政部门、供应室、食堂等各部门。把医院的科室分为两大类,主要是考虑到非项目科室的成本也应在医疗成本上体现。非项目科室六大类成本按不同的分摊系数分摊到项目科室中构成项目科室的间接成本,直接成本与间接成本的总和构成项目科室的总成本。

2. 确定分摊系数　分摊系数的制定和采用主要是通盘考虑医院全院的情况。根据"受益原则",即谁受益谁分摊,谁受益多谁分摊多,不受益不分摊的原则。有时分摊系数不是单一因素决定的,有可能是几个因素的加权制定出来的。非项目科室成本的分摊也要考虑这个问题,可按全院项目科室职工人数一次性地分摊到项目科室中。

3. 项目成本的测算　通常来讲,医疗项目成本的测算一般可分为三类;即以医疗项目为成本测算对象;以门诊、住院部为成本测算对象和以病种为成本测算对象。其中,病种法计算较难,综合法计算较粗,项目法较为适中。可以以项目法为主,综合法、病种法为辅的核算形式。采用统计测算、业务测算的方法,计算出几种主要疾病的成本和一次门诊、一日住院的综合成本,用以弥补项目法的缺陷是很有益的。

第二节　临床经济分析的类型

完整的经济分析和评价必须是两种或两种以上的干预措施,同时分析其成本和结果,根据结果单位不同可以分为以下几种经济学分析类型。

一、最小成本分析

最小成本分析(cost-minimization analysis,CMA)也可称为成本确定分析(cost-identification analysis)。比较结果相似的各种方法,并根据成本提出最佳策略。

该类型是假设不同医疗措施的治疗结果相同,确定不同医疗措施所花的成本,选择成本低的措施,测定结果以提供的每一项服务所花费的成本来表示。例如骨髓炎患者提早出院在门诊继续用抗生素治疗和常规住院相比,前者花费 2 271 美元,比常规住院 2 781 美元的费用低。最小成本分析结果显示早期出院方案每例患者可节约 510 美元。由于只能比较同一种疾病相同结果时的成本,故使用范围较小。

二、成本-效果分析

(一)定义

成本-效果分析(cost-effectiveness analysis,CEA)是将成本和效果结合在一起考虑,不仅研究卫生规划及医疗措施的成本,同时研究卫生规划的结果,它测定某项措施的净成本以及成本消耗后得到的效果。其表示方法为每一效果单位所耗费的成本(成本效果比),或每一个增加的效果所需要耗费的增量成本(增量比)等。这就使两种不同的医疗措施在进行比较选择时,有了相同的评价单位,从而为临床决策单位提供科学的依据。

成本-效果分析是用来确定最有效地使用有限资源的一种分析方法,也是目前在医疗保健领域的完整经济评价方法中最常用的一种。

例如某血液透析中心进行的成本-效果分析显示,对终末期尿毒症患者每延长一个寿命年的成本,使用连续腹膜透析为 33 400 美元,而在医院做血液透析为 48 700 美元。由此可见连续腹膜透析比血液透析成本为低,但效果(延长一个寿命年)是相同的。

（二）效果的测量

当卫生规划的结果很难用货币衡量时，成本-效果分析是一种很好的经济学评价方法。在 CEA 中，效果可以同时或分别使用中间测量指标(intermediate measures)和健康测量指标(health measures)。前者包括症状、危险因素或有关临床测定的结果，例如溃疡的愈合率、乙型肝炎病毒 e 抗原的阴转率、血清胆固醇的下降程度等。后者包括病残天数、寿命年的延长、死亡数等。例如在高血压的治疗项目中，血压下降的百分率为中间测量指标，而通过降压治疗预防卒中造成的死亡则是最终健康指标。如果当最终结果的测定所需时间太长时，可选用中间结果。

（三）成本效果分析方法

成本-效果分析的基本思想是以最低的成本实现效果的极大化，其表示方法为成本-效果比（效果-成本比）或增量成本-增量效果比（增量效果-增量成本比）等。这就使不同的医疗保健措施，在进行比较选择时，有了相同的评价单位，从而为临床决策提供科学的依据。

1. 成本效果比(cost/effectiveness，C/E)　成本效果比是 CEA 的一种表示方式，即每延长一个生命年、挽回 1 例死亡、诊断出一个新病例或提高一个结果单位所花的成本。C/E 越小，就越有效率。单一的 C/E 是没有意义的，它主要用于两个或两个以上项目的比较，并且是比较有相同结果单位的两个项目。例如一个高血压治疗项目对 60 岁男性高血压患者舒张压从 110 mmHg 降低到 90 mmHg，延长一个生命年，需要花费的成本为 16 330 美元；另一项用两种不同降血脂药物治疗高胆固醇血症项目，结果显示延长一个生命年花费的成本分别为 59 000 美元和 17 800 美元。可见同样延长一个生命年，高血压治疗项目的经济效率较高。又如比较纤维结肠镜和乙状结肠镜加钡剂灌肠两种措施对治疗下消化道出血及诊断结肠癌的成本效果分析，结果显示纤维结肠镜不仅诊断的敏感性(80%)、特异性(95%)均高于后者(分别为 57% 和 80%)，而且有较好的经济效果。成本效果分析的结果是治愈一例下消化道出血的成本，前者为 2 319 美元，后者为 2 895 美元；诊断一例结肠癌成本，分别为 2 694 美元和 2 896 美元。

再如治疗十二指肠溃疡时采用幽门螺杆菌根除疗法，与以往抑酸疗法相比，前者在治疗第一星期由于应用质子泵抑制剂加两种抗生素的治疗方案，开始花费较高。但由于根除幽门螺杆菌后，就不需要再用抑酸剂治疗，故与以往抑酸治疗(需用质子泵抑制剂 6~8 星期)相比成本还是降低的，再加上由于根除幽门螺杆菌后，溃疡年复发率从 80% 下降到 10% 以下，所以加上治疗复发患者的成本，根除幽门螺杆菌方法降低了治疗所需要的总成本，有较高的经济效果。

2. 增量分析(incremental analysis)　增量成本-效果分析：由于经济评价包含着对两种或两种以上的措施进行比较，而成本投入不同，一些方案可能有更好的效果，但成本支出也更多，因此成本-效果的平均比例还不能充分显示两者的相互关系，故常用增量分析来表示。随着干预的深入，成本一般提高，但是每增加一个货币单位（如元）所获得的增加的效果一般会逐步下降，即边际效果递减。在卫生领域的确存在这种现象，当追加卫生投资后，增量成本导致的增加的效果相对减少，这符合边际回报递减的经济学原理。

增量分析计算一个项目比另一个项目多花费的成本，与该项目比另一项目多得到的效果之比，称为增量比例，能充分说明由于附加措施导致成本增加时，其相应增加的效果是多少及是否值得。

$$\frac{成本_1-成本_2}{效果_1-效果_2}=\frac{增加的成本}{每一个增加的效果单位} \quad （公式12-2）$$

即：$\Delta C/\Delta E = \dfrac{C_1-C_2}{E_1-E_2}$

三、成本效用分析

（一）定义

成本-效用分析（cost-utility analysis，CUA）是 CEA 分析的一种特殊形式。由于 CEA 不能比较两个完全不同的卫生项目，如肾移植治疗慢性肾功能衰竭与预防卒中的抗高血压治疗项目，因为两种措施干预的人群不同，而且对病残或病死率的影响也不同，因此无法应用 CEA 比较两者的经济效果。如果将其分母单位都化为质量调整生命年（quality adjusted life year，QALY），进行成本-效用分析就可以对两者进行比较。结果显示肾移植项目每获得一个 QALY 花费的成本为 4 710 英镑，而抗高血压治疗预防卒中则为 940 英镑/QALY。结论是后者经济效果好。

如果说成本-效果分析是用自然的计量单位来衡量效果的话，那么，成本-效用分析的计量单位则是人工制订的合成指标。常用的效用评价指标是"质量调整生命年"（quality adjusted life years，QALYs）和"伤残调整生命年"（disability adjusted life years，DALYs）。成本-效果和成本-效用分析，这两种评价方法都十分重视效果指标，但效用评价只使用最终产出指标，中间产出指标（发现的病人数、治疗的病人数）是不适宜的，它能够把生命数量的增减和生命质量的改变，结合到一个综合的指标中进行比较。质量的调整使用加权数（0~1），称为价值（values）或效用，反映人们对不同健康状况的满意程度。

（二）效用的测量

生命质量（效用）的测量或评价既可以是总体评价，也可以是具体范畴的评价，而且这种评价可以是病人主观感受性质的，也可以是家属的评价，或者是护士或医生的评价。随着医学评价的多维性，观测对象从人体生理测量（客观参数）转移到社会心理测量（主观参数），当然，生命质量（效用）的测量并非是一件容易的事情。

而对病人生命质量（效用）评价，无非有三个目的：第一，评价由于疾病给病人带来的负担和对病人生命质量造成的影响；第二，评价各种临床诊疗方案或于预措施，选择能够提高病人生命质量的方案，第三，通过进行成本-效用分析，从社会的角度，选择最佳方案，为卫生政策的制定和卫生资源的合理配置和利用提供参考依据。

1. 一般效用的评价方法　衡量健康状况的基数效用有三个常用的方法：等级标度法、标准博弈法和时间权衡法。

（1）时间权衡法（time trade-off）：让患者在"接受某一特殊措施后，可维持好的健康状态，但是活的时间却要短些"与"不接受这一特殊治疗可维持目前的症状，但是活的时间要长些"之间作出自己的选择。例如告诉心绞痛患者，如果不治疗可带病再活 25 年，但假设有某一种治疗可使心绞痛完全缓解，可是寿命可能要缩短些，问他无病生存时间为多少年（x）时，他才宁愿选择这一治疗，这就需要患者决策。如果患者愿意能健康地活 15 年才选择这一治疗，否则就拒绝，于是没有心绞痛的 15 年就相当于有心绞痛的 25 年效用。心绞痛的效用值为$\frac{15}{25}=0.6$(即$0.6\times25=15$年),也即 x 年的健康=效用×不健康年限。

(2) 标准博弈法:又称标准概率法(standard gamble)。这是一种风险选择法(最坏和最好的结果),即在可选择的范围内做出的判断。例如某一疾病可以手术治疗,但要冒好或坏的风险,手术(A)的最坏结果是死亡,最好的结果是术后可以无病生活 25 年(风险选择),其概率均为 50%;另一方面也可以进行姑息治疗(B),而不冒手术的风险,但处在带病状态,效果比手术的最佳效果差。因此,可以在手术和非手术姑息治疗间作一选择。当问患者姑息疗法可生存 5 年时,选择 A 还是 B,患者回答选择 A。生存 6 年时仍选择 A。生存 7 年时患者改为选择 B,也就是说患者宁愿小手术以带病状态生存 7 年,也不愿冒有 50% 可能死亡,50% 可能治愈生活 25 年的风险,此时该病的效用值为 7/25=0.28。

(3) 等级标度法(rating scale):划一条线,由患者自己操作。每一条线两端写上描述性短语,线可划为 10 等份。0 为死亡,1 为健康,将疾病状态清楚地描述给患者后,要求患者在线段上某一点划一条竖线,以表明自己目前的健康状态,划线处即为自己所得的效用值。等级尺度法是 CUA 评价的方法之一,它在信度和效度方面能比较客观地反映健康的效用值。

2. 文献查阅法　Torrance 等人的研究被认为是经典的效用评价理论,可以测量不同健康状态的效用值,这种效用测量工具运用等级标度法和时间权衡法等,形成了一个效用理论体系。它成功地运用于新生儿加强监护的效果评价,并且随机选择儿童进行随访。运用这个分类体系,不仅对儿童的随访一直持续到 15 岁,而且对他们将来的健康方式进行了预测,它对儿童和成人健康状况的分类是十分有用的。这个系统对研究很有价值,最起码可以作为健康状态效用的初步判定。该体系将健康状况分成四个维度:身体功能(活动力和身体行动)、角色功能(自我照顾和角色行为)、社会情感功能(情感健康和社会行为)和健康问题,每个维度又分成几个等级,共有 960 种组合形式。利用特定公式评价一些疾病状况,但由于该计算不十分精确,需要考虑不确定性。

3. 量表评价　生命质量量表评价的内容要根据不同对象、不同疾病、不同时期以及不同目的来确定。至今尚无"金标准",但要遵循有效性原则、可靠性原则和可行性原则。

在生命质量测量中,经常采用的类似心理学和精神病学中广泛应用的调查方法,即通过心理测试获得健康效用指标。这是一种有组织的针对调查对象的问卷。生命质量的心理测试方法需要被测试者回答许多问题,其中包括症状的有、无,出现的频率或强度、行为、能力以及情感等方面的内容。对每个问题的回答有对应的分数值,如此可以得到每一个问题、维度(如生理、心理、社交等)的积分,从而再得到总分(亦可称作指数)。心理测试方法已经成功地用于评价临床治疗的结果。心理测试健康效用评价包括普通和特殊的测量方法。普通测量方法应用广泛,适用不同人群,还能用来检查医学技术影响,其内容涉及病人功能、残疾和焦虑等,如疾病影响指数、简化 36 医疗结果研究等。特殊测量关注生命质量的个性方面,如针对一特定疾病(如癌症)、特定人群(如儿童)、特定功能(如抑郁)等,具体量表如癌症(癌症病人生活功能指数)。

(三) 成本效用分析方法

成本-效用分析是成本效果分析的一种发展,在评价效果上采用合成的指标(composite indicators)。质量调整生命年是一项综合生命年与健康效用(生命质量)的综合指标,有判断生活质量的潜在能力。生命质量的损失是由于疾病和治疗的副作用等,而生命质量的提高是由于发病率的降低和症状的减轻等。用健康效用值乘以生存年数,计算出按质量调整后的生命数,即 QALYs。结合成本数据,进行成本效用分析,主要用成本和质量调整生命年的比值(简称成本效用比值,CUR),计算获得一个 QALY 所消耗的成本或每 1 元所得到的 QALYs。成本效用分析对卫生资源的配置,确定投资重点提供依据。

1. 质量调整生命年评价原则

(1) 对于某个具体的卫生规划或卫生活动的实施方案,如果该方案的实施可以获得的质量调整生命年大于 0,那么这个方案是有意义的,可以采纳。

(2) 比较不同卫生规划或卫生活动的实施方案,计算各个方案获得单位质量调整生命年所需要花费的平均成本,平均成本最低的方案是最优的方案,可以优先选择。

2. 伤残调整生命年评价原则

(1) 对于某个具体的卫生规划或卫生活动的实施方案,如果该方案的实施可以挽救的伤残调整生命年大于 0,那么这个方案是有意义的,可以接受。

(2) 比较不同卫生规划或卫生活动的实施方案,计算挽救每一伤残调整生命年损失所需要花费的平均成本,平均成本最低的方案为最优方案,从经济学的角度应该优先选择。

四、成本-效益分析

(一) 定义

在成本-效益分析中,要求用货币量去表现临床干预结果的价值。所谓效益,是临床干预所获得的健康结果(或有利于健康的结果)的一种货币测量。通过把该结果转换为货币,就使我们有可能回答:这种临床干预措施是否值得,即它获得的效益是否超过了成本。如果把成本-效益分析中的"效益"直接理解为临床活动所得到的收入(如业务收入或每张床位的业务收入等等)的话,这是最常见的误解。因为这时并未将"收入"与"健康结果"联系起来,所以它们并不是从健康结果转换过来的。例如,若一种临床活动获得很高的业务收入(或可能赚了很多钱),但却对人群健康未产生什么结果,那么,我们说这一临床活动的效益很差。

成本-效益分析(cost-benefit analysis,CBA)是将医疗服务的成本和效果都用货币单位来表示,用相同的单位来分析所花的成本是否值得,常用效益成本比或净效益(效益-成本)来表示。

(二) 效益的测量

以货币价值来测量健康的结果,有三种方法可用来把健康结果赋予货币值:①人力资本方法;②显示偏好法;③支付意愿的表述偏好(或有估计)法。当然,需要指出,作为成本-效益分析的一部分,设法明确地赋予健康结果以货币值,即如何评估健康生命的价值,过去一直是、现在仍然是一个有争议的话题。

1. 人力资本(the human capital)法　人力资本方法的基本思想是可以把对卫生服务的利用视为对个人的人力资本的投资,在测量对于这种投资的回报时,可以利用这个人更新的或提高了的生产率,将获得的健康时间的价值数量化。因而,人力资本方法利用市场工资率,将货币权数置于健康时间之上,而一个项目的价值就以挣得工资的现值来估价。如下公式可用来计算这个值:

$$B=\sum_{t=0}^{N}\frac{Y_tP_t}{(1+r)^t} \text{ 或 } B=\sum_{t=0}^{N}\frac{(Y_t-C_t)P_t}{(1+r)^t} \qquad (公式12-3)$$

其中 r 是贴现率，P_t 是 t 年生存的概率，Y_t 是第 t 年的收入（工资），C_t 是第 t 年的支出（如教育等），后面公式考虑了支出。

人力资本方法有测量方面的困难。首先，从理论上说，工资反映了工人的边际生产率，但劳动力市场上常常是有缺陷的，因而工资率可能反映出不公平的情形，如性别和种族歧视。其次，若从社会的角度进行研究，那么，分析人员需要考虑由医疗卫生干预而获得的并不是按工资"出售"计值的健康时间价值。这就提出了一个问题，即经济学怎样把影子价格（一种资源的实际社会价值）置于非市场的资源之上。例如，若一个家庭妇女接受了治疗后，现在能重返她的"岗位"，即照顾孩子和完成其他的家务工作，应如何来评估这种价值？一般地，对这类非市场的项目，可有两种处置方法，将影子价格赋予它。第一种考虑机会成本，即这类家务"工作"的价值至少应等同于这个人在劳动力市场上能挣得的工资；第二种考虑"取代成本"，即家务工作的价值等于请别人来从事这些家务工作的费用。

2. 显示偏好（revealed preference）方法　一种有危害的工作，就有使健康受到损害的风险，而接受这份工作的人对其工资会有特别的要求。显示偏好方法就是要研究这种工资-风险关系。事实上，它是从人们在处置健康风险与工资的行为中，揭示出人们对健康价值的判断。这种方法完全是基于个人的"偏好"一个人把增加（或减少）健康风险与增加（或减少）收入相权衡的自我选择。

例如，假设有两项工作 A 和 B，工作 A 有较高的受伤风险，平均地讲，每年因工作死亡的比率，工作 A 比工作 B 高出 0.01%。其余的工作条件，A 和 B 是相同的。工作 A 的工人年收入比工作 B 的工人多 5 000 元。由此可以揭示出：为了降低 0.01% 的年死亡率而放弃 5 000 元的工作 B 的工人们衡量其生命的价值（统计值）5 000 万元。

这种工资-风险方法，完全建立在涉及健康与金钱的实际选择上，其弱点是估计的值可能有很大的变动范围，而具体的估计似乎又会随背景或工作情况而变，利用观察到的资料，总是需要清理和分辨许许多多的因素，看哪些混杂因素可能使工资与健康风险的实际关系变得扭曲；因劳动力市场上有许多不完善之处，影响了个人对职业（工作）的选择，故观察到的工资-风险权衡的选择可能并不能反映理性的选择。

3. 或有估价（contingent valuation）方法　顾名思义，这种方法就是用一种概括的方式给应答者提供待评估项目的假设梗概；要求应答者对一个项目或健康收益考虑一个实际市场中的或然性（偶发事件），并且明确表示出他们愿意为这个项目或这种健康收益支付的最大货币量。

消费者愿意为商品或服务支付的最大货币量与这种商品或服务的市场价格之差，就是消费者剩余（consumer surplus），正是将所有个人的消费者剩余聚集起来，构成了成本-效益分析的计算基础；或有估价的方法最早是在其他一些公共部门，如像交通和环境部门中使用的。这里，用一个早期的实际工作例子来具体说明这种方法。这是一个道路安全的或有估价实例。

假设你正要买一辆特别制造的小轿车。如你想要的话，你可以选择装配在车上一种新的安全装置，但你必须额外付一笔钱。下面的问题是要询问你，对不同类的安全装置，你准备支付多少钱。注意，你要记住你自己能支付得起多少钱。假定驾车人在事故中死亡的概率是10/10万。你可以选择一种装置使这个风险减少到5/10万。考虑到你自己的支付能力,你愿意为这种安全装置支付的最大数额是多少? 假设是500元。在这个例子中:

当前没有安全装置时的风险:死亡概率10/10万;有了安全装置后的风险:死亡概率5/10万;风险降低(ΔR):5/10万;愿意支付的最大数额(ΔV):500元;于是,隐含的生命价值:$\Delta V/\Delta R$=1 000万元。

这个例子的优点是很现实,只涉及到一个人们很容易理解的选择估价准确性可能不是很大,因而作为例子中的或然性就不难想象了。

(三) 成本效益分析方法

1. 成本-效益比(cost-benefit ratio,BCK)法

$$BCR = \frac{B}{C} = \frac{\sum_{t=0}^{n} \frac{B_t}{(1+i)^t}}{\sum_{t=0}^{n} \frac{C_t}{(1+i)^t}} \quad \text{(公式 12-4)}$$

BCR表示效益-成本比;B表示所有效益现值和;B_t表示第t年发生的效益实际数额;C表示所有成本现值和;C_t表示第t年发生的成本实际数额;i表示年利率;n表示规划或活动实施周期。

当$C/B \leq 1$或$B/C \geq 1$时,说明这个项目是可行的。不同的项目有不同的成本-效益比,资金应首先分配给成本-效益比好的项目。

2. 贴现净效益(discount net benefit)法

$$NPV = B - C = \sum_{t=0}^{n} \frac{B_t}{(1+i)^t} - \sum_{t=0}^{n} \frac{C_t}{(1+i)^t} = \sum_{t=0}^{n} \frac{B_t - C_t}{(1+i)^t} \quad \text{(公式 12-5)}$$

B表示所有效益现值和;B_t表示第t年发生的效益实际数额;C表示所有成本现值和;C_t表示第t年发生的成本实际数额;i表示年利率;n表示规划或活动实施周期。

$B - C \geq 0$时,说明该项目是可行的。

一般认为,净效益法是一个较好的方式。因为若用成本-效益比,当(1)成本为10万,效益为20万,及(2)成本为100万,效益为200万时,成本-效益比相等。显然,若预算允许,我们会选择成本为100万,效益为200万的项目,因为此时有200万-100万=100万的净效益,而项目(1)只有20万-10万=10万的净效益。

五、临床经济分析类型的比较

由于成本-效益分析在测量临床干预结果的价值时,采用了完全不同于成本-效果和成本-效用分析所用的单位,故它具有不同于后者的一些特点或者说优点。

1. 无论什么项目,不管它们之间表面上是否有可比性,成本-效用分析都能直接地用同一个单位(即货币单位)来比较它们的增量成本和增量结果。

2. 成本-效果和成本-效用分析是要在预算约束下在相互竞争的项目中作出选择,以使效果(如拯救的生命年数,获得的 QALY 等)最大。这两种方法要求所有项目有完整的和可比的数据,而且需要一个正规的定期预算分配过程,用这个过程对所有项目同时进行评

估。但是,通常可能一次只讨论1个项目或少数几个项目,而且要在未满足所有项目都有完整信息要求的条件下作出决策。成本-效益分析正是在一次只讨论一个决策方面优于成本-效果和成本-效用分析。即它可以回答"这个项目是不是值得"的问题。

3. 在"无优势"的情况下,新项目以额外加进的成本带来了更好的结果,成本-效果和成本-效用分析只能提供诸如获得1个寿命年,筛选发现1例病人或获得1个QALY的增量成本一类的信息。但它们并不能回答如下的问题,即已知所耗资源的机会成本的条件下,获得这样的结果是否值得,因而,用成本-效果和成本-效用分析来做决策,还不得不牵涉到某种外部的价值准则。例如,利用某种隐含的值,它可以从每个QALY成本的对比表中得到,或者利用已发表的某个阈值,而成本-效用分析没有这种弱点。

4. 成本-效用分析在基本的哲学理念上与成本-效果和成本-效用分析也不同。成本-效果和成本-效用分析是基于一种决策的原理,即选择的或指定的决策按分配给相互竞争的项目的目标的相对价值,对结果作出评估并做出决策。与此不同,成本-效益分析是基于福利经济学的原理,认为有关价值是源于消费者个人,故项目结果的货币价值是由消费者来判断的。

5. 成本-效用分析有更广泛的应用。成本-效果和成本-效用分析只限于比较卫生部门内的项目,不能做不同领域中不同项目间的比较。现在已有一些卫生项目与非卫生项目需要比较的问题。成本-效果和成本-效用分析只能比较具有相似的结果测量单位(如QALY)的项目,并且,它们的比较常常是限于生产效率的问题;而成本-效用分析却能回答配置效率的问题,因为它能通过把相对价值分配给卫生和非卫生项目的结果,来比较哪一个或哪一些项目是值得实施的。事实上,已有不少研究在设法把卫生项目所带来的非卫生内容的好处数量化。例如由于检查所获得的信息,导致"放心"的价值[有文献把这种价值的来源称为"过程效用"(process utility)]。

6. 成本-效果分析和成本-效用分析,常常只是狭隘地集中于当事人自己,例如只集中在临床治疗的病人身上,这就无法捕捉到有关外部效应的信息,而成本-效用分析通过利用支付意愿的技术,能将外部效应数量化。例如,对治疗艾滋病的新药的总社会支付意愿,就能不仅包括来自病人也包括来自其他人(非病人)所判定的价值。然而,要把有关健康结果的价值,转换成货币表现的形式,却不是一件容易的事。

三种常用的临床经济分析方法比较见表12-1:

表12-1　几种不同类型临床经济分析的比较

分析方法	成本测量	结果测量	主要考虑问题
最小成本法(CMA)	货币值	可比组间的结果是相等的	效率
成本效果法(CEA)	货币值	自然单位(获得寿命、血糖、血压等)单一的健康结果	最小的成本达到预期的目的
成本效用法(CUA)	货币值	质量校正的自然单位(QALY),多种健康结果比较	生命的质量
成本效益法(CBA)	货币值	货币值,可用于多种健康结果比较	最有效地利用有限的资源

第三节 临床经济学的评价原则与实例评价

一、评价原则

对于每一篇有关卫生经济学文章的评价都应尽量遵从下述的十条标准：

1. 文章是否回答了关于卫生经济评价的问题 是否同时比较两种或两种以上不同措施的成本和结果（效果、效用或效益），采用的是哪一种卫生经济评价方法。文章中是否阐明了以何种角度进行评价，是从患者角度还是社会角度，是从医院的角度还是从医疗保险公司的角度，是从服务的提供者角度还是从服务的接受者角度。不同的角度，获得的评价结果可以差很多。

2. 对所要比较的方案是否作了详细的描述 为便于读者的识别和重复相应工作，应该具体描述实施措施的内容，包括实施方案的时间、地点、对象、方法、分组情况等。

3. 结果的测定是否是有效及可信 经济学评价的依据，可以来自循证医学的质量评价，如临床随机对照研究的 Meta 分析结果是可靠性最强的证据，依次是单一的临床随机对照试验结果，然后是非随机同期对照的研究，历史对照研究结果的可靠性比较差，甚至不能作为直接证据，只是探索潜在的关联性，为以后的研究提供参考。同时，结果的测定指标应该是客观的、可测量的指标。

4. 分析时是否对每一组重要的成本和结果作了确定 结果的测定是中间测定指标还是健康测定指标。成本是否包括直接医疗、直接非医疗及间接成本等。

5. 成本与结果测定单位是否恰当 各测定单位是如何确定的，有无科学性。

6. 成本结果估计的可信性 如效用值如何确定，测定方法的可信性，是否作了信度与效度分析，成本计算的来源是否可靠和合理。

7. 对发生在将来的成本和结果是否作了时间上的矫正 如何确定贴现率，是5%还是其他率，如何规定，贴现后经济评价的结果如何。

8. 有无进行增值分析。

9. 是否作了敏感性分析 是否列出敏感性分析的各项参数及该参数改变时，经济分析结果的变化，是选择确定性敏感分析还是选择概率性敏感分析，依据是什么，敏感性分析的结论是什么。

10. 文章的结果和讨论是否包括了读者所关心的问题，是否作了伦理学上的讨论 考虑到文章的外推，在决策时还应该考虑到伦理学问题，特别是涉及一些与生命有关的问题，当费用降低时，效果也减少（寿命的缩短或伤残率的增加）。此时考虑是否要采用该项措施。

二、实例评价

【背景】 在英国大约有 440 万人患有中度或重度的骨性关节炎，它是导致病人伤残的最主要病因之一，英国国家卫生服务部门每年要花费 55 亿英镑用于相关治疗，而且该疾病也造成工作时间的损耗。在美国关节炎自我管理项目的评价结果暗示：花费低的自我管理模式有助于病人获益并减少卫生保健费用。该证据已经为英国相关部门制定政策提供初步依据，但鉴于成本效果证据的有限性以及方法上的局限性，在英国关节炎病人中开展了自我管理关节炎干预项目的经济学评价。

【目的】对初级保健中关节炎自我管理项目和教育宣传册干预进行经济学评价。

【研究设计】从社会角度和卫生保健角度来评价,采用随机对照试验,进行成本效果和成本效用分析。干预:随机化给予关节炎患者自我管理项目加上宣传册(干预组)或只是宣传册(对照组)。评价:12个月总卫生保健费用和总社会成本;基于生命质量(SF-36,基本测量结果)、EuroQol 直观模拟标度尺和质量调整生命年,进行卫生经济学评价。

【结果】干预组1年的卫生保健费用为101英镑(3~176英镑),高于对照组,因为关节炎自我管理项目的额外成本没有被抵消。两组在社会成本或其他结果之间没有明显差异。从卫生保健角度看,基于调整质量生命年,干预组低于对照组,但无统计学意义;在其他结果上,干预组的增量成本效果比从279英镑到13 473英镑之间波动。从社会角度看,除了调整质量生命年,更低的成本和更好的结果表明干预组优于对照组,但差异均无统计学意义。基于SF-36结果灵敏度分析,关节炎自我管理项目成本效果的概率在12%~97%间波动(阈值在0~1 000英镑之间),但是其临床意义是存在争议的。基于直观模拟标度尺和QALYs成本效果的灵敏度分析,干预组的概率是低的。结论:基于目前卫生保健的成本角度和 QALY 阈值,关节炎自我管理项目不具有经济学效果。当考虑更大成本和其他生命质量结果时,经济学效果概率会更大。这些结果暗示该项目的开展并不适合于所有的临床病人,还需要严格考虑其他条件的评价。

【论文评阅评语】

1. 文章是否回答关于经济评价的问题　是

(1)是否比较了两种医疗措施的成本和效果　是

(2)是否阐明从什么角度进行经济评价　是

本文作者从社会角度和卫生保健角度出发,将关节炎病人分为干预组(患者自我管理和宣传册)和对照组(宣传册),比较采用自我管理项目前后的结果和成本,进行卫生经济学评价。

2. 对所要比较的方案是否作了详细的描述　是

文章在引用文献5(详细描述)后,对研究时间(1年)、地点(英国74个全科医疗点)、对象和方法(招募50岁以上有髋部或膝部关节炎的病人812名;病人被随机化地分到干预组和对照组,干预组参加6个阶段关节炎自我管理项目和接受宣传册,对照组只接受宣传册)作了补充。

3. 是否有结果测定有效性的证据　是

根据对有关预后文章正确性的评价标准:①本研究观察的2个队列均为关节炎患者,且随机化分组,具有可比性。②随访时间足够长并且完整,观察时间包括从起点到4个月后到1年后的时间。③由于观察的结果是效用值以及有质量的生命年,均为客观指标。对于生命结果和成本的预测是由患者自我完成问卷,且通过邮递和访谈相结合方法调查。为了使估算能反映将来情况的变化,专家对每种预期结局作概率分布估计而不是点估计。

总之,以上均表明该研究所测定的结果是有效的、可信的。

4. 分析时是否对每一组的重要的有关成本和结果作了确定　是

(1)卫生保健成本和社会成本见表12-2。两种成本在基线上无差异,在4个月时干预组高于对照组,在12个月时干预组的卫生保健成本比对照组高。成本测定:①卫生保健成本包括卫生护理成本和社会保健和药物成本。②社会成本为卫生保健成本加上非正式保健成本,社会保障福利成本和参与者的自我花费,以及家庭成员、朋友的收入损失和误工费等。③成本的来源合理：卫生保健成本使用国家单位成本来估计，有利于样本外推。尽管关节炎自我管理项目由非卫生保健部门提供，但是也把它纳入卫生保健成本，因为英国卫生部目前正在资助这种干预的进行。

(2) 结果测定见表12-3。①SF-36身体和精神健康总评分。②EuroQol可视规模尺度。③EQ-5D效用评分。④增加的生命年和质量调整生命年。

5. 成本和结果测定单体是否恰当　是

所有成本均以当年英镑表示。用最合适的单位测定提供的服务，并根据当年英国国家卫生服务机构的财政和服务资料决定每项服务的完全分配单价，故是合适的。

对结果的测定单位运用生命年和质量调节生命年是恰当的，对存活者健康状况的测定，是根据SF-36的躯体功能（分六级）、角色功能（分五级）、社会和情感功能（分四级）和健康问题（分八级）对健康进行分类，共有960种可能状况；同时结合EQ-5D量表五个部分，在对每个队列中随机抽取样本进行家庭访谈时，使用相关量表来描述。

表12-2　基本病例和灵敏度分析环境下的成本（按英镑计算）

变量	干预		对照		干预-对照
	人数	平均值（标准差）	人数	平均值（标准差）	均值差*（95%CI）
关节炎自我管理项目	406	162(21)	406	0	162(-160,-164)
卫生保健成本（排除自我管理项目成本）					
基线	384	82(136)	381	84(138)	-1(-21,18)
4个月	295	84(144)	327	115(282)	-33(-69,-0.1)
12个月	285	112(240)	310	172(717)	-61(-159,14)
病人、家庭和朋友成本					
基线	384	510(1 472)	381	537(1 075)	-26(-199,171)
4个月	294	479(1 073)	327	453(845)	22(-119,163)
12个月	285	452(731)	310	581(1 094)	-129(-45,95)
间接成本#					
基线	384	13(113)	381	43(361)	-30(-70,2)
4个月	295	15(148)	327	20(228)	2(-22,27)
12个月	285	48(469)	310	35(318)	22(-45,95)
社会保障福利成本					
基线	384	490(614)	381	510(633)	-19(-108,66)
4个月	295	620(690)	327	545(628)	74(-17,160)
12个月	285	668(609)	310	699(783)	-28(-133,76)
卫生保健角度总成本					
基线	384	82(136)	381	84(138)	-1(-21,18)
4个月&	295	246(146)	327	115(282)	129(93,162)
12个月&	285	274(241)	310	172(717)	101(3,176)
社会角度总成本					
基线	384	1 096(1 648)	381	1 173(1 509)	-77(-295,153)
4个月&	295	1 360(1 459)	327	1 133(1 291)	238(55,434)

续表 12-2

变量	干预		对照		干预-对照
	人数	平均值(标准差)	人数	平均值(标准差)	均值差*(95%CI)
12 个月&	285	1 442(1 322)	310	1 487(1 918)	−26(−277,229)
12 个月时卫生保健成本的灵敏度分析&					
插入全样本**	406	259(363)	406	183(683)	77(−2 155)
Per protocol 分析	185	272(234)	310	172(717)	101(−1,178)
ASMP 成本 20%增加	285	307(242)	310	172(717)	133(35,208)
ASMP 成本 35%增加	285	331(242)	310	172(717)	158(59,233)
ASMP 成本 50%增加	285	355(243)	310	172(717)	182(84,257)
ASMP 成本 20%下降	285	242(241)	310	172(717)	69(−30,144)
ASMP 成本 35%下降	285	218(241)	310	172(717)	44(−54,119)
ASMP 成本 50%下降	285	193(240)	310	172(717)	20(−78,95)
12 个月社会总成本灵敏度分析&					
插入全样本**	406	1 456(1 398)	406	1 494(1 851)	−34(−270,202)
Per protocol 分析	185	1 421(1 319)	310	1 487(1 918)	−10(−286,256)
ASMP 成本 20%增加	285	1 475(1 322)	310	1 487(1 918)	6(−244,261)
ASMP 成本 35%增加	285	1 499(1 322)	310	1 487(1 918)	31(−220,286)
ASMP 成本 50%增加	285	1 523(1 322)	310	1 487(1 918)	55(−195,310)
ASMP 成本 20%下降	285	1 410(1 322)	310	1 487(1 918)	−58(−309,197)
ASMP 成本 35%下降	285	1 386(1 322)	310	1 487(1 918)	−83(−333,173)
ASMP 成本 50%下降	285	1 361(1 322)	310	1 487(1 918)	−107(−358,149)

ASMP=关节炎自我管理项目(arthritis self management progra mme)。* 排除插入数据,均值差和可信区间使用 bootstrap 回归(5 000 迭代)利用基线评分作为协变量来计算。♯ 误工时间(参与者和护理者)。& 包括 ASMP 成本。** 缺失数据使用 hot decking 和多重填补法来补充。均值差利用基线差异变量进行调整。可信区间使用标准参数技术来计算。

6. 成本和结果估计是否可信　是

除采用客观的结果外,对于效用测定是通过文献中英国健康人群的随机样本,测定可能健康状况中每种情况的效用值,并按基线不均衡变量进行调整,测定方法正确,可信度大。成本测定是对提供关节炎患者的卫生保健费用和非卫生保健费用分别测定。同时资料来源合理,采用临床随机对照试验的方法,故是可靠的。

表 12-3　基本病例和灵敏度分析环境下的结果

环境	干预		对照		调整均值差(干预−对照)	
	人数	平均值(标准差)	人数	平均值(标准差)	均值差*(95%CI)	插入全样本**均值差(95%CI)
SF-36 身体健康总评分:						
基线	316	25.59(11)	317	25.35(12)	0.24(−1.56,2.03)	
4 个月	234	25.98(12)	268	25.66(13)	0.12(−1.48,1.49)	0.22(−1.31,1.98)
12 个月	231	25.62(12)	252	25.18(12)	0.34(−1.35,200)	0.33(−1.31,1.98)
SF-36 精神健康总评分:						

续表 12-3

环境	干预 人数	干预 平均值(标准差)	对照 人数	对照 平均值(标准差)	调整均值差(干预-对照) 均值差*(95%CI)	调整均值差(干预-对照) 插入全样本**均值差(95%CI)
基线	316	51.79(11)	317	50.53(10)	1.26(-0.38,2.89)	
4个月	234	51.4(11)	268	50.14(11)	0.34(-1.25,1.92)	0.11(-1.18,1.40)
12个月	231	52.28(11)	252	50.32(10)	1.45(-0.17,3.04)	1.35(-0.03,2.74)
EuroQol可视规模尺度:						
基线	347	63.15(17)	359	63.43(17)	-0.28(-2.73,2.27)	
4个月	269	64.41(17)	303	63.16(18)	1.32(-1.01,3.66)	1.72(-0.32,3.76)
12个月	242	63.62(18)	273	62.36(17)	0.33(-2.34,2.40)	0.73(-1.38,2.85)
EQ-5D效用评分:						
基线	381	0.57(0.25)	375	0.535(0.28)	0.03(-0,0.07)	
4个月	299	0.552(0.28)	331	0.556(0.27)	-0.04(-0.07,-0.00)	-0.03(-0.06,0.01)
12个月	285	0.578(0.25)	312	0.559(0.27)	-0.005(-0.04,0.03)	-0.006(-0.04,0.03)
QALYs:						
0到4月	290	0.191(0.08)	316	0.183(0.08)	-0.006(-0.01,-0)	-0.003(-0.01,0.00)
4到12月	256	0.383(0.15)	291	0.373(0.16)	-0.01(-0.03,0.01)	-0.007(-0.03,0.01)
整1年	248	0.58(0.22)	278	0.558(0.23)	-0.01(-0.04,0.01)	-0.01(-0.04,0.01)

QALYs=质量调整生命年(quality adjusted life years)。*基于基线数据,没有插入缺失数据。均值差和可信区间使用 bootstrap 回归(5 000 迭代)利用基线评分作为协变量来计算**。缺失数据使用 hot decking 和多重填补法来补充。均值差利用基线差异变量进行调整。可信区间使用标准参数技术来计算。

7. 对发生在将来的成本和效果是否做了时间上的矫正 无

该研究的时间是1年,因此可以不需要考虑成本和效果在时间上的矫正。

8. 是否进行了增量分析 是

使用增量成本效果比、成本效果接受曲线评价成本效果。

9. 是否作了敏感性分析 是

在所有的经济评价分析中都进行了敏感性分析。从资料收集的缺失数据到插入缺失数据的前后分析,来考核数据缺失对结果的影响。考虑不同成本假设对卫生保健成本和社会成本的影响。考虑关节炎患者参加完四个阶段以上自我管理的敏感性分析。考虑关节炎自我管理成本变动对结果的影响,对自我管理项目的成本从20%、35%和50%来上升或下降。结果可见表12-2和表12-3。

10. 文章的结果和讨论是否包括了读者所关心的问题,有无伦理学上的讨论 是

本研究在健康结局上的结果能推广到类似地区关节炎患者的自我管理研究中。基于目前卫生保健的成本角度和QALY阈值,关节炎自我管理项目不具有很好的经济学效果。当考虑更大成本和其他生命质量结果时,经济学效果的波动概率会更大。这些结果暗示该项目并不适合于所有的临床状况,需要严格考虑评价其他的条件。

(金辉 张开金)

第十三章 医学社会学及其在临床中的应用

现代国家中死亡和失能的主要原因由传染病向慢性非传染性疾病的转变,使对社会、健康和患病关系的研究变得越来越重要。社会学家对医学产生了浓厚的兴趣,并将其作为研究人类社会行为的独特系统;同时,医学界普遍认为,社会学可以帮助卫生保健人员更好地理解他们的患者,并为其提供更好的卫生保健形式,医学社会学在此种需求下得以诞生。近年来,国内外很多学者在临床医学研究中开始借鉴和使用一些社会学的研究方法来探讨有关疾病与健康的问题,特别是针对一些与人们行为相关的疾病如心脑血管疾病、艾滋病、伤害等逐渐成为影响人群健康的重要疾病,使得人们更多地关注一些与疾病发生、发展和传播有关的社会因素和行为。

第一节 概 述

一、医学社会学的学科性质、研究对象和研究内容

医学社会学(medical sociology)作为一门学科,最早出现于上世纪40年代的美国。1894年,麦克英泰尔在论述社会因素对健康的重要作用的一篇文章中第一次使用了"医学社会学"这一名词,他把医学社会学定义为是把医生本身作为特定群类的社会现象加以研究的学科,是从总体上研究医疗职业和人类社会的关系的科学。

由于医学和社会学的范围都很广泛,这两个领域相结合而产生的学科,往往有了不同的名称,例如医学社会学、医疗社会学、健康和疾病社会学、卫生社会学等。这里使用医学社会学来兼指一切属于这个领域的内容。

由于各国的经济发展、社会制度、健康水平和文化背景等方面的差异,人们在医疗卫生保健中面临的社会问题也是多种多样,这就导致了在不同国家、不同地区医学社会学研究对象的不同。

美国医学家麦克英泰尔认为,医学社会学是把医生本身作为特定群类的社会现象加以研究的学科。这一定义强调了对医生职业整体的研究,而忽略了对医学和社会变革中其他问题的研究。

德国著名科学家温特认为,医学社会学的研究对象是群体生活方式对医学中社会问题的微观研究。他的这一观点虽然强调了解决实际问题的必要性,但却忽略了对医学中社会现象的宏观分析。

法国社会学家托伊德尔认为,特别需要把社会学和医学结合起来进行研究的领域是:疾病的社会文化因素、医生的职业和医学人口学、医疗服务和卫生保健政策。他既强调可对医学中社会现象的宏观研究,又注意了对医学中社会问题的微观研究,为深刻理解健康与疾病的社会属性奠定了基础。

美国的行为科学家帕迪谢尔认为,医学社会学是行为科学的一个分支,是一种多学科

研究。医学社会学和行为科学应是一种基础性的科学,并且是对医学的所有领域都有基础意义的科学。虽然这种观点有失偏颇,但与健康保健有关的行为问题的确也是医学社会学所要研究的重要内容。

美国学者沃林斯基认为医学社会学最常见的12个研究领域是:社会流行病学、对健康和疾病的社会文化反应、医生与患者的关系、医院的社会学、医疗机构的组织结构、卫生行业社会学、美国社会的医学化、紧张和应对行为的社会学、社会精神病学、社会政策和卫生保健。

中美学者联合所著的《医学社会学》一书则认为,医学社会学就要研究医生、护士、病人这些角色的权利、义务和行为,社会对他们的期望,他们相互之间的关系等等。

我国学者郭继志等认为,医学社会学的研究对象包括两个部分:①关于医学发展的社会规律的研究;②关于医学中社会问题的研究。前者偏重于对医学发展的社会规律的客观分析,是从医学外部进行的研究,就是一般社会学理论在卫生保健系统以及与其他社会系统相互作用领域的应用,也即用一般社会学原理,把社会卫生系统作为整个社会系统的一个子系统加以研究。那么,对医学中的社会问题的研究,就是运用社会学的观点对医学本身存在的社会问题进行研究。医学社会学的研究内容包括:医学发展的社会动因研究、卫生人才的社会流动研究、关于医疗实践中人际关系的研究、关于医疗保健行为社会控制的研究、对社区保健组织与制度的研究、医学的社会化问题研究、对健康与疾病的社会学研究、对各种角色、行为的研究。

综观医学社会学的演变历史可以发现,其研究对象与研究内容是逐步由微观转向宏观,然后又进入到更为广泛的、微观与宏观相结合的领域,对社会和政府的卫生改革和卫生决策的影响也越来越大。美国等一部分国家的医学社会学研究领域甚至涵盖了社会医学的内容。而在我国,社会医学是由预防医学中分化出来,已作为一种独立的学科存在,它主要研究社会卫生状况及其变动的规律,以及改善社会卫生状况、提高人群健康水平的社会卫生政策;研究影响健康的社会文化因素和维护、增进健康、预防、治疗疾病的社会措施和实践。

综上,可以认为医学社会学就是运用社会学的理论、方法,研究医学系统和社会大系统之间的关系,以及医疗系统内部各种关系、角色、行为的一门交叉学科。

二、医学社会学的研究特点

医学社会学采用社会学的观点、理论和方法来研究健康和医学实践,所研究的是社会现实中的人、与健康有关的社会行为以及社会现象,这一事实使得医学社会学研究具有许多不同于其他相关学科的研究特点。

首先是人的特殊性。人是一种有思想、有感情、有动机、对社会研究活动有反应的研究对象,他们有自我意识,也有主观意志,正是由于人这种社会研究对象具有不同于分子、细胞等医学研究对象的主体意识,而这种主体意识又可以控制、影响和改变人们的具体行为。所以,医学社会学研究中对各种医学现象、各种与健康有关的社会行为的解释和预测,就常常达不到自然科学中所能达到的那样高的准确程度。

其次是与健康有关的社会现象的复杂性。人既作为一个生物体,同时又作为一个社会体的事实,决定了导致一种社会行为发生的原因是极其复杂的,它必然涉及许多社会的、心理的、文化的、历史的和其他的因素。客观现实是:社会生活中人们的不同行为既会受到个人特定的生理因素、心理因素的影响和制约,还会受到所生存的社会环境(包括社会制度、文化传统、家庭背景等)、所具有的社会关系,以及所形成的社会互动的影响和制约。因此,医学社会学的研究领域要面临更多、更复杂的变量,也更难获得关于现象的原因和结果。

第三是医学社会学研究有时会受到伦理、政治因素的制约。医学社会学研究的困难不只体现在变量多、原因复杂,还体现在要对这些变量进行研究时所受到的各种社会因素的限制也比较复杂。在自然科学研究的各种对象面前,自然科学家可以"随心所欲",对其"任意处置",给小白鼠注射不同的药物,甚至只要研究目标需要,研究者都可以反复进行。然而医学社会学家却没有这么幸运,他们必须十分谨慎地在自己的研究与人们的尊严、权利、利益之间,在自己的研究与社会的伦理、道德、法律、规范之间,划出一条明确的界限。

研究者本人通常也是他所研究的对象的一部分,他们和所研究对象之间,往往可能产生同情、厌恶、喜欢、钦佩等情感,每时每刻都有可能陷入这种"感情纠葛"之中,所研究对象的状况、处境、经历以及行为、态度、价值取向,常常在研究者的心中产生某种"共鸣",而研究者主观上的这种情感体验往往又会在不知不觉中影响到他对资料的反应和对研究结果的解释。

三、临床社会学的探索

临床社会学(clinical sociology)是解决和临床相关的具体社会问题的社会科学。一般来说,临床的探索主要是针对治疗的。当用于社会科学时,"临床"指的是有需要解决的临床问题的个案。从临床社会学角度来认识的个案可以是个人,也可以是人群、组织、事件和社会现状。从临床社会学角度出发的目的在于去阻止或改善任何已知的和临床相关的社会现状。在任何复杂的社会情况下都会存在许多不同的或矛盾的观点,从而存在各种社会问题,包括在临床工作过程中所产生的社会问题。临床工作的目的在于向患者提供具体的医疗服务。在临床社会学,研究者和专业或非专业的社会活动家在一起去研究和临床有关的社会问题并去找到解决问题的办法。

和医务人员一样,临床社会学家也必须亲临"病床",去了解与疾病相关的社会问题,去了解个人和一定人群对疾病所产生的问题的体验,而这些体验可能汇总成为一种社会观念和情绪。这些情绪或观念可能变成某种行动。例如,有一定人群认为精神分裂症不能治愈(看法),而予以歧视(态度、体验),从而对患者有厌恶情绪,最终形成行动,即让患者长期住在精神病院中。要解决这个问题,需要用临床社会学进行研究。

临床社会学是"全社会事实"的社会学。莫斯将临床社会学称为"全社会事实(total social facts)"的社会学。"全社会事实"的社会学包括社会现实的各个层面:从宏观的社会层面到微观的个人层面,以及中间层面的群体或组织。在研究工作中,研究者必须了解上述各层面之间的关系,例如,按心理咨询或心理治疗的方式进行干预。

临床社会学涉及多学科之间的关系,但对于个案的了解既有特殊性又有一般性的内容,因而只限于单一学科进行分析往往无效;但研究的内容涉及跨学科时,只有进行多学科的综合分析才有可能产生新的见解。例如,在一所医院进行研究,临床社会学家需要和医院中的专业人士接触或交谈,这些专业人士有自己的专长——医学、生物学、护理学、社会学和管理学等。

临床社会学经常使用事实-含义和定性-定量二分法作为研究工具。关于被研究人群对社会存在的解释或赋予的含义,临床社会学遵循的原则是:人们的活动是含义的结果;社会时间必须首先被解释为社会活动参与者对社会看法的结果。虽然社会学重视含义,但是并不排斥客观资料,任何临床流行病学家都要考虑客观事实,但是研究的重点还是社会成员对这些客观事实的"看法",其中资料的获取,可以采用和被研究的对象进行访谈方法,还可以采用阅读被研究者的日记、其他个人和直接观察被研究者的其他事物等方法。尽管临床社会学不只对定性研究情有独钟,但其研究的主要方法还是定性的。

按照社会学的观点,人是社会一分子,临床社会学遵循此传统认识,任何社会现象都反映了个人的体验,个体既是社会决定论的客体又是对社会做出反应的主体。个体可以用各种方式对社会存在做出积极的反应,包括行为或态度的反应,个人感受也可做出象征性的含义表达,包括有意识或无意识的反应,还可对社会存在进行理性或情绪化地思考,然后决定是否用不同的行动方式表达出来。由于个体的处境和身份不同,可能影响到他们对社会、组织和社会团体的理解,从而不同个体有不同的体验。可见,即使是最普遍的社会现象也可以被认为是一种个人的体验,因此,虽然临床社会科学是社会学中较新的领域,但是从各方面来看临床社会学绝不会超出社会学的范畴。

第二节 医学社会学的研究方法

所谓医学社会学的研究(sociological research)指的是一种以经验的方式,对医学世界中人们的行为、态度、关系,以及由此所形成的各种社会现象、社会产物进行的科学的探究活动。牛顿时代的到来和文艺复兴为人们建立了两种不同的世界观,从而导致了人们的传统思维方法都发生了改变,一种是现代科学崇尚的客观现实,另一种则强调主观现实。由此,科研方法也分为两种,即人们概括的定性和定量方法。定性和定量方法互相弥补的重要性,得以将定性研究引入到生物——医学研究领域。这里所介绍的医学社会学的研究方法侧重定性研究。

一、医学社会学研究的意义

1. 产生新想法的工具 医学社会学的定性研究可以通过对目标人群的观察和倾听以获取第一手资料,给研究者提供产生新想法的信息。通过定性研究,研究者可以了解自己不知道或不了解的有关目标人群的语言和行为范围,了解目标人群在受到语言或非语言的刺激后产生的想法和反应,为更好地交流提供信息。

2. 是定量研究的先前步骤 对于人们行为、情感、思想等领域里的一系列问题,可通过医学社会学的定性研究了解这些问题的变化范围,为问卷设计提供必要的信息,同时也是进行定量研究前的必要步骤。

3. 可以帮助理解和解释定量研究的结果 医学社会学的研究能够补充定量研究的结果,使研究者对所研究的问题有较为客观、全面的解释。例如可以帮助了解影响态度变化的因素,可以帮助了解非预期结果的原因。

4. 作为快速评价技术 当时间和财力不足时,在小范围内使用多种定性研究手段收集资料,可以为进一步的研究提供大量的信息。例如,在秘鲁和尼日利亚的一项控制儿童腹泻的干预试验中,分别仅由2个人,在6周内,用定性研究方法收集有关儿童喂养知识、行为、地区文化等大量的资料,为采取可行的干预措施提供依据。

5. 收集原始资料的一种方法 医学社会学研究主要是以开放式的问题或访谈提纲的

形式来收集资料。所收集到的资料较为全面,通过适当地整理、处理可以客观、准确地反映被研究者的情感、思想、行为等方面的问题,是一种较好的,有时也是唯一可以应用的收集资料的方法。

医学社会学研究中所涉及的定性方法具有两个非常明显的缺点:存在偏倚和代表性差。许多研究没有具体描述分析资料的方法,因此可能会存在一定的偏倚。另外,由于研究采取的是目的抽样,样本量比定量研究要少得多,样本不具备广泛的代表性,研究结果可能有很大的变异性。

20世纪90年代,英国国民医疗保健服务系统(national health service,NHS)进行改革,其中健康服务是其改革措施的重要部分,而临床医生通常只接受通过严格临床试验得出的临床证据;社会学家认为只有观察和交谈的方法才能探寻NHS的状况。在强调科学证据的同时,来自对研究对象感性资料的主观分析也是不能忽略的,两者相结合才能提高研究的质量和效果。

以下的研究事例说明了医学社会学研究是临床实验研究的补充。例如,临床流行病学研究可以计算高血压患者接受一种治疗措施后的病死率,医学社会学研究可以测量患者的健康信念:持续高血压意味着什么?这和医务工作者的信念和行为有什么关系?简单地说,临床研究侧重于比较率和终点结局,而医学社会学研究侧重于探查干预过程中医生对患者进行这种治疗的原因,患者对于疾病的反应、情感和心理上的应对策略等。医学社会学研究要求研究者聆听人们的看法,走进他们的世界,对交流技巧有着较高的要求。

今后,在医学和公共卫生领域中将越来越多地应用医学社会学的定性方法,以利于学科发展和互相协作、互相借鉴。而医学社会学研究方法也需要不断完善研究设计使之更加精确,让更多的人了解,为进行更为严谨的医学研究提供方法学支持。

二、医学社会学的研究方式

研究方式指研究所采取的具体形式或研究的具体类型,包括贯穿研究全过程的程序、策略、方法等。医学社会学秉承其母体学科社会学的研究方式,通常有四种类型:调查研究、实验研究、文献研究和实地研究。其中每一种方式都具备某些基本的元素或特定的语言,构成一项具体医学社会学研究区别于其他医学社会学研究的明显特征。同时,每一种方式可以独立地走完一项具体医学社会学研究的全部过程。比如,调查研究的基本要素包括抽样、问卷、统计分析、相关关系等;实验研究的构成要素包括操纵与控制、实验组、对照组、前测、后测、实验刺激、因果关系等;实地研究包括参与观察、研究者的角色、投入理解、扎根理论等;而文献研究则包括内容分析、编码与解码、二次分析、现有统计分析等等。从大的方面看,这四种研究方式反映了两种方法论倾向:实验研究、调查研究和文献研究为代表的定量研究方式,比较集中地体现了人文主义方法论的倾向;而以实地研究为代表的定性研究方式,则集中体现了人文主义方法论的倾向。一般来说,心理学家通常采用实验研究,社会学家多采用调查研究,人类学家多采用实地研究,传播学者倾向于文献研究方式。

具体来说,调查研究应用领域较广,操作程序严格规范,对事物的分析精确性高,对信息的收集迅速及时,兼顾描述和解释两种目的,可以通过样本特征来推断总体。但其资料是被访者的自我报告,对行为的测量被动、简洁,因此难以了解社会现实中人们的真实行为过程,对思想难以深入探讨。实地研究适合在自然条件下观察和研究人们的态度和行为,适合于研究现象的发展和变化过程,效度高,灵活性和弹性大,但概括性差、信度低、耗时长,对研究对象会产生影响。实验研究基本目标是判断两个变量之间的因果关系,需要一定的设备和条件,研究内容狭窄。文献研究设计的资料可来源于当事人的文件以及历史文献、统计资料等,省时省力、费用低、风险小,可研究无法接触到的研究对象,可分析跨越较长历史的社会现象,但又是资料难以获得,缺乏标准化的形式,难以编码分析,文献质量、信度、效度难以保证。

表13-1对这四种研究方式的有关情况进行了概括和总结。

表13-1 医学社会学研究方式的基本方式简介

研究方式	子类型	资料收集方法	分析方法	研究性质
调查研究	普遍调查 抽样调查	统计报表 自填式问卷 结构式访问	统计分析	定量
实验研究	实地实验 实验室实验	自填式问卷 结构式访问 结构式观察 量表测量	统计分析	定量
实地研究	参与观察 个案研究 统计资料分析	无结构式访问 无结构式观察 官方统计资料	定性分析	定性
文献研究	二次分析 内容分析 历史比较分析	他人原始数据 文字声像文献 历史文献	统计分析 定性分析	定量/定性

事实上,研究方式的选择与所研究现象的性质、研究对象的规模、研究所采用的分析单位、研究所要达到的目标等等紧密相关,对于同一问题可采用不同的研究方式。

三、具体方法

具体方法指的是在研究过程中所使用的各种资料收集方法、资料分析方法。这里介绍常用的三种医学社会学的定性研究方法:

1. 参与观察(participant observation) 也称实地观察,是指研究者参与到研究对象的生活中,即生活在研究对象的社区文化氛围之中,观察、收集和记录研究对象在社区中日常生活的信息。参与式观察是由多种方法组合而成,包括深入访谈、行为观察、网络分析和非正式访谈等。研究者从社会系统的角度揭示所要进行研究专题的影响因素,观察记录这些因素与其他因素的相互关系及意义。简言之,参与观察就是将每天的谈话和每天的观察(非结构面谈和非结构观察)记录下来,整理成为现场工作笔记,以便分析使用。参与观察主要是用一段文字或一个故事来记录所研究的内容。这些内容主要包括:研究现场发生了什么? 人们在说什么、做什么? 他们的行为怎样? 他们怎么交流,交流什么? 他们使用什么样的身体语言? 所观察的活动什么时候发生,持续多长时间? 这些活动与其他的活动有什么样的联系等等。研究者在每一个观察地点追踪观察记录,在整个研究中,这些记录将成为一份连续的记录,对研究来说非常有意义。

例如:在有关艾滋病高危行为的研究中,参与观察是指研究者在干预地点(指高危险行为可能发生或可被激发的地点),用文字描述的形式记录目标人群每天的生活和所发生的事件。它提供了目标人群在特定的地点、特定的文化背景下所发生的事件,能够较为准确地解释定量研究中各指标的意义。

2. 个人深入访谈(in-depth interview) 个人访谈是指一个访谈者与一个被访者面对面的进行交谈。个人深入访谈的应用范围并不是很广泛,但在一些特殊的情况下,使用个人访谈非常适合。如在调查的主题较复杂或很敏感,或者因为被访者的居住地点很分散以及由于"伙伴压力(peer pressure)"等情况下,使用个人访谈能更为全面地了解所需的内容,在某些情况下它是唯一可用的研究方法。访谈的内容和过程都可以规范化。研究者可以用一份事先拟好的访谈提纲或写有开放性问题的问卷进行访谈。访谈的问题最多不超过5~6个问题,应在20分钟左右能够完成。在访谈中可以记录,也可以用录音机录音,但应事先征得被访者的同意。访谈结束后,将访谈的内容整理出来。在访谈过程中,可能会出现一些与访谈者事先设想不一样的情况,也可能出现由于受访谈者观察能力限制,或者由于访谈者与被访者知识文化方面的差异所造成的理解误差等。这就要求访谈者具有较好的获取信息的能力,较好的记忆力、判断力以及应变力。一次成功的个人深入访谈所获取的资料对于研究者来说,是非常重要和有意义的。

在艾滋病的社会行为研究中,经常涉及人们的性行为、性偏好、性心理等诸多敏感问题,很多学者在项目的进行过程中,对不同的目标人群进行深入访谈以获取有价值的研究资料可为进行有效的预防干预提供重要信息。

3. 专题小组讨论 专题讨论是指为了了解有关人们行为的信念、态度以及经历等信息,将一组人聚集在一起,就某一特定的问题进行深入的讨论。通常在一个项目开始以前或实施以后,用于收集基线调查资料或者评价项目的进程和结果。

典型的专题小组讨论应由5~7人参加,他们的年龄、文化、专业、婚姻状况应相似或基本相同,在同一组有男有女则较为理想。讨论由一名受过训练的主持人主持,有时可以有一位助手参加,帮助记录讨论的内容以及负责录音。会场最好安排环形座位,以便交流。理想的讨论时间是1~2小时。专题小组讨论主要用于探索对项目有用的,但研究者并不了解的经验、情感和信念等方面的问题。通过对一系列问题的讨论,使研究者了解人们是否支持或反对,以及关心程度等态度问题。专题小组讨论的参与者所发表的意见并不仅仅代表个人的意见,而是反映了与他们相似的一类人的观点、态度和行为。专题小组讨论所需进行的次数一般按照不同的专题来确定。当同一个专题的讨论不能发现新的线索,或者不能再提供新的信息时,对同一个专题的讨论将不再进行。

在艾滋病的行为研究中,如果要探讨性行为、避孕套等问题时,在不同的背景下的目标人群中使用专题小组讨论,可以得到非常有用的信息,而这些信息恰恰是行为调查和行为干预中最为重要的资料。很多学者在艾滋病的预防干预研究项目中,多次使用专题小组讨论以了解项目地区人们对艾滋病性病的认识,及其传播、性伴的情况以及避孕套的使用等问题,为后来的KABP(知识、态度、信念和行为)调查结果的理解和解释提供了有用的信息。

第三节 社会流行病学研究方法

一、社会流行病学概述

社会流行病学(social epidemiology)是医学社会学采用的一种重要的分析方法,它认为疾病是在一个较大的社会生态环境中,疾病病原体(如病毒、细菌、有毒的环境物质、危险的技术等)依赖于宿主的特性(生物学的、遗传学的、心理学的和社会的)和较大范围的社会文化及物理环境特性而有不同的作用。其工作就是要确定易罹患疾病或已患病的人所具有的共同社会特征。

1. 定义 不同学者对社会流行病学给出不同的定义,以下三个定义具有代表性:①是流行病学的一个分支,研究健康状况的社会分布和社会决定因素;②是研究社会和社会组织的不同形式如何影响个体和群体的健康,特别关注社会群体健康状态的频率、分布及其社会影响因素;③是描述影响健康的社会条件,通过改变社会条件促进人群健康。

定义①既反映了流行病学的研究内容-"分布"和"决定因素",又突出了"社会"的特点;定义②强调研究对象的社会群体性;定义③侧重于操作层面,着眼有利于健康的社会改变。从外延看,社会流行病学研究的因素涵盖社会政策、社会经济地位、歧视、收入、工作环境、失业和退休、社会网络和社会支持、社会资本、心理、社会行为等。

2. 特征
①群体性:社会流行病学研究的对象是群体性的,即社会人群的健康和疾病分布及其社会影响因素;研究目的也是群体性的,即为公共健康决策提供科学依据,进而维护和促进公众健康。

②注重过程:社会流行病学关注暴露过程,而不是具体的健康结局;在各种暴露过程中,社会流行病学强调特定的社会现象,如社会经济分层、社会网络和社会支持、歧视、工作环境等;其任务是把这些抽象的社会现象具体化,并探究形成社会现象的具体原因间的相互联系,以及社会现象通过何种具体化途径影响人群健康和疾病。

③多水平性:作为生物体的人是多水平的,从宏观的人体到微观的分子;人所处的社会环境也是多水平的,从家庭、学校、工作单位到社区,再到更大范围的地域。社会流行病学是研究社会环境中的人群健康及其影响因素,仅在个体水平研究健康和疾病及其影响因素不足以解释各种可能因素间的相互关系及作用机制。因此,社会流行病学强调收集和整合个体、群体、组织、社区、环境水平的相关资料和数据,进行多水平研究。

二、社会流行病学的主要理论视角

目前,社会流行病学有三个主要理论视角:心理社会理论、疾病的社会原因或政治经济对健康的影响、生态社会理论及多水平框架。

1. 心理社会理论 该理论的产生源于流行病学中"宿主—病原—环境"理论框架,该框架的核心是宿主是否健康取决于宿主、病原和环境三者间的相互关系。框架中的环境指"社会环境",由人与人之间的互动所产生的心理社会因素构成。此外,一些学者提出脆弱性和易感性的假设,认为致病因子通过影响机体的脆弱性和易感性进而影响疾病的发生和发展。心理社会理论建立上述假设之上,认为"社会环境"引起机体的心理反应,改变神经内分泌功能,从而增强或减弱宿主易感性,使宿主容易患病或保持健康。该理论的关注点不是"具体病因",而是"笼统的易感性"。伴随这个理论出现了一些新术语,如"心理神经内分泌学"、"心理神经免疫学"和"生物心理社会学"等。

2. 疾病的社会原因或政治经济对健康的影响 该理论观点起源于20世纪60、70年代的西方社会,其基础是政治经济学和马克思主义的哲学思想,主要关注健康和疾病的经济、政治决定因素。其基本假设是:社会人群的资本积累和占有不同,使他们处于不同经济状况,进而对他们健康有不同影响。由此提出,经济社会的制度和决策决定了经济社会的特权及不公平现象的产生和巩固。这些制度和决策是导致健康不平等的根本原因。基于此理论观点的研究涉及很多方面,如收入不平等、政治经济体制调整、其他社会不平等(如种族、社会性别、文化认同)等。基于该理论观点的干预策略是对社区"赋权"和促成社会改变,进而在公共卫生领域中提出四点行动建议:第一,促进人群健康,需要社会公平的视角,要通过积极组织,改变不公的社会、经济政策;第二,社会公平、经济公平和公共卫生服务公平影响健康公平;第三,人群健康与人权和健康权有关,政府在促进和维护公民健康方面的责任需要明确和落实,要在公民权、政治权、经济权、文化权的关系网中考虑如何促进人群健康;第四,社会流行病学家应负责监测健康的社会不公平,在此基础上才能评估行动措施的效果。

3. 生态社会理论及多水平框架 该理论观点包括三个理论框架:①"生态社会"理论。社会群体随时在加强或试图改变已有的社会结构;生命在微观和宏观水平发生变化,这些多个水平的变化相互交织。②"生态流行病学",即人生活在"相互关联的系统"中,每个系统有其结构,并与其他系统发生联系。③"社会—生态系统观点"。该观点关注历史进程(现在/过去)、宏微观水平(群体/个体)、联系紧密度(有关/无关)及变化状态(静止/动态)。生态学所强调的"多维度多水平的动态联系"贯穿于该理论观点中,其目的不是建立一个解释一切的万能理论,而是产生一系列可验证的基本原理,用于指导研究和实践。该理论观点可用于分析不同水平的健康状况在人群中的动态分布,从生物学水平(细胞、器官、机体)到生态社会水平(家庭、社区、人口、社会、生态系统)。尽管目前与生态学有关的多水平社会流行病学理论框架还比较粗糙,但该理论强调多水平因素间的动态联系,为流行病学病因研究拓宽了视野。

三、社会流行病学方法

在证明暴露与疾病之间的联系方面,流行病学通常比单纯通过观察决定因果联系有效。但是对于日益复杂的疾病与健康现象,仅依靠传统流行病学方法难以达到目的,社会流行病学的方法开始凸现出举足轻重的作用。

传统的流行病学方法有观察性研究、实验性研究、理论性研究等,用于社会流行病学研究的传统流行病学方法包括现场观察和现场调查、病例对照研究、队列研究、实验研究等。社会流行病学的方法目前处于"引入"阶段,其特点表现为:针对与健康相关的社会、环境、营养、行为、管理等因素和变量,用多种方法进行定量和定性描述,并分析其与健康和疾病的复杂关系。

目前国内外普遍采用的社会流行病学方法包括:

1. 健康不平等测量 健康受到大量相互关联因素的影响,其中相对固定的影响因素包括年龄、性别和遗传因素;还有很多不固定因素,比如个体行为、居住条件、职业、教育、收入、社会关系网、地域等；健康不平等主要体现在健康状况和医疗保健服务利用情况在不同人群中的分布不同。健康不平等的测量全面关注健康相关的社会经济因素，可细分为社会人口学特征测量、经济地位测量、社会地位测量、居住条件测量等；了解这些因素有助于找出影响人群健康的关键因素，而且在病因不明的情况下，通过改善这些因素比改善其他因素对促进健康有更大更持久的效果。

2. 贫困测量　当今世界，无论是发达国家还是发展中国家都不同程度地存在贫困问题，贫困影响健康，健康问题反过来导致贫困，这已经是一个不争的事实；政策制定者在采取措施减轻贫困的时候，要根据政策所要取得的效果，正确地选择测量指标，科学地评估贫困程度，只有这样才能充分把握实际情况，制定有效的政策，切实解决贫困问题及其所致的健康问题。贫困的测量包括三个基本步骤：明确贫困的概念、建立贫困线、确定测量指标。首先，要界定清楚什么是贫困，是绝对贫困还是相对贫困，是客观贫困还是主观贫困；其次，在建立贫困线时，要清楚贫困线是一个相对、动态、内含价值的概念；再者，贫困测量的对象通常是家庭而非个人，常用测量指标包括贫困人口指数、贫困距指数、洛伦兹曲线和基尼系数等。

3. 社区为基础的参与性研究　在公共卫生领域中，"以社区为基础的参与性研究"其研究过程包括五个步骤：第一，参与到社区中，了解社区的构成、代表性、活动及其影响因素；第二，对社区进行评估，包括社区历史、文化、内外联系等；第三，提出需要优先解决的问题；第四，研究人员与研究对象达成协议，针对问题提出适宜的干预措施，促进社区改变；第五，对参与过程进行再评估，以明确干预措施是否合适，是否值得推广，干预目标和规划是否需要改进等。

4. 社会网络方法　社会网络理论假设：有一个可决定的结构使得人们通过直接或间接方式可以彼此认识。这种假设的一个通俗化概念是"六度分割"，即地球上的每个人最多通过6个私人关系就可以被联系在一起，互相不认识的人们仅通过身边的同事就可以建立联系。基于这种假设，研究者们开始尝试用数学模型来解释复杂的社会关系。随着理论数学、改进观察等方法的深入运用，扩展了传统的社会测量方法；同时，对网络方法的研究和运用也推动了理论的发展，如在团体代数模型集合理论和多维结构理论融合的基础上建立了连接强度和连接距离等概念。

5. 多水平分析法　这是美国运筹学家 Saaty 教授于20世纪80年代提出的一种实用的多方案或多目标的决策方法，其主要特征是合理地结合定性与定量决策，按照思维、心理的规律把决策过程层次化和数量化。多水平分析法的基本思路是通过先分解后综合的系统思想，整理和综合人们主观判断，使定性分析与定量分析有机结合，实现定量化决策。自从1982年被介绍到我国以来，该方法以其定性与定量相结合处理各种决策因素的特点，以及系统灵活简洁的优点，迅速在我国社会经济各个领域内得到了广泛的重视和应用。

第四节　当前医学和病患中的某些问题

20世纪以来，特别是近30年来，医学和社会的发展，带来了不少新的问题。这些问题有的来源于医学在社会生活中作用的日益扩大；有的来源于医学科学技术的高度发展和医疗费用的高昂；有的来源于人们对死的权利的新的追求；有的来源于社会生活的日益紧张和复杂化对人类的健康与疾病所带来显著的影响。这些问题为医学社会学所关注,成为其重要的研究领域,并寻求一种合理的解决,以促进社会的稳定和发展,同时增进个人和社会的福利。

一、患病行为的社会心理模型

在美国、英国、法国和荷兰等国进行的研究表明,人们一般认为健康状态就是不存在疾病症状,是一种躯体和心理平衡感或幸福感,可以开展日常工作;相反,患病被认为是存在疾病症状、感觉不好、身体和心理的不平衡状态,以及功能性失能。因此,在人们看来,疾病是部分地偏离了建立在常识和日常经验基础上的正常标准的状况,每种疾病都显示出与症状认知和患病危险程度有关的特殊特点。其中,患病认知(illness recognition)取决于在特定人群中这种症状的常见程度如何,人们是否熟悉这种疾病症状的表征;患病危险(illness danger)指的是这种疾病所导致结果的相对可预测性和疾病带来的威胁或损失的多少。当一个特定的症状可以被人们非常容易地识别出来并被认为没有危险时,这种情况被称为常见病(routine illness)。有些疾病(如阑尾炎)可能有一些明显的症状,但另外一些疾病(如早期癌症)就可能没有明显的症状,因此,对于患病认知和患病危险的特征可以明显地影响人们对疾病的认识。

西方学者有一个论断:即患病行为是一种文化和社会的习得反应。一个人对症状的反应是根据他/她对情境的定义,这种定义可能受到他人定义的影响,但其本人在特定的社会和文化背景下形成的知识、社会化程度和以往经验的影响更大。他们认为,每种疾病都显示出与症状认知和患病危险程度有关的特殊特点。一般来说,患病要经过这样五个阶段:①症状体验;②承担病人角色;③接触医疗保健;④依赖性患者角色;⑤痊愈和康复。

患病经历开始于疾病症状出现时,个体面对的决策是"是不是有什么地方不正常",他/她的决策可能是否认症状,认为没有必要看医生,可能直到症状更加明显时才决定看医生,也可能一开始就认为自己的身体出现了问题。在这个阶段,人们可能尝试通过民间方法或自我治疗方法给自己治病。

如果人们接受了症状体验,并认识到这种体验是患病的表现,他/她就会进入病人角色阶段,通常只有社会治疗疾病的权威,即医生才有权"正式地"确定病人角色。

当人们去寻求医学专业人员的帮助,就会进入接触医疗保健阶段,病人角色的地位开始合法化,并与医生开始讨论治疗过程,患病经历可能被医生证实或否定,如果医生和病人没有达成共识,病人可能会寻求另外一个医生的比较能够接受的诊断。

如果医生和病人都同意实施治疗是必要的,那么病人就进入依赖性患者阶段。这时病人会按照医生的安排进行治疗,享受病人才有的特权,比如可以休工养病,甚至不急着把病治好。

或者,在医生和病人的共同合作下进入痊愈和康复阶段,在这个阶段,病人被期待放弃病人角色,恢复正常的社会角色。在病人患慢性病时,或者病人在症状体验阶段是装病的情况下,这一阶段可能不会出现。

患病行为的社会心理模型(social-psychological model)强调了自我认识与个人对待症状理解的重要性,特别重要的是人们要判断他/她是否具有行使正常社会角色的能力。虽然有些病人,尤其是癌症病人,因为害怕认知得到证实而延迟就诊,我们仍可以推论,越是认识到疾病的严重,越可能导致人们寻求专业医疗服务。

二、医患互动

著名医学史家西格里斯曾经精辟地论说道:医学的目的是社会的,它的目的不仅是治疗疾病,使某个机体康复;它的目的是使人调整以适应他的环境,作为一个有用的社会成员。每一个医学行动始终涉及两类当事人-医生和病人,或者更广泛地说,医学团体和社会,医学无非是这两群人之间多方面的关系。这里,把医生和患者的关系,看成是整个医学最本质的东西,体现了医患互动的重要性。

美国学者查兹霍兰德和鲍提斯塔认为病人病情的轻、重状况是影响医患互动的决定因素,根据病情状况可将医患互动划分为三种类型,见表13-2。

表 13-2 医患互动类型

类型	医护角色	病人角色	临床应用
主动-被动型	我为病人做什么	接受者	麻醉、昏迷等
指导-合作型	告诉病人做什么	合作者(服从)	急性感染
共同参与型	帮助病人做什么	参与合作行为	慢性病

1. 主动-被动型医患关系　医生是完全主动的,病人是完全被动的;医生的权威性不会受到病人的怀疑,病人不会提出任何异议。这种关系在生活中的原型犹如父母与婴儿,婴儿完全没有表达独立意志的可能性,一切听命于父母。这种医患关系常见于昏迷的病人、休克的病人、全瘫的病人、严重损伤中的病人,他们已经失去了表达意见和主动性的任何可能。完全听命于医生是不可避免的,必要的。在精神分析以及催眠治疗中也可见到这种类型的医患关系,其要点和特征是:为病人做什么。

2. 指导-合作型医患关系　医生是主动的,病人也有一定的主动性。医生仍然是权威的,其意见将受到病人的尊重,但是,病人可以提出疑问,可以寻求解释。这种关系犹如父母与少年,少年有一定的理解力和主动性,但他们在各个方面远不如父母那样成熟、那样有权力,因此,父母充当引导人,少年接受父母的指导。这种医患关系常见于急性病人,他们是清醒的,但疾病较为重笃,为时也不久,他们对疾病的了解很少,要依靠医生的诊断和治疗,他们处在比较忠实和执行医生的劝告的地位,也是不可避免的,必要的。其要点和特征是:告诉病人做什么。

3. 共同参与型医患关系　医生和病人都具有主动性,同等的权力,相互依存,共同参与医疗的决定和实施。这种关系犹如成年人之间的相互关系,都成熟了,都懂得不少,都有决定权。这种医患关系常见于多数慢性病人,他们不仅是清醒的,而且对诊断和治疗都有所了解,甚至"久病成良医",一个老病号在他所患的疾病上,也许比一个"初出茅庐"的医生还懂得多。在这种医患关系中,病人和医生一起商讨采取什么防治措施,共同作出决定,主要由病人自己进行治疗。由于慢性病的防治常常要牵涉到生活习惯、生活方式、人际关系的改变和调整,这种相互参与地决定适宜的防治措施便变得十分必要。其要点和特征是:帮助病人做什么。

需要指出的是,这三种类型的医患互动,在它们特定的范围内,都是正确的、有效的。对一个昏迷的、休克的病人,除了紧急决定种种抢救措施外,是不可能让病人来参与什么意见的,只能采取主动一被动型医患互动。但是,总的来说,大多数病人是清醒的,是有主动性的,是应该发挥他们的能动性的,因此,主动-被动型的医患互动只局限在特定的范围内,对大多数病人应该按照指导-合作型或共同参与型的医患互动来组织医疗过程。而且,目前有一种趋势,就是强调"自己的生命自己负责"的原则,医疗护理由以医院和医务人员为中心,转为"和患者共同医疗"的新局面。

医患互动的另一个重要方面是患者对医学治疗的遵从。遵医行为(compliance)是按照医生开列的处方进行治疗和遵照医嘱进行预防保健的行为,其包括个体对医嘱,如服药、控制饮食、生活方式改变等遵从的程度。医生给病人开药,规定饮食等,希望病人能忠实地听从他们的医嘱。大多数或可能差不多所有的病人都遵从医生的指导,不过有些病人不听劝告;事实上有些病人根本就不听医生的指导,尤其是在他们觉得病情有所好转或者症状不明显的时候。在英国的一项研究中,有这样一个案例:来一所门诊部就诊的,因为酗酒患有肝病的病人大部分仍然在喝酒,虽然他们的医生劝他们少喝酒或戒酒。可能是医生没有完全说清楚持续饮酒带来的危害,也可能是病人没有理解医生的劝告。医生举喝雪利酒的例子向一位男病人说明他每天可以喝酒的量,不要超过两杯雪利酒。不过这位病人喝威士忌而不喝雪利酒,所以他非常高兴他用不着去想和喝雪利酒有关的任何事情,仍然可以按部就班地继续他的饮酒习惯。其他病人不相信他们的,或只是不想改变他们的饮酒习惯,因为这意味着改变他们所喜爱的生活方式。

然而,遵医行为的好坏可以影响着疾病的疗效和疾病的转归。花费大量时间寻求医生诊病而不遵医嘱是一种不合情理的行为,花钱得到药物而不按医嘱服药也是一种浪费。但不遵医的行为却是一种普遍存在的现象。WHO总结有关文献后发现:不遵从医生治疗计划的行为有些报道高达74%;不按时按量服药的达25%~60%;30%~40%不遵从预防性治疗措施。在一个治疗手段快速发展的时代,常常会由于病人未能很好的遵从医嘱而不能达到应有的治疗效果。大量的研究发现,患有慢性病者,其病情的转归与是否遵医嘱有明显的关系,认为就医之后病情好转的人在按医嘱取药率、服药率和遵照医嘱改变不良行为生活方式等方面都好于认为病情没有改变,甚至加重的人。影响遵医行为的因素很多,既有医生的原因,也受患者因素的影响,主要包括疾病的种类、病人对医生的满意程度、病人的主观愿望与医生的治疗措施的吻合程度、病人对医嘱内容的理解和记忆程度以及病人对治疗行为的适应程度等。

三、对衰老、死亡和精神疾病的医学社会学分析

1. 衰老 衰老(aging)和健康一样也包括三个主要方面:生理、社会和心理的衰老。个人会在所有这三个方面衰老,但并不一定以同样的速度和在同一个时期。有关生理方面的衰老的生物学解释有程序化理论、突变理论和自身免疫理论;心理方面的衰老可以确定为"他的适应能力的水平",即个人对总体环境的适应能力的衰退;个人的社会角色随着他的年龄增长而变化最能说明衰老过程的社会方面。

在衰老的社会方面,有五种值得注意的理论:角色理论、脱离理论、亚文化群理论、活动理论和年龄分层理论。

关于衰老的角色理论探讨提出,当人变老时,他们必须作出调整以适应各种不是他们原先的社会角色组成部分的条件。这些调整通常有两个重要的范畴:放弃象征成年的社会角色和关系,接受象征老年的社会角色和关系。利用角色理论观点对衰老的社会方面的研究,重点是放在老年人如何适应成年人角色的种种变化上。

对社会老年进行的脱离理论探讨与角色理论相类似,但脱离理论提出,在"正常衰老"的情况下,老年人和他人在社会体系中彼此撤消或脱离社会关系。老年人越是脱离和放弃社会角色,他就越是脱离社会,因而落在他身上的职责和期望更少了。脱离理论具有明显的功能主义倾向,年老及死亡被看作是社会体系中的一个潜在问题。

亚文化理论与角色理论和脱离理论探讨并行不悖。该理论认为,当一群人互相影响比他们与另一些人的相互影响更大时,便出现了一个亚文化群。老年亚文化群具有这样一些特点:日常生活受闲散活动支配,以社会和性的标准为基础的经济作用差别减少,对性的兴趣减弱和衰退,对死亡的紧迫性持有与众不同的态度。亚文化理论建议从老年人亚文化群的前景来观察和分析老年人的行为。

活动理论探讨的重点是社会活动和生活满意之间的关系。这种理论建立在符号互动论的基础之上:社会自我产生于和其他社会行动者之间的互相交往。任何妨碍社会交往继续下去的结构性障碍(诸如由于退休而脱离社会)都会使个人(老年人)情绪低落并变得与社会疏远起来,导致社会满意程度降低。实际上,活动理论认为老年人的行为可以作为成年人社会角色的丧失带来的社会活动减少的结果来分析。可见,活动理论着重研究人进入老年期,即进入生命周期的最后阶段时自我概念的变化。

年龄分层理论认为,衰老和大多数社会阶级现象一样,可以通过对年龄分层的考察得到最好的了解。用年龄分层理论来解释衰老过程涉及四个方面的问题:①个人的年龄如何影响他的态度和行为;②不同年龄层次个人与其他人如何进行交流;③一个人的衰老给他人带来什么困难;④个人在不同年龄层次的态度和行为的差别如何产生社会变化压力。年龄分层理论的提倡者们提出,我们要集中分析各年龄层次的社会关系,强调不同层次之间的社会裂痕和一个层次内的社会联系。

生理、心理和社会方面的衰老过程的消极影响可看作是一个社会问题。从婴儿期到壮年早期,个人长期和细心地学习着"真正的"成年人在壮年期所扮演的角色。然而,在完成这种"真正的"成年人角色以后不久,个人便进入了中年阶段。在这个阶段,衰老的自我实现便开始了,同时也认识到中年人开始把他们的时间观点从未来转向过去,试图回避不可避免的死亡的到来。此外,中年人由于感到精力水平下降,所以把各种体力活动转向智力活动。在进入壮年后期时,个人继续改变活动和时间观点,并且由于退休而加速了这种改变,因为退休往往使收入减少。收入减少反过来又使个人的活动和社会交往减少。丧偶,再加上自身不断的生理退化、收入减少和其他重要他人的去世使老年人可能变得更加厌倦、孤独和沮丧。所有这一切都伴随着越来越意识到日益临近的死亡。

2. 死亡　与衰老问题密切相关的是死亡引起的社会问题。把死亡看作社会问题至少有两个理由:第一,我们对死亡过程知之甚少;第二,在医学界内外,技术的发展使我们几乎无限期地延长生物机能,这种能力引起了一个人是死是活的问题。在过去的十年间,安乐死问题,即允许(或帮助)人们去死日益受到关注。"求死不愿赖活的愿望"使得由于年事已高身患慢性疾病的人不愿长期过这种没有思想的生活。另外,技术的压力使得可以考虑安乐死的人数增加,呼吸器和人工心脏之类的技术也增加了为无机能病人提供维持身体机能的手段问题。

然而,安乐死问题终归是一个道德伦理问题。在讨论个人福利概念时,人们已停止谈论最大限度的幸福和传统的道德问题,转而谈论最大限度的利益,尽管这种更为功利主义的概念为安乐死找到了正当的理由:如果一种行动增进每一个有关人员的最大利益,那么这种行动在道义上便是可以接受的;至少在某种情况下,安乐死增进了每一个有关人员的最大利益;因此,在某种情况下,安乐死在道义上是可以接受的。但是我们都知道,要确定在什么情况下可以接受安乐死是非常困难的。目前有关安乐死的讨论范围主要集中在:对生命取得一致的看法,主动的和被动的安乐死,关于"滑坡"的争论(即如果安乐死在任何情况下都被允许,如何防止它逐步扩大到最后为种族灭绝提供依据),合理的政策制定和实施。

当死亡和垂死开始逐步变成不是发生在家庭里的个人事件而是发生在医院和康复中心的个人事件时,在公众的注意力集中在与死亡和垂死有关的肉体、心理和社会方面时,这就已经促使我们重新考虑与死亡的性质、如何死、在什么情况下允许人们去死等有关的问题。

3. 精神疾病　随着医学模式转变,学术界对不同社会和文化背景精神疾病病因、表现型式、求医模式的不同产生了浓厚的兴趣。原先生物医学模式重视的只是心理紊乱的器质性方面,而忽略了社会文化因素,即只重视通过各种手段检查出来的"疾病"(disease)而忽略了所谓的"患病过程"(illness)。对精神健康存在的不良影响的社会文化因素,主要有社会变迁、迁居移民的文化居丧以及大众传播媒介。

在社会学中,由于政治、经济和军事因素所造成的社会结构、组织和价值观念的急剧改变与社会发展均属于社会变迁的范畴,研究表明,社会动荡对精神健康具有肯定的不良影响。在社会转型时期,原有的社会秩序被打乱、社会价值观念混乱,使人们的理想和信仰破灭,感到无所适从,是精神疾病患病率升高的一个主要原因。

许多学者提出地理的迁移与精神疾病的应激假说,认为地理迁徙后所遭受的社会文化应激在易感个体上促发精神病。一般而言,从一种文化向另一种文化移民会导致个人社会空间的完全中断,他们离开了原来的社会文化环境,同时对新环境又不熟悉,新的社会支持系统一时难以建立,因而感到孤独、隔离和无依无靠。同时,新移民还必须面对移居地人们的忽视、敌意和价值观念方面的冲突,这种文化的改变,可称之为"文化居丧"。

大众传播媒介指的是人们用来进行沟通信息的各种通讯与交往手段,包括报纸、杂志、广播、电视、电影和书籍等。在这些文化形式中,电影、电视有着更强的感染力,分析显示表演艺术的感染力大于单纯的事实,使观众获得某种"移情反应",即欣赏者通过联想和模仿文艺作品中的情景、情绪和行为引发自己类似的心理变化和行为,从而诱发精神疾病的产生并加重其症状。

在一般的现代社会中,医疗保健系统由三个子系统组成:①大众医疗;②民间治疗者,包括形形色色的巫师、草医、药师;③专业人员,指接受过传统和现代医学正规教育的医务人员。对求医行为的研究表明,大多数精神障碍患者并不寻求专业卫生工作者的帮助。一般来说,在患精神疾病后,首先向家人、朋友诉述,来决定是什么原因引起、严重程度如何、是否去找医生帮助、找什么样的医生。而重性精神病人因发病而缺乏自知力,所以是否求治通常也是由家属及朋友等一致讨论而定。

精神疾病的内容从来就没有抽象的一般,而必然是患者所处时代与环境的社会文化的折射。对于"正常"的定义,就象对"健康"的定义一样,世界各国大不相同,在许多文化背景中,这两个概念是重叠的。有些关于医学的"健康"定义是以某些生理的或其他人体器官的"正常范围"的测量数据为根据的,即在诊断精神疾病之前,将注意力集中于脑功能障碍的生理特征方面,而忽略了"正常"与"异常"的社会文化定义方面,而这些定义恰恰是以某一文化团体内的共同信念为基础的。"正常"通常是一个多维的概念,不仅指病人的行为,而且必须包括他的衣着、声调、姿势、发型、气味、面部表情和语言,所有这些方面都必须适合特定的情境和社会关系才算"正常"。

医学决不仅仅是在床边和实验室进行的科学,每一个人都是生活在特定的社会文化中,并随时与社会发生着物质、能量和信息的交换,因而其健康和疾病也必然受到社会文化的影响和制约,这是我们在考察任何与疾病相关的问题时所不能忽视的。

(高 倩)

第十四章 中医药临床研究设计及其评价

第一节 概　述

一、中医药临床流行病学应用现状

　　临床流行病学是一门研究临床医学的方法学,随着以此原理为基础的循证医学的兴起,这一新兴学科正在临床医学领域内发挥越来越大的作用,大大促进和改善了临床科研和实践。中医药学是在中医传统文化的土壤里,经过数千年的临床实践发展成熟起来的,具有鲜明中国特色的传统医学,它具有简、便、验、廉和绿色疗法的特点,在诸多疾病预防和治疗中发挥了不可替代作用。中医药学是世界医学的重要组成部分,当前在中医药学现代化的背景下,本身来源于长期临床经验积累的中医药学的临床研究更需要临床流行学方法的指导,解决中医临床确有疗效,但证据不足的问题,促进中医临床诊疗方案的进一步优化和标准化。因此,中医药临床流行病学(clinical epidemiology of TCM)可定义为:应用临床流行病学原理和方法解决中医药临床遇到的问题,是中医药临床研究的方法学。目前临床流行病学方法在中医药的证候测量和诊断、中药的临床疗效验证及草药和针灸的循证评价等领域中发挥了越来越大的作用。

　　由于中医强调个体化治疗和经验继承积累等诸多因素,早期的中医临床研究主要重视传统中医理论和诊疗经验积累上,研究行为表现为研读历代医书上,特别是中医的经典著作,如《内经》、《伤寒杂病论》、《瘟疫论》等,中医师最初大多散在民间,很少能触及或意识到现代临床流行病学研究思维及方法,由于这些特点,决定了早期的中医师及中医临床研究者大多缺乏临床流行病学思维及方法,早期的临床研究行为,是对临床诊疗案例经过的真实记录及其心得体会记载,用现代临床设计测量和评价来看,该个案是不能评价疗效的,但对经验继承确是有用的。建国以后,随着西学东进,中西医两种医学体系出现了冲击、沟通和交融,近二三十年来,越来越多的中西医有识之士意识到有必要采用现代临床流行病学思维和方法审视、评价中医药的临床行为,实现中医药的科学化、标准化、现代化和国际化。因此,20世纪80年代以后,中医临床研究逐渐重视大样本研究,临床随机对照试验研究也不断增多。目前,在国家级课题中,已经明确提出中医临床研究必须借鉴临床流行病学研究方法。

二、中医药临床流行病学应用前景

　　20世纪80年代以前,中医临床研究主要采用叙述性研究(narrative study),该方法是广大临床医生最熟悉的研究方法。研究者将既成事实的现成临床资料,加以叙述描写,统计分析,得出结论。论文形式包括一般的案例分析、个案报告、杂志中评论、评述、编者的话,专家经验谈等。中医药文献中,有大量的个案报告及专家评论,这对继承和进一步研究中医起了很大的作用。历代医家非常重视对个案、医案的研习,中医的个案与西医案例不同,中医的医案说明临床中医师用药规律和特点,如用药剂量、用药指征、后世应用与发展等,中医从古至今,积累了大量的医案,即个案,这些个案大部分如实记录了医家的用药特点和辨治规律。通过叙述性研究临床工作者可以在实践中发现问题,提出假设,为前瞻性临床诊治研究或基础医学研究提供重要的信息或有价值的探讨方向。

有研究者采用多种文献检索方法,包括电子和手工检索,尽可能收集了1979—2002年所有有关中药复方半夏泻心汤现代研究的文献,总共数量为410篇,包括理论研究和临床研究。不同年代所占文献比例见表14-1,1979—1990年的文献有48篇,占总文献的11.71%,而1991—2000年的文献有264篇,占总文献的64.39%,2001年的文献数量是98篇,占23.9%,1990年以后,有关半夏泻心汤文献数量增幅很大,2001—2002年两年间的文献是1979—1990年文献的2倍,可见该方是近十年来中医研究中一个重要方剂。如果不分病种,其临床研究文献为304篇,占总文献的74.15%,可见临床研究文献占的比重较大,如图14-1。

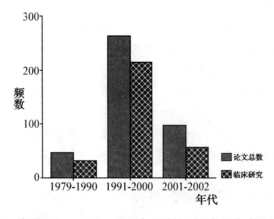

图14-1 半夏泻心汤1979—2002年研究文献总数和临床文献直条图

表14-1显示了半夏泻心汤研究文献不同年代的分布情况,从1979—2002年研究文献的数量在增加,其中用于治疗消化系统病证的研究文献(包括理论和临床研究)占的比例很大,总共有376篇,占91.7%,无论是理论文献还是临床文献,近十年来数量在增加,1993年前未检索到有对照的试验文献,对照试验1996年后增幅较大,显示了中医临床研究由个案研究向大样本研究的转变,也表明了中医研究者越来越接受和重视临床流行病学方法。

表14-1 半夏泻心汤各种研究文献的年代分布表

年份	文件数目	消化系统文献	理论文献	个案	临床非对照试验	文献对照试验	合计
1979—1989	44	37	9	21	7	0	28
1990	4	4	1	1	2	0	3
1991	5	5	5	0	0	0	0
1992	10	10	3	2	5	0	7
1993	17	15	2	4	9	0	13
1994	22	20	5	5	7	3	15
1995	11	11	1	4	6	0	10

续表 14-1

年份	文件数目	消化系统文献	理论文献	个案	临床非对照试验	文献对照试验	合计
1996	31	26	8	4	13	1	18
1997	40	38	7	5	22	4	31
1998	33	30	8	6	12	4	22
1999	37	37	6	14	11	6	31
2000	57	54	17	10	15	12	37
2001	62	55	18	6	23	8	37
2002	37	34	12	6	9	7	22
合计	410	376	102	88	141	45	274

注：非对照试验为系列病例研究

随着现代循证医学突飞猛进的发展，促进了现代临床决策模式由经验医学模式向循证医学转变，进一步促进了临床流行病学方法在中医临床研究中的重视和应用，世界 Cochrane 中心也成立传统医学评价中心，很多中医院校和研究院所纷纷成了中医药循证评价研究中心，开展了许多大型中医药临床试验，如针灸治疗中风急性期的临床评价。可以预见，随着中西结合的发展和学界对中医科学化及规范化的要求，中医临床研究将会更多地应用临床流行病学方法。

第二节 中医药临床研究特点

中医药临床诊疗模式重视整体观点和辨证论治，其治疗方法追求绿色自然疗法，如草药、针灸、推拿等。这就决定了中医临床研究具有其自身显著的特点。

中医药临床研究的特点可概括如下：

一、病证结合

西医特点是辨病治疗，研究对象大多为疾病，而中医特点则是辨证治疗。证，即证候，是疾病过程中某一阶段或某一类型的病理概括，一般由一组相对固定的、有内在联系的、能揭示疾病某一阶段或某一类型疾变本质的症状和体征构成，症候反映疾病的阶段本质，表明了证候的时相性特征。同一疾病可以出现不同证候，而不同疾病也可出现相同的证候。因此，在治法中，可以采用"同病异治"和"异病同治"。中医的同病异治体现了现代医学个体化治疗方向。这是中医临床研究设计中必须考虑的问题之一。

二、具有丰富的传统用药经验

纵观中医学数千年的发展历史，中医药辨治具体疾病的理论和方法都是在特定的历史背景下，为解决特定的医学问题，通过坚实的临床实践和在治病救人的过程中不断丰富和完善的。清代温病学的发展，正是由于出现了温热性疾病，而采用传统治伤寒方法效果欠佳，这是摆在当时医学家面前的重要临床问题，以吴又可、叶天士代等代表的医家对温热性疾病在临床上进行了深入细致的观察，在继承传统理法方药的基础上，勇于创新，形成了针对温热疾病的理论，创造性地发展了伤寒论。因此，临床实践是中医理论创新之本，创新之源。反思中医几千年的发展,当理论与临床实践渐行渐远的时候,理论就走向了空谈和泛化,从而不能指导实践。医学是用于治病救人,是一具体学科,必须具有真本领,来不得半点空谈和虚假,必须实事求是,医学理论必须揭示人体发病规律和病理机制,必须与临床实践紧密结合。当中医理论又回归临床实践,变得具体可及,中医术语概念内涵和外延明确之时,中医魅力又会出现,这些有魅力的理论和经验就是中医宝库中的"散金碎银",是中医的闪光点,也是我们现代继承和研究的精髓。因此,中医药诊治疾病的有效经验是在过去数千年的历史长河中数亿病人试验中筛选下来的,这与现代化学药物研究中,几乎没有一点临床试用经验具有极大的差别。美国国立卫生研究院(NIH)最近也承认中医是具有自身的理论体系的医学,同意部分中药复方可免做毒性试验。

三、复杂动态干预

中医临床干预特点不仅体现在辨证论治,而且还是一种复杂动态干预,主要体现在:一是中医干预重视综合干预,如针药结合,即使是中药,也是多成分、多靶点作用,这与西药主要由单体组成,具有很大差别。在老中医看来,西医有点类似于单打一,而中医则是多打一;中医干预的另一个特点是,复方要随病人证候变化而变化,因为中医认为病人的证候大多是演变的,证变治也变。

四、复杂的疗效评价体系

中医评价疗效的特点是重视病人治疗后的感受和生活质量。古人评价患者诊治后的疗效时,由于在当时历史条件下,缺乏微观的实验检查手段,这就决定了传统中医疗效评价只能通过病人的感受和疾病宏观表征信息的变化来判断疗效。这既是中医的短处,也是中医的长处,短处是以上疗效评价可能不能反映疾病微观的疗效,长处是重视病人的生存质量。因此,我们在中医药的临床研究中必须重视中医这个特点,构建更加全面合理的中医药临床疗效评价体系。

第三节 中医药临床研究的主要领域及其常见设计类型

中医药临床研究的领域主要涉及病证分布的研究,中医药临床疗效评价和循证研究,中医病机本质的研究及中药的不良反应研究等,其设计类型,可以采用现代临床流行病学方法,但要充分反映中医临床诊疗特点,注意临床实际往往要比临床研究方法复杂得多,否则将会影响对中医药临床疗效的正确评价。

一、中医病证分布和规范的现场调查

证候分布研究和规范是中医基础研究的重要内容,由于中医证候的动物模型复制存在很大的难度,有些证候在动物中几乎无法复制。因此,中医研究者需要通过大样本的病人群体的调查,来揭示同一疾病中医证候的分布规律及其动态演变规律。

证候的分布规律研究,在设计过程中,需要考虑以下问题:

1. 调查总体界定 这里调查的群体,不是社区人群,而是病人群体。疾病人群需要有明确的诊断标准,诊断标准一般要求权威公认。如慢性萎缩性胃炎的中医证候分布的调查,诊断标准可参照1982年重庆全国胃炎诊断座谈会制定的公认标准。再如某研究者调

查脑出血急性期证候分布,调查对象可为:①符合脑出血西医诊断标准;②符合中风病急性期诊断标准。中风病中医诊断标准参照国家中医药管理局脑病急症协作组 1996 年制定的《中风病诊断与疗效评定标准》(试行)并进行分期;脑出血西医诊断标准参照 1995 年中华医学会第四次全国脑血管病学术会议修订的《各类脑血管疾病诊断要点》。

2. **样本量计算**　与患病率调查不同,这里需要计算同一疾病下证候的出现率,而不同证候出现率可能不同,有高有低,为了达到调查目的,需要以最低证候出现率作为样本量计算依据。

例 14-1　传统的中医理论认为,同一疾病下有不同的证型,即所谓同病异治,对于慢性萎缩性胃炎,中医可能的常见证型有:肝胃不和证、脾胃虚弱证、脾胃湿热证、胃阴不足证、胃络瘀血证等,这些证型临床上又有所兼夹,已知胃络瘀血证在疾病中出现率最低,出现率为 10%,d 一般设为阳性率的 10%,α 为 0.05,试计算合适的样本量。

由于 α 为 $0.05, u_a = 1.96, P$ 为 $0.10, Q$ 为 $0.90, d = 0.1P$,代入以下公式:

$$N = u_a^2 \frac{PQ}{d^2}$$

以上公式计算显示需要调查 3 458 例病人。

3. **调查指标**　证候调查是病人群体调查,调查的主要内容为中医的四诊信息,应根据疾病的特点和中医四诊信息要求设计相应的调查问卷。为了方便临床调查,四诊信息宜按照望、闻、问、切四诊顺序编排,如本章附录所示抑郁症的证候调查表。

4. **统计学分析**　可以根据经验辨证标准分析常见证候的出现率及其相关影响因素,需要采用因子分析、结构方程模型等多变量统计方法。上个世纪 70 年代,中西医研究人员应用探索性因子分析,从众多证候指标中抽取出公因子的方法,采用公因子成功地解释中医八纲辨证理论中寒证和热证;近来又有研究者提出,中医的证与症侯群之间的关系类似于结构化方程模型中潜变量和显变量之间的关系,所谓潜变量(latent variable)是指无法直接测量的变量。也就是说,证不能直接测量,但确实反映人体某种状态,它可以通过显性变量的测量来反应或表达。这里的显现变量(manifest variable)主要是指四诊信息。

5. 研究证候的动态演变规律,可采用多时间点现况调查。

二、中医药临床疗效评价

临床疗效评价是实验流行病学重要内容,现代临床流行病学认为随机对照试验是评价临床疗效的金标准,是遵循随机、对照、盲法等设计原则的前瞻性干预研究。中医药临床疗效评价也应该遵循以上原则,尽可能采用随机对照试验。但由于中医临床诊疗的复杂性,有时开展随机对照试验比较困难。

中医个体化复杂动态干预的特点决定了中医临床疗效评价的复杂性,因此其疗效评价不能完全依赖随机对照试验,需要更加复杂的方法引入中医药临床疗效评价。因此,中医药临床疗效设计和评价需要注意以下几个问题:

1. **病证结合**　中医药临床疗效评价,不仅要评价病的疗效,还要体现证候疗效,根据中医理论在辨病基础上,辨证治疗效果是最佳的,体现了个体化治疗,这实际上增加了设计的难度。在中医药临床试验中,常有两种设计思路,一是不考虑中医的证,只根据疾病分类进行随机化干预;二是基于证候分层的随机化干预。第一种方案适合于中医的辨病治疗,即中医的专病专方的研究,如果某种证候是某个疾病的核心证候,即占该疾病证候分布的绝大多数,该病证的临床试验也适用于第一种方案;第二种方案最适合中医的病证结合研究,即在疾病诊断的前提下,证候分层干预治疗来评价其疗效。如一般感冒,中医证候主要分为风寒证和风热证两型,若评价疗效,需要分层随机化干预治疗来评价疗效,或者只抽取某一疾病下某一具体证候进行研究,如研究评价风寒感冒的疗效。

2. 样本量　中医临床疗效评价涉及因素很多,其对样本量的要求要高于单纯的西药研究,实际上给中医药疗效评价增加了难度。

例 14-2　某研究者采用多中心的临床平行随机对照(RCT)干预试验,观察凉血通瘀法治疗出血性中风急性期的疗效和安全性,采用 1:1 前瞻性随机分组平行对照试验,对照组采用出血性中风的西医基础治疗、一般处理和对症治疗,试验组采用在对照组所有治疗的基础上,加载名中医凉血通瘀方治疗,试计算合适的样本量

本研究为一种加载(and-on)试验研究,即在一种标准治疗的基础上,试验组接受加用试验药物(名中医经验方),对照组仅使用西医标准治疗。疗效评价采用优效性检验。样本量计算如下:

方法一:根据前期的临床研究,试验组有效率约为 97%,对照组有效率约为 87%,$\Delta = 0.97 - 0.87 = 0.1$,取检验水平 $\alpha = 0.05$,把握度 $1 - \beta = 0.90$,根据以下公式计算优效性试验样本量:

$$n = \frac{(Z_{1-\alpha} + Z_{1-\beta})^2 [\pi_c(1-\pi_c) + \pi_T(1-\pi_T)]}{\Delta^2} = \frac{(1.64 + 1.28)^2 [0.87(1-0.87) + 0.97(1-0.97)]}{0.1^2} \approx 90$$

π_c:对照组率,Δ:希望检测的差别量,$\pi_T = \pi_C + \Delta$,α:第一类错误概率,β:第二类错误的概率,$Z_{1-\alpha}$、$Z_{1-\beta}$ 为标准正态分布的下侧分位点。

方法二:根据前期的临床研究,依据治疗前后头颅 CT 检查出血量变化值计算样本量,试验组治疗前后血肿吸收量为 7.15 ± 4.42 ml,对照组治疗前后血肿吸收量为 4.66 ± 3.98 ml,$\Delta = 7.15 - 4.42 = 2.73$,取检验水平 $\alpha = 0.05$,把握度 $1 - \beta = 0.90$,根据以下公式计算优效性试验样本量:

$$n = \frac{2(Z_{1-\alpha} + Z_{1-\beta})^2 \sigma^2}{\Delta^2} = \frac{2 \times (1.64 + 1.28)^2 \times 4.42^2}{2.73^2} \approx 45$$

Δ:希望检测的差别量,α:第一类错误概率,β:第二类错误的概率,$Z_{1-\alpha}$、$Z_{1-\beta}$ 为标准正态分布的下侧分位点。

以上计算显示,不同资料类型计算样本量相关较大,以最大样本量为依据,考虑到中心效应和分层等影响,治疗组和对照组各扩大到 20%,如果以方法一计数资料为依据,则每组为 110 例,共 220 例,符合统计学要求。

3. 随机化分组　由于中医临床试验对象既要考虑疾病的特点,又考虑证的特点,是一个病证结合的研究对象,临床随机化可以采用分层随机化的方案,即根据证候分层分别进行随机化。下面以中医药防治哮喘非急性发作期的临床疗效评价研究为例说明随机化过程,首先病例初筛,合格者进入下一步,哮喘非急性发作期分为寒哮和热哮,寒哮和热哮病例分别随机分入中医干预组和对照组,分层随机化过程如图 14-2 所示。

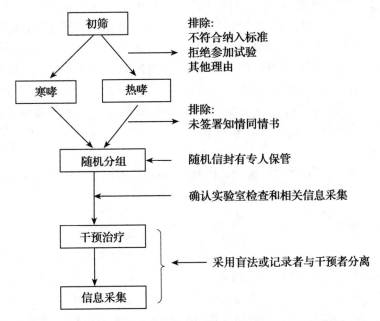

图 14-2 中医药防治哮喘非急性发作期(寒哮和热哮)的分层随机化流程

4. 干预方法标准化及盲法应用 传统中医临床用药是汤剂或复方,尽可能做到标准化和质量可控;盲法是避免主观因素影响的设计技巧,中医药疗效评价往往很难做到,会面临如针灸、汤剂怎么采用盲法,是否可以采用模拟汤剂等问题。由于中医药疗效评价中,涉及大量主观指标,研究应尽可能采用盲法,如果实在不能做到,可采用记录者和干预者分离的方法,在一定程度上能减少主观偏倚的产生。

三、中医病因病机

中医理论的两个显著特色是整体观点和辨证论治,而整体观点又体现在辨证论治之中,因此辨证论治是中医理论研究的焦点。国家"七五"、"九五"课题开展了"证"的规范化和本质研究,取得了一定成果,但未有重大突破。中医理论研究目前不能停留在"证"上,研究工作必须前移。证的本质是辨中医病因病机,即所谓"审证求机"、"审证求因",辨证首先要辨病机要素,辨"风"、"火"、"痰"、"瘀"、"虚"、"寒"等病理要素,辨病理靶位,因此,目前中医理论创新研究应在遵循中医传统理论自身内在规律前提下,进入中医病证本质的病因病机研究,中医的病因病机深刻揭示了病证形成的本质,揭示了病证某一阶段的病理本质,是论治的基础,这里的病机包含了疾病病机和证候病机,针对本质进行治疗干预,疗效当然就会提高。中医对人体疾病病理状态的把握,是以人为研究对象,而非动物,通过临床细致入微的观察、体验和揣摩,推演人体所患疾病的病理本质,这种病理本质又能被临床疗效所证实,因此,中医对人体疾病病理本质的把握和探测实际上是采用不打开黑箱的方法而使其"白箱化",当然这种病理本质是借助中医理论、临床实践的丰富和临床体悟用中医病机要素术语来揭示的,而这种病理本质的研究恰恰是与现代医学相结合的最佳切入点,需要用现代科学和技术将这层纸戳破。所以,中医病因病机研究是目前辨证论治理论的前沿研究。2006 年,重大疾病及难治病的中医病因病机创新研究被国家科技部以"973"中医理论研究专项形式立项,作为中医重大课题进行研究,由全国十多所中医药大学和医院参与研究,总项目下设 9 个子课题,分别为:肝硬化"虚损生积"的中医病因学研究、艾滋病中医病因病机研究、心血管血栓性疾病"瘀""毒"病因学的系统研究、愤怒和郁怒诱发情志病证发病机制及干预、基于临床的内毒损伤络脉创新病因学研究、"瘀热"病因在内科难治病发病中的机制及其分子基础研究、中医伏邪病因学说的整理与创新研究、基于"以痈论治"胃癌前状态性疾病(活动期)"毒热"病因创新研究和气血学说继承与创新的研究,涉及重大疾病和难治病种有肝硬化、艾滋病、急性冠状动脉综合征、情志病、中风和胃癌前状态疾病,整个项目体现了理论和临床的结合,中医研究和中药研究的结合,以病因病机研究带动中医证候、方药的研究。

中医的病因病机研究,涉及到证候的微观本质,可以采用分子流行病学、队列研究等揭示证候形成、演变的动态本质,具体方法详见相关章节。

四、循证中医药学

循证中医药学是近几十年来中医药临床研究领域内的热点,通过循证评价,显露了中医临床研究的缺点,促进了中医临床研究的质量提高。在中医药界传统循证理念,提高了研究人员的临床研究科学素养,大大促进了中医药临床水平。更重要的是,通过循证评价,建立了中西医、国内外同行评价诊疗方法的共性平台。但是中医药学如何更好地开展循证医学研究,还值得我们进一步研究。中医的临床证据还很原始,临床研究水平和质量有待于进一步提高,这也是循证中医学面临的难题。中医循证评价必须照顾中医辨证论治的特点,体现个体化治疗的特点,这与循证医学终极目的是一致的。

五、中药安全性的研究

近几年中药的安全性研究越来越受到重视,一般认为具有较低的毒副作用,但由于中药新药研究、剂型改革及用药途径的变化,部分中药新品种出现了安全性问题,如鱼腥草注射液等。因此,中药安全性评价和监测也是临床流行病学研究的重要内容。

第四节 临床流行病学在中医药研究中面临的挑战

传统中医药理论和诊疗经验的积累大都在临床实践中产生的,来源于实践,又回归实践。古代医家非常重视临床实践的观察和分析,由于没有形成科学临床研究方法,理论产生和经验积累、升华往往要经历漫长的时间。临床流行病学作为现代临床研究的科学方法,本身并没有中西医之别,作为临床研究的共性方法,也应该适用中医药临床研究。中医药临床研究领域引入临床流行病学方法,将会促进中医药临床行为和诊疗方法的科学规范,揭示个体化诊疗的规律。

随着现代基因组学、蛋白组学、代谢组学和系统生物学的发展,高通量技术方法出现,复杂科学的方法的引入,中医治病理论的"黑箱白箱化"将成为可能,根据现代循证医学的要求,我们应该给病人提供更清楚、更明白、更直接的用药证据,而不仅仅是试试看;中医理论创新促进了现代医学理论完善,中医"天人合一"整体观、"形神合一"的研究方法可以促进现代医学走向更高境界,总之,中医和现代西医学是两个有着极大差别的医学认识体系,两种认识论各有利弊,可以相互借鉴,促进彼此的发展,两种医学也有可能在未来走向融合。在中医理论的创新研究中,作为研究者必须具有科学精神和严谨求实的科学态度,具备更加开拓视野和开放的思维,不必拘泥于现代的科学研究方法,各种方法可为适应中医药自身规律而有所创新,避免唯科学主义,避免中医药理论在现今科学技术要求不具备的条件下被人为扭曲。

当今世界正发生着深刻的变革,随着计算机和信息网络技术的发展,促进了经济、文化和社会的全球化,医学界出现了多种认识论的碰撞和交融,多学科的交叉和融合,人的智能和机器智能的结合,促进了现代医学的变革,整个医学模式已从生物医学模式走向生物-心理-社会医学模式,健康的概念从身体健康、心理健康走向"生态健康"、"和谐健康",临床医学实践模式从经验医学模式走向循证医学模式,出现了临床医学和预防医学整合,导致了整个临床工作的前移化趋向,随着21世纪人类基因组的解析,出现各种"组学(—omics)"化研究趋势,医学研究方法从还原论走向了整体系统论和两者并重,系统生物学初见端倪,中医学承载着几千年东方智慧和经验积累,应该借鉴现代文明的成果,在中医学内部,加强中医药学内涵建设,促进中医理论的创新,在中医学外部,突破中西医理论的界限或壁垒,投入现代"大医学体系"的架构中去,发挥中医药学的优势,促进未来医学的至真、至善、至美。

【附录】

抑郁症中医全病域四诊信息临床调查表

住院号 □□□□ 或门诊号 □□□□□ 编号 □□□□

姓名_____(用"√"或"O"标记选项,除具体说明多项选择外,均为单项选择)

A. 一般情况

1. 姓名
2. 性别:男=1 女=2
3. 家庭住址: 市   区(镇)   街(村)   门牌号
4. 联系电话:(宅)   (单位)
5. 出生日期:□□□□年□□月□□日
6. 民族:汉=1 回=2 其他=3
7. 职业:工人=1 农民=2 行政干部=3 科技、医务、教师=4 企业主=5 个体、商、企、政(服务人员)=6
   家庭妇女=7 离退休人员=8 待业人员=9 失业人员=10 学生=11 其他=12
8. 文化水平:文盲=1 小学=2 初中=3 高中(中专)=4 大专、大学以上=5
9. 婚姻状况:未婚=1 已婚(同居)=2 已婚(分居)=3 离婚=4 丧偶=5
10. 个人史:第□□胎,母亲:足月顺产=1 难产=2(注明)早产=3

B. 望诊

1. 神气

1.1 神:①得神 少神(②淡漠 ③迟钝 ④畏缩)

1.2 神乱:①无 ②惊恐 ③疑惑 ④焦虑 ⑤亢奋 ⑥其他

1.3 失神:①无 ②呆钝 ③木僵

2. 形体

2.1 体型:①瘦 ②适中 ③胖 (体重:_____kg,身高:_____m)

2.2 活动

2.2.1 多动:①无 ②偶有小动作 ③不时有小动作 ④坐立不安

2.2.2 少动:①无 ②行动缓慢 ③行为呆滞 ④不食不动

2.2.3 强迫:①无 ②有

2.2.4 其他:_____

3. 面色

3.1 颜色:①黄 ②红 ③青(苍) ④红(赤) ⑤棕 ⑥紫 ⑦黑 (可多选)

3.2 浓淡:①正常 ②浓 ③淡

3.3 夭泽:①明润 ②一般 ③枯萎 ④晦暗

3.4 其他:①无 ②㿠白 ③颧红 ④油光 ⑤黧黑 ⑥面浮 ⑦其他

4. 头发

4.1 颜色:①黑 ②黄 ③白 ④染色 (可多选)

4.2 疏密:①一般 ②密 ③疏 ④脱落

4.3 夭泽:①明润 ②一般 ③枯焦 ④染色

5. 目

5.1 目光:①正常 ②少神 ③呆滞 ④愁苦 ⑤游移 ⑥喜悦 (可多选)

5.2 目睛红丝:①无 ②有

5.3 目眦淡白:①无 ②有

5.4 目胞晦暗:①无 ②有

5.5 目胞浮肿:①无 ②有

5.6 其他:_____

6. 口唇

6.1 颜色:①白 ②红 ③棕 ④青 ⑤紫 ⑥黑 (可多选)

6.2 浓淡:①正常 ②浓 ③淡

6.3 夭泽:①一般 ②明润 ③干燥 ④晦暗

7. 舌诊

7.1 舌质

7.1.1 舌色:①白 ②红 ③绛 ④青 ⑤紫 (可多选)

7.1.2 舌色浓淡:①正常 ②浓 ③淡 ④晦暗

7.1.3 老嫩:①一般 ②老 ③嫩

7.1.4 胖瘦:①一般 ②胖 ③齿痕 ④瘦

7.1.5 瘀点、瘀斑:①无 ②有

7.1.6 点刺:①无 ②有

7.1.7 裂纹:①无 有(先天② 病理③)

7.1.8 其他:_____

7.2 舌苔

7.2.1 苔色:①白 ②黄 ③灰黑 (可多选)

7.2.2 老嫩:①一般 ②淡 ③深 ④老

7.2.3 厚薄:①一般 ②薄 ③厚

7.2.4 润燥:①润 燥(②少津 ③燥 ④糙) ⑤滑

7.2.5 腻:①无 ②腻 ③垢腻 ④粘腻

7.2.6 剥:①无 ②前剥 ③中剥 ④根剥 ⑤花剥 ⑥镜面

C. 闻诊

1. 声音高低:①正常 ②高 低(③纤细 ④微弱)

2. 气息

2.1 气短:①无 ②有

2.2 太息:①无 ②有

2.3 气促:①无 ②有

2.4 其他:①无 ②气粗 ③气喘 ④咳嗽(可多选)

3. 言语

3.1 主动性低:①无 ②语言减少、简短 ③声音低微、缓慢 ④问多答少,言谈中断 ⑤问而不答

3.2 思维阻滞:①无 ②注意力不能集中 ③因思考而停顿、不连贯 ④木僵

3.3 激越:①无 ②主动述说 ③涛涛不绝 ④冲动

D. 问诊

1. 精神症状

1.1 抑郁情绪

1.1.1 心情不佳(情绪低落,闷闷不乐):①无 ②间断 ③每日 ④整天

1.1.2 忧愁伤感(忧愁苦闷,悲伤啼哭):①无 ②间断 ③每日 ④整天

1.1.3 痛苦难熬(度日如年,悲痛欲绝):①无 ②间断 ③每日 ④整天

1.1.4 心烦意乱(心中烦躁,意欲发火):①无 ②间断 ③每日 ④整天

1.2 情绪不稳(情绪波动较大):①无 ②间断 ③每日

1.3 噩梦易惊(多噩梦及/或夜寐惊醒):①无 ②间断 ③每日 ④几乎整夜

1.4 梦多纷纭(梦境不断,但无噩梦):①无 ②间断 ③每日 ④几乎整夜

1.5 嗜睡:①无 ②间断 ③每日 ④整天欲睡

1.6 思维阻滞:①无 ②注意力不能集中 ③思维迟钝 ④头脑空洞无物

1.7 言行阻滞

1.7.1 语言:①正常 ②语言减少、简短 ③声音低微、缓慢 ④问多答少 ⑤问而不答

1.7.2 行为:①正常 ②行动缓慢 ③行为呆滞 ④不食不动

1.8 心神不定,烦躁易怒:①无 ②心烦不安 ③坐立不定 ④冲动发火

1.9 焦虑惊恐:①无 ②恐惧 ③整日提心吊胆 ④大难临头,身处险境

1.1 发作规律:①无早晚变化 ②晨重晚轻 ③晨安晚重

1.11 虚无幻境

1.11.1 人格解体(自我非真实感):①无 ②自我不真实 ③自我不存在

1.11.2 现实解体(环境非真实感):①无 ②环境改变 ③环境陌生 ④环境模糊,如临梦境

1.12 妄想幻觉

1.12.1 妄想:①无 ②被害妄想 ③关系妄想(无关的人或事与自己牵连) ④影响妄想(被控制影响) ⑤被洞悉 ⑥被播散 ⑦嫉妒妄想 ⑧其他

1.12.2 幻觉:①无 ②幻听 ③幻视 ④幻嗅 ⑤幻味 ⑥内脏幻觉 ⑦平衡幻觉

1.13 强迫症状

1.13.1 强迫思维 ①无 有(②问及才说 ③自发述说)

1.13.2 强迫行为 ①无 有(②问及才说 ③自发述说)

2. 全身症状

2.1 怯寒:①无 ②有时 ③每日

2.2 潮热:①无 ②有时 ③每日

2.3 手足心热:①无 ②有时 ③每日

2.4 汗 2.4.1 盗汗:①无 ②有时 ③每日

2.4.2 自汗:①无 ②有时 ③每日

2.4.3 局部出汗:①无 ②头 ③手足心 ④半身 ⑤其他

2.5 肢倦乏力:①无 ②有时 ③每日

2.5.1 肢倦乏力程度:①勉强胜任工作或家务 ②无力洗漱 ③坐卧不起

2.6 颈背疼痛:①无 有(②重痛 ③冷痛 ④酸痛 ⑤胀痛 ⑥刺痛 ⑦掣痛 ⑧隐痛)

2.7 肢体疼痛:①无 ②有(如有,请详细询问2.7.1—2.7.2项)

2.7.1 性质:①重痛　②冷痛　③酸痛　④胀痛　⑤刺痛　⑥掣痛　⑦隐痛

2.7.2 部位:①上肢　②下肢　③其他

2.8 肢体麻木:①无　有(②上肢　③下肢　④上肢和下肢)

2.9 肢体颤抖:①无　有(②上肢　③下肢　④上肢和下肢)

2.10 头痛:①无　②有(如有,请详细询问 2.10.1—2.10.4 项)

2.10.1 部位:①前额　②两侧　③巅顶　④后头　⑤其他　(可多选)

2.10.2 性质:①闷痛　②胀痛　③掣痛　④刺痛　⑤跳痛　⑥隐痛　⑦灼痛　(可多选)

2.10.3 发作频率:①有时　②每日

2.10.4 程度:①可忍受　②难忍或须服药

2.11 头晕:①无　②有时　③每日

2.11.1 程度:①微晕(活动略有影响)　②头晕(步履不稳,活动受限)　③头极晕(步履飘忽,欲倒)

2.12 健忘:①无　②记忆减退　③明显减退,造成工作、学习困难　④影响日常生活

2.13 目涩视糊:①无　②有

2.14 耳鸣:①无　②有时　③每日

2.15 耳聋:①无　②有时　③每日

2.16 面部烘热:①无　②有时　③每日

2.17 口干:①无　有(②多饮　③不多饮)

2.18 喜饮水类型:①无特殊　②热饮　③冷饮

2.19 口味:①淡　②苦　③酸　④甜　⑤黏　⑥涩

2.20 惊悸:①无　②有时　③每日

2.21 胸闷:①无　②有时　③每日

2.22 气喘:①无　②有时　③每日

2.23 胁肋疼痛:①无　②有(如有,请询问 2.23.1—2.23.2 项)

2.23.1 性质:①闷痛　②胀痛　③掣痛　④刺痛　⑤隐痛　(可多选)

2.23.2 频度:①无　②有时　③每日

2.24 女性乳房胀痛:①无　有(②有时　③每日)

2.24.1 乳房胀痛与月经关系:①无　有(②月经前　③月经期　④月经后)(可多选)

2.25 嗳气:①无　有(②有时　③每日)

2.25 嗳气与饮食关系:①无　有(②食前　③食后)

2.26 呃逆:①无　②偶见　③每日或难止

2.27 呕恶:①无　②有时　③每日

2.28 厌食:①无　有(②纳减　③纳少　④纳呆)

2.29 多食:①无　②有

2.30 腹痛腹胀:①无　②有(如有,详细询问 2.30.1—2.30.3 项)

2.30.1 性质:①闷痛　②胀痛　③掣痛　④刺痛　⑤灼痛　⑥隐痛

2.30.2 部位:①胃脘　②大腹　③少腹　④小腹　⑤其他_____

2.30.3 频度:①有时　②每日

2.31 腹泻:①无　有(②偏溏,每日1次　③每日两次大便　④每日大便三次以上)

2.32 便秘:①无　②两日一次大便　③三日以上一次大便或需用药

2.33 大便不调(时干时稀或先干后稀):①无　②有时　③每日

2.34 腰酸腰痛:①无　②有时　③每日

2.35 尿频尿急:①无　②有时　③每日　④时欲小便

2.36 尿少:①无　②有

2.37 男性功能

第十四章 中医药临床研究设计及其评价

2.37.1 阳痿：①无　②早泄　③阳痿（尚有性行为）　④无欲或性不能
2.37.2 遗精：①无　②有时　③每周约一次　④每周2次以上
2.37.3 滑精：①无　②有时　③每周约一次　④每周2次以上
2.38 女性性功能：①无　②减退明显　③无欲
2.39 性亢进：①无　②有
2.40 女性月经：①无(绝经)　②有(如有，询问2.40.1—2.40.5项)
2.40.1 血量：①正常　②少　③多
2.40.2 血块：①无　②有
2.40.3 颜色：①鲜红　②紫　③淡
2.40.4 周期：①固定　②提前　③推后　④闭经　⑤不定
2.40.5 痛经：①无　②有
2.41 女性带下
2.41.1 量：①正常　②多　③少
2.41.2 颜色：①白　②黄　③血色
2.41.3 异味：①无　②有
2.42 其他：

E. 脉诊
1. 脉位：①平　(②浮　③芤)(④沉　⑤伏)
2. 至数：脉搏_____次/分，[①平　②迟(③数　④疾)]
3. 脉长：①平　②长　③短
4. 脉力：①平　②实　虚(③虚　④弱　⑤微)
5. 脉宽：①平　②大　③细
6. 流利：①平　②滑　③涩
7. 紧张：①平　②弦　③紧　④濡
8. 均匀：①平　②结　③代　④促　⑤三五不调
9. 脉象：_____。

F. 四诊信息采集小结
1. 请简要写出该病的主症

2. 请简要写出该病的次症

G. 临床印象：证型_____

　　　　　　　　　　　　　调查者签名：_____　调查日期：200□年□□月□□日

（李国春）

第十五章 临床研究选题及设计

临床研究的目的在于探索人类疾病发生、发展和转归的规律,提高疾病诊断和防治水平,消除或减轻疾病对人体的危害,改善预后,提高人类的健康水平。临床研究是以正确而周密的研究设计为指导,采用合适的研究方法和实验手段,对临床医学中未知或未全知的事物和现象进行探索的一种认识和实践。由于危害人类健康的疾病复杂多样,造成的疾病负担各异,对疾病的病因和发病机制的认识程度的差异,以及诊断和防治措施的效果不一等均造成临床研究的复杂性。因此,如何选择与确立具有重要意义的课题进行研究,是具有挑战性的重大问题。同时,撰写周密的设计书,对保证临床研究的顺利实施亦具有重要意义。

第一节 概 述

一、临床研究的特点

临床医学的研究不同于基础医学实验研究,亦有别于预防医学的群体健康性研究,其特点主要表现为以下几个方面:

(一)研究对象以病人为主

临床研究的对象是病人或暴露于致病因素的人群。人是一个复杂的有机体,又是人类社会的成员,受社会心理因素影响极大,尤其是患了疾病的病人,经受着不同程度的痛苦,承受着肉体、精神和经济等方面的压力,因此,在临床研究中必须充分考虑病人的特殊性。必须是在为病人服务过程中进行,必须从病人的利益出发,不允许研究过程给病人带来危害,必须高度重视医德和伦理问题。所有的研究对象必须符合有关疾病的诊断标准,同时还要制定合适的纳入与排除标准,以使被研究对象在某些因素上均衡可比。

(二)临床研究干预措施要安全有效

任何投入临床应用的治疗和诊断措施,一定要有临床试验前的科学依据,证明对病人具有安全性和对疾病的诊治具有有效性,方可进行立题研究。例如,新药的临床治疗试验,一定要有如药物化学成分、药效学依据、病理学和毒理学、药物代谢动力学等可靠的基础医学实验研究证据,证明安全有效,且要符合相关法律法规方可立题进行正式的临床试验。

即使这样,在 I 期临床试验中,也只能选择少量的健康志愿者,按正规的剂量与疗程用药,并在严密监护的医疗条件下观察药物代谢动力学指标及药物的毒副效应,在论证了药物的安全性后,才可开展进一步的临床试验研究。另外,在评价新的试验措施或药物的疗效时,需要设立对照组,而对照组施予的干预措施也必须要保证病人的安全性(这一点有时会被忽视)。如在使用安慰剂作对照药时,必须考虑安慰剂对临床病人治疗可能产生延误所带来的不良后果。

（三）依从性

依从性是患者对规定执行的医疗或科研的试验措施所接受和执行的客观行为及其程度。在实际工作中,要求全部患者达到完全依从是很难做到的。对于前瞻性的研究课题,最终总结分析的病例数不应少于进入试验时总病例数的80%,最好达到90%以上。脱失率超过20%,就会对研究质量产生影响,严重时甚至会失去研究的意义。对于能坚持完成试验的研究对象,还要保证尽可能完全遵守试验要求的各项措施。要提高依从性,在保证对病人诊断正确的前提下,首先是用于医学干预的措施或药物要有科学依据,在这样的基础上鼓励病人依从才有价值;其次在方案实施前仔细考虑可能影响依从性的因素,以便采取有效的控制措施。

（四）医学伦理

按照世界医学协会关于人体临床试验的赫尔辛基宣言要求,凡是以人体为研究对象的临床研究,所使用的试验药品或措施,都必须具有充分的科学依据,要安全、有效,保证无损于病人的利益。对于接受试验的受试者,要明确地解释接受治疗或试验措施的目的、意义、可能发生的副作用。按照国际惯例和我国新药临床试验管理规范(good clinical practice, GCP)的规定,对受试者的保护是多方位的,其中伦理委员会(Ethic Committee)和知情同意书(informed consent form, ICF)是保障受试者权益的主要措施。

1. 伦理委员会　为确保受试者的权益,中国GCP规定,参加临床试验的医疗机构应成立伦理委员会。其组成应有从事非医药相关专业的工作者、法律专家及其他单位人员,委员会至少有5人组成,并有不同性别委员。伦理委员会的组成和工作应相对独立,不受任何参与试验者的影响。试验方案须经伦理委员会审议同意,并签署批准意见后方能实施。试验进行期间,试验方案的修改需经伦理委员会批准后方可执行,试验期间发生任何严重不良事件均应向伦理委员会报告。

2. 知情同意书　研究者必须向受试者说明有关临床试验的详细情况,包括受试者参加试验应是自愿的,在任何阶段有权随时退出试验而不受到歧视和报复,个人资料受到保密,受试者预期可能的受益和可能发生的风险和不便,可能被分配到试验的不同组别,受试者可随时了解其有关的信息资料,如果发生与试验相关的损害时,受试者可获得治疗和适当的保险赔偿。最后,受试者或其法定代理人在知情同意书上签字并注明日期,研究者或其代表也需在知情同意书上签字并注明日期,在取得受试者的知情同意书后才可以进行临床试验。

二、临床研究课题的类别

临床研究的目的是防病、治病及保障人群健康,因此科研选题要以此为依据。国家或地区的卫生、科技主管部门,针对有关疾病对国家或地区和人群健康造成的疾病负担情况,在广泛征求医务人员和研究人员建议的基础上,组织有关专家讨论,并根据国家卫生工作的方针政策,选择重要的有关疾病立项研究,制定详细的研究课题招标指南,面向全国招标。主要的临床研究课题的类别如下:

（一）纵向课题

1. 国家级课题　由国家有关部门从国家层面上所提出的研究计划或基金项目,涉及对国家重大疾病的防治范畴。研究者按照国家的招标立题的项目要求,有针对性的提出研

究课题的申请书,经专家评审通过,并经报政府主管部门批准后正式立项进行研究。按照项目来源主要包括以下几种类型:

(1) 国家科技部项目:由科技部统一部署,按照《国家中长期科学和技术发展规划和纲要(2006—2020年)》的要求,每年由科技部牵头立项的项目类型主要有:

国家攻关项目:医学领域的项目由卫生部组织论证、评审、管理和验收。一般5年制定一次规划。这些规划是以我国经济发展和社会发展的需要为目标,依靠国内一流专家反复研讨确定的。围绕解决危害人们健康的重大疾病防治问题,解决提高人民健康素质,优生优育问题。具有明确的研究目标和应用目标,面向全国公开招标,是跨单位跨地区的联合课题,资助强度大。

高新技术发展规划(863计划)以及"攀登"计划:致力于解决事关国家长远发展和国家安全的战略性、前沿性和前瞻性高技术问题,发展具有自主知识产权的高技术,统筹高技术的集成和应用,引领未来新兴产业发展。如"十五"期间研究的主要内容是:配合功能基因组的研究,发展高通量的蛋白质表达、纯化和高级结构解析技术,开展结构基因组学的研究等。

重大基础研究项目(973计划):973计划是以国家重大需求为导向,对我国未来发展和科学技术进步具有战略性、前瞻性、全局性和带动性的基础研究发展计划,主要支持面向国家重大战略需求的基础研究领域和重大科学研究计划。项目研究周期一般为5年。强调国家需求与重大科学问题的结合,项目采取"指南引导,定向申报"的方式组织。如2010年973计划立项课题有重大疾病致病机理及相关药物研究、重大疾病防治新方法研究等。

此外,还有一些重大专项课题得以优先启动实施,如"艾滋病和病毒性肝炎等重大传染病防治"科技重大专项等。

(2) 国家自然科学基金项目:主要资助基础研究和应用基础研究。全国各部门、各地区、各单位的科技工作者均可按规定申请,强调支持中央所属研究机构和重点高等院校。2009年,中央批准国家自然科学基金委员会内设机构中增设医学科学部,这将为优化资助结构、提升我国医学自主创新能力、推进医学科研资源优化配置、繁荣医学基础研究发挥重要的促进作用。项目类型主要包括面上项目、重点项目、重大项目、重大研究计划项目、国家杰出青年科学基金、青年科学基金项目、地区科学基金项目等。具有高级专业职称的科研人员可以自由申请面上项目;45岁以下具有高级专业技术职务(职称)或者具有博士学位科研人员可申请杰出青年科学基金;男35岁以下或女40岁以下具有高级专业技术职务(职称)或者具有博士学位,或者有2名与其研究领域相同、具有高级专业技术职务(职称)的科学技术人员推荐可申请青年科学基金项目。

2. 部省级课题 凡未能纳入国家级课题,而确需进行研究以提高疾病防治水平,改善人群健康的研究项目,特别是涉及有关地区性需要的重大研究项目,国家卫生部以及省级卫生、科技主管部门,也分别制定课题招标指南,指导研究人员按要求提出科研课题的申请,其评审与批准程序与国家级课题相同。部省级重点支持的范围主要是对防病治病具有实效的应用性研究课题。

3. 局市级课题 与部省级课题类似,卫生局及市级科技主管部门亦会拨出专款用于资助所属范围内的科研人员从事课题研究。

(二) 横向课题

指与国内外其他研究机构或企业合作研究的课题。

1. 国际合作课题　近年来,我国的国际性学术合作研究有了很大进展,有许多健康问题与国际医学界世界卫生组织(WHO)或国际组织进行合作研究,如艾滋病、心血管病、肿瘤、新发传染病(SARS、禽流感、甲型 H1N1 流感)及疫苗的效果评价等。

2. 国内横向合作课题　一些大型的科研项目往往需要多家研究机构进行合作研究才能顺利完成,如多中心临床试验就是由多家医疗机构合作进行研究,再把研究结果汇总得出结论。此外,新药的临床试验或新仪器的临床试用常常是由企业与医疗机构合作完成。

(三)自选课题

临床医学工作者根据自己在实际工作中遇到的问题,或工作单位和科室所面临的临床实际问题,为提高疾病诊治水平等各方面的需要,按照选题立题的原则和方法,自拟的研究课题。这类课题面广量大,实用性强,一般都可获得单位在人力、物力和时间上的支持。部分研究者也可通过其他途径自筹资金开展研究工作。一旦获得成功,这些课题一般都可较快的应用于临床实践,故具有短平快的特点。另外,这些课题中也有相当一部分可为日后成功申报各级纵向课题提供必要的研究基础和预试验结果。

第二节　临床研究选题的原则

一、重要性与意义

临床研究课题的重要性主要体现在所研究疾病产生疾病负担的大小,通常选择高发病率、高致残率、潜在减寿年数(PYLL)或伤残调整寿命年(DALY)损失大的、造成疾病负担重的疾病作为重点课题进行研究。

随着社会的进步和医学的发展,疾病谱、病原生物体及其疾病负担在不断地发生变化,而且人们的认识总是落后于不断变化的客观现实,即要求不断的研究和探索,因而研究重点的选择也必然会相应的变动。例如,我国在建国初期,鼠疫、霍乱和天花等急性、烈性传染病负担十分严重,从而成为当时的防治研究重点。但是当这些疾病被控制或消灭后,就不再是当前的防治研究重点。而随着社会经济的发展,人民生活水平提高,生活节奏加快,生态环境恶化,使得心脑血管疾病、肿瘤和代谢病等非传染性疾病成为当前主要的健康问题。因此,2010 年国家自然科学基金医学类重点项目包含高血压及其重要并发症研究,炎症与肿瘤发生,非编码 RNA 与肿瘤发生、发展及转归,能量代谢调节与肥胖发生研究等,体现出目前影响我国居民健康的主要疾病谱。另外一些常见传染病(如乙型肝炎、肺结核和艾滋病等)和新发传染病(如 SARS 和 H1N1 甲型流感)等对人群健康构成了严重威胁,一直以来仍然是科研选题和立项的重要方面。

此外,由于我国幅员辽阔,人口众多,各地区的自然、社会和经济环境都有着显著差异,疾病谱及疾病负担也存在地区性差异。因此,防病治病的选题与立题方面也就存在地方特点,各地区都应有相应的研究重点。例如,长江中下游地区的血吸虫病、广东地区的鼻咽癌、河南林县及四川盐亭地区的食管癌等均为其地区性的研究重点。目前由于地区经济发展的不平衡,导致一些地区环境恶化和水资源的污染,如淮河流域污染带来沿岸居民健康状况日益下降,如癌症村、群体不明原因性疾病等,造成居民恐慌,这些都已经是国家重点研究的对象。

临床研究选题亦应突出其临床意义,即可以提高诊断水平和治疗效果、改善预后及通过疾病病因学研究提出疾病预防措施和新的治疗方案。事实上,临床实践是临床研究选题的丰富源泉,在日常临床实践中,无时无刻不面临着许多诊断、治疗、病因和预后等问题。这些问题中有不少是具有研究价值的课题。随着循证医学在临床中的普及,不少诊断方法和治疗措施有待于科学的评价。随着医学模式的转变,临床医学成为一门综合性的学科,不仅涉及生物医学,而且涉及临床经济学、药物经济学和医学社会学等,这其中有许多值得研究的临床问题。一味追求"高、精、尖"的课题是目前临床研究选题中的一个误区,应注意避免。

二、创新性

科研选题的创新性是指前人或其他人没有研究过,在前人或其他人工作基础上的进一步发展、补充或修正,在研究手段和深度上有所突破和提高,这是评价一项科研课题及成果的关键指标。没有探索性、缺乏创新性,只是重复前人做过的工作,不能算作真正的科研。科研工作的特点就是创新,因此,选题和立题是一项非常复杂的工作,决不是随便想个课题做做就可以把临床科研做好。没有扎实地掌握该领域的基础理论和深入的信息资料,是不可能有好的科研假设的。在当前信息时代,只有利用各种信息工具,如检索工具、光盘、网络等,充分掌握该领域国内外的信息和动态,然后经过充分的思索,才能有好的选题和立题。大量重复外国人做的工作,即使在国内算是领先或先进,也不是真正意义上的创新,只能说是与国际接轨;将国外已经应用而国内尚未开展的新的实验方法,在国内建立起来,然后挑选病人进行测定或评价,只能算是技术引进与应用。

三、科学性

选题要有创新性和先进性,但还必须要与科学性相结合,即所提出的新问题、新假设、新思路必须符合客观规律,而不是异想天开。因为临床科研的研究对象是病人,所以任何新的药物或新的诊断措施,在进行临床试验前必须要有足够的科学依据。例如,新药的临床研究在临床试验前,必须要具备详细的药理和毒理资料,有可靠的基础医学实验研究的结论,方能考虑立题开展临床试验。研究设计和实施过程也要充分体现出科学性,以便获得真实可信的研究结果。

四、可行性

选题和立题时还必须充分考虑到可行性。首先,选题和立题要符合医学伦理学要求。自1970年起,一些发达国家如美国、澳大利亚、加拿大、欧盟、日本、北欧等国家先后制定了临床试验管理规范(GCP)。"规范"要求:临床试验必须符合赫尔辛基宣言和国际医学科学组织委员会关于人体生物医学研究的国际道德指南中的原则。其次,选题和立题时必须考虑到完成课题所需的必要条件,包括课题必需的仪器设备及实验条件、必要的人员配备、足够的经费资助和合理的时间周期等。如果这些条件不能满足或根本没有条件,即使所选的课题有创新性、先进性和科学性,也无望成功。此外,还应注意社会、文化和宗教等的接受可行性,选择足够的研究对象,并保证研究对象有较好的依从性。

在实际的项目选题中要增加立项的把握,需重点关注以下几个方面:一是新出现的研究内容与热点内容;二是国家重点支持的方向;三是国家鼓励的项目。例如2011年,国家自然科学基金面上项目,医学科学部遵循科学研究自由探索和国家需求导向的"双力驱动"

规律，重点支持以防病、控病和治病中的基础科学问题为目标开展的创新性研究，藉以提高我国医学科学研究水平。主要资助针对机体的结构、功能、发育、遗传和免疫异常以及疾病发生、发展、转归、诊断、治疗和预防等开展的基础研究。鼓励从医学实践中凝练和发掘科学问题，开展学术思想和研究方法的创新研究；鼓励科学家长期、深入地对自身专业领域的关键问题进行系统性、原创性研究；鼓励基础医学和临床医学相结合的转化医学研究；鼓励利用多学科、多层面的新技术、新方法，从分子、细胞、组织、整体等不同层次，针对疾病的发生、发展机制开展深入系统的整合医学研究；鼓励在已有工作基础上提出创新性思想而开展的深入研究；鼓励与其他领域融合的学科交叉研究；鼓励开展新的疾病动物模型的创建；鼓励开展医学基础研究数据积累和医学标本的收集并在已有数据和标本基础上开展深入系统的研究；鼓励开展流行病学的队列研究；鼓励开展实质性的国际交流与合作研究，关系国计民生的重大疾病、突发公共卫生事件、危害人民群众健康的常见病、多发病的基础研究仍将是资助的重点，同时注意扶持相对薄弱的研究领域，保障各研究领域均衡协调发展。

第三节　临床研究设计的主要方法

本书所阐述的临床研究是以人/人群为研究对象的研究，由于病人的生理特点、文化水平、经济地位、民族及宗教信仰各不相同，患病以后的病情、病程变化受社会-心理-生理综合因素的影响，即使患同一种疾病，病理损害相似，临床表现却明显差异。同时，由于病人对临床研究的依从性不同，以及许多不可控制因素的影响，使临床研究比基础研究更容易出现系统误差（偏倚）和随机误差（机遇），影响临床研究的真实性和可靠性。因此，如何选择与研究课题相应的论证强度高、可行性好的设计方案，是保证临床研究质量的关键。临床研究设计的主要方法的选择主要依据研究目的、研究条件（软件和硬件）、经费和时间等因素。常用的临床研究设计主要方法如下：

一、叙述性研究

叙述性研究（narrative study）是临床医生熟悉和广泛应用的一种研究方法，主要包括病例报告、经验总结等。它主要是对临床现有资料进行归纳、分析并得出结论，或对某些临床罕见病例、病例特征和临床经验等方面进行客观描述和分析，从中总结出一些规律性的东西，从而提出新见解、新观点。叙述性研究可用于疾病病因的初步探讨、分析疾病诊断的手段、初步评价疾病防治措施效果、判断疾病预后影响因素等，它往往是分析性流行病学和实验流行病学的前奏，如在新发传染病 SARS、禽流感、甲型 H1N1 流感的发现和研究过程中，就是先从个案报道、病例分析入手，进一步通过病原学研究发现并确定致病微生物的。

与其他研究设计类型相比，叙述性研究有更多的主观性，但往往反映出研究者临床经验的积累水平，以及对临床学科发展的关注。由于缺乏严格的设计，又多为回顾性的，无严格的对照组，在结果的测量和评价中都难以避免各种偏倚，往往会影响结果的真实性和重复性。

1. 病例报告　病例报告是通过对一两个生动的病例进行记录和描述，试图在疾病的表现、机理以及诊断治疗等方面提供第一手感性资料。过去，病例报告多是报告一些首次发现的新病例，如艾滋病、军团病都是通过病例报告被人发现的。但随着时间的推移，病例报告目前已主要集中在已知疾病的特殊临床表现、影像学及检验学等诊断手段的新发现、疾病的特殊临床转归、临床诊断治疗过程中的特殊的经验和教训等。病例报告分析时要注意全面、实事求是。往往有一些资料残缺不全，组间对照可比性差，检查项目不完备，没按统一的诊断及疗效判定标准，治疗缺乏完整的随诊结果，这都影响结论的可信度。如有报道施行腹腔镜 10 000 余例，但不提并发症、失败的病例，结果不可信。

2. 经验总结　对积累的工作经验进行总结，总结出的经验要有新意、新见解，可以是对疾病诊断、治疗方面的一点改进，疗效有所提高，或对疾病的认识上有所深化，予以肯定或否定。写好经验总结的前提必须是作者本身对这方面有着丰富的实践经验，并且能够很好地归纳、分析。如"胃癌的广泛性淋巴结清除术的 10 年经验总结"、"取耵聍经验总结"。

二、流行病学研究

传统的流行病学将研究设计类型分为三大类：观察性研究（包括描述性研究和分析性研究）、实验性研究和理论流行病学研究。其主要内容已在前面各章节所述，现将这些流行病学研究主要方法归纳总结如下：

1. 横断面研究　属于描述性研究，是在一个特定的时间内，即在某一时点或短时间内，通过普查或抽样调查的方法，对某一人群疾病（或事件）的患病（或发生）状况及其影响（暴露）因素进行调查分析。由于在较短事件内，且调查的是患病现状，又称为现况研究，或患病率研究。

横断面研究是分析性研究的基础，临床应用较为广泛，主要可以用来描述群体中疾病的患病率与感染率、事件发生率；初步了解与疾病或事件发生的有关因素；初步评价筛检与诊断试验、治疗措施的效果和疾病预后的影响因素；进行医疗卫生需求及其质量的评价。

2. 病例对照研究　选择所研究疾病或事件的病人为病例组，无此病或事件的个体作为对照组，回顾调查两组对象对某个或某些因素或防治措施的暴露情况，比较两组间的暴露率或暴露水平的差异，以确定这些因素或防治措施与该疾病或事件有无关联，是临床回顾性研究最有实用价值的研究设计方法，它具有严格设计的对照组，可以在一定程度上防止混杂因素的干扰，对假设的病因及危险因素的因果关系以及治疗和预后等方面的研究均有重要意义。病例对照研究主要用于发病危险因素的研究，亦可以用于临床回顾性治疗与探索预后因素的研究，尤其适用于罕见病及药物毒副作用的研究。

3. 队列研究　又称前瞻性研究，与病例对照研究同为流行病学分析性研究中的重要方法。在病因/危险因素、疾病预后等研究中论证强度高，所获得的结果可靠性较强，在临床流行病学的研究中应用广泛。队列研究是将一群研究对象（队列）按照是否暴露于某因素分为暴露组和非暴露组（对照组），随访一定时间后，比较两组之间所研究疾病（或事件）的发病率（或发生率）、治愈率或死亡率差异，以研究这种（些）疾病（或事件）与暴露因素之间的关系。按照研究对象进入队列时间及终止观察的时间不同可分为前瞻性队列研究、历史性队列研究和双向性队列研究。队列研究在病因与疾病预后研究中有很重要的应用价值，此外亦可应用于疾病治疗性研究。如"子痫前期与新生儿死亡相互关系的回顾性队列研究"、"幽门螺杆菌与胃癌发生进程的 10 年队列研究"。

4. 临床试验　临床试验是流行病学实验研究的一种，是以临床患者为研究对象，运用随机化原则将其分为试验组与对照组，前者给予一定特定的措施（如某种新药或新疗法），后者不给予该措施或仅给予安慰剂，随访观察一定时间后，评价特定措施的效果。

临床试验设计类型主要包括随机对照试验（RCT）、历史性对照研究、非随机同期对照研究、交叉试验、序贯试验等。其中随机对照试验被公认为"最佳的治疗性研究设计方案",最常用于治疗性或预防性研究,借以探讨某一干预措施(药物、治疗方案、筛查方法等)的确切效果,为正确的医疗决策提供依据,如"龟羚帕安胶囊治疗帕金森病多中心、随机、双盲、对照临床研究"。在临床实践中,一些临床试验设计没有对照或设立对照但非随机分组,这种试验称为类试验,如历史性对照研究、非随机同期对照研究,这种试验设计在得出因果结论时应特别慎重,最好能尽量设法收集资料,以排除非研究因素的干扰。临床试验在实施时应以随机化、盲法、设立对照组和重复性为原则。同时应与前瞻性的队列研究设计有所区别。

5. 现场试验 现场试验是以健康人群作为研究对象,进行的预防性干预措施的效果评价,根据其试验对象的不同又分为个体试验和社区试验。前者是以尚未患病的个体为干预和观察对象,特别是高危人群,如对有糖尿病家族史的人群进行糖尿病预防措施的效果评价,在某传染病高发人群中进行疫苗接种的效果评价,研究效率比较高。社区试验是以人群为单位进行试验观察,如在食盐中加碘预防地方性甲状腺肿,往往是以整个研究地区的人群为研究对象。

三、基础研究

临床医学基础研究旨在探索疾病发生、发展、转归及诊断、治疗学机理,以期不断深化对疾病的认识、提高诊治水平,为临床实践服务。比如,诊断与治疗学基础研究主要涉及检验医学、物理诊断和物理治疗学的基础研究;外科学及其分支学科涉及麻醉与复苏、烧伤、创伤与修复、肿瘤、畸形及全身脏器外科疾病的病因、诊断、防治;老年医学主要涉及老年相关性疾病的病因、诊断和防治,以及衰老的机制研究;康复医学主要研究康复治疗方法的机制,以及细胞生物学、生物医学工程等新技术在机体康复中的运用等。

此外,临床基础研究还包括对仪器或实验(检验)方法的革新、发明、专利等。

四、疾病(环境因素)监测

长期、连续、系统地收集疾病及其影响因素的资料,经过分析将信息及时反馈,以便采取干预措施并评价其效果。如"临床分离革兰阴性杆菌耐药性监测","脊灰疫苗效果及儿童免疫成功率监测"。

考虑到临床研究的特点、实用价值以及各类设计方案获得研究结果和结论的论证强度,按照不同研究的目的,将常用于疾病病因、诊断、疗效、预后等方面的设计方案归纳为表15-1。

表15-1 临床研究方案的选择

研究目的	设计方案
病因研究	队列研究、病例对照研究、实验研究、横断面研究
临床疗效研究	实验研究
诊断试验评价	实验研究
预后研究	队列研究
疾病在人群中的分布	横断面研究
特殊病例描述和介绍	病例报告、病例分析

第四节 临床研究设计步骤及设计书的撰写

撰写临床医学科研设计书,是临床医师和研究人员的一项基本功,也是工作总结和交流的工具。临床研究是以课题的形式具体展开的,课题是为解决学科专业问题,形成具有具体目标、具体设计和实施方案的科学研究的最基本单元。

一、临床研究设计的主要步骤

(一)提出假设

1. 选题　爱因斯坦说过:提出一个问题往往比解决一个问题更重要,因为解决一个问题也许仅仅是数学上或实验上的技能而已。而提出新的问题、新的可能性,从新的角度去看旧的问题,却需要创造性的想象,而且标志着科学的真正进步(《物理学的进化》,1938年)。选题就是需要研究或准备解决的问题,如某一疾病尚未解决的病因、发病机制、诊断、治疗和预防等各个方面的问题。新问题的出现,成为人们去研究和解决的动机。从多种认识中去比较分析,去粗存精,弃伪存真,以选择出最重要、最能影响全局的问题,这就是从提出的问题中进行选题研究的主要过程。

选定要研究的问题后,才能确立研究的题目,进行设计,制定计划。项目的论证开始于题目。题目不是简单地给项目取个好听或者好看的名字,而是能透过现象看本质,通过凝炼而抽象出一个到位的科学问题,使同行能够确切体会到申请项目要解决的问题。立题要有明确的目的性,临床医学研究的目的就是要针对疾病,特别是危害人类最多见,造成后果最严重的疾病,如心脑血管病、恶性肿瘤等,也可研究国内外新出现的疾病。研究内容包括探索疾病的病因,或危险因素,阐明疾病发生发展的过程及其机理,解释某些临床现象以及在诊断和判断预后上的意义,探索或评价新的诊断方法、技术,观察新的治疗措施的效果、毒副作用或探讨影响疾病的预后或病死率的因素等,其目的是为了提高对疾病发生发展规律的认识,改进诊断、治疗和预防的方法,以提高医疗质量和防治水平。总之,研究的题目在一定程度上反映科研工作的水平,课题要有创新性、科学性和实用性,要有保证完成的手段。用最简洁明确的文字写成题目,立出的题目基本上就是后来研究论文或成果的题目。

2. 题目来源　供研究的题目很多,从疾病的发生到防治有许多环节,各环节中都有这样或那样的问题值得研究探索。在过去,这些题目可以由研究者结合自己的专业、兴趣、条件来选题、立题上报、申请资助,也有很多是上级下达任务给以条件、单位或协作进行,随着经济体制改革引入竞争机制,开展了科研招标,招标的题目也就是疾病防治中的各方面问题,以人群中常见病、多发病为主,国家、卫生部、各省每年都有各自的招标项目。

如国家自然科学基金委生命科学部"十一五"发展规划中强调,要以"我国重要传染病病原体及其与发病、流行、宿主免疫学应答间关系的基础研究"为命题,包含了一系列需要研究阐明的科学问题。一方面需要进行大规模分子流行病学调查,研究我国重要传染病病原体基因(基因型)及重组体的分布特点;特定基因(基因型)与临床病谱的关系、与抗病原治疗的关系;不同基因(基因型)对病原体复制和抗原表达的影响;建立中国不同病原体的基因分型体系。另一方面,在此基础上研究我国重要传染病病原体基因(基因型）与宿主免疫、遗传学特征之间的内在联系，如传染病病原体人类白细胞抗原（HLA）限制性的免疫活性细胞表位的系统分析，为具有最广泛人群覆盖面的治疗性疫苗等的研制奠定新的理论和实验基础；宿主 HLA 基因型及由此决定的免疫应答强弱与不同临床转归间的关系，机体抗感染的免疫应答机制等。上述的规划为医务工作者的科研选题指明了方向。

（二）查阅文献

通过全面认真查阅相关医学研究文献，一是可以帮助临床医生学习和借鉴前人及当代专家学者的经验教训，更好地认识和处理疾病；二是在进行某一临床课题研究立题前，使临床研究人员了解国内外对该题目已做过的研究成就，现状、动态及其方法学，进行比较选择和借鉴，避免重复他人的研究，有助于创新；三是在研究过程、资料总结和撰写论文时，对照他人的研究，有利于自己研究工作的提高。查找医学文献是研究者应熟练掌握的经常性工作，如何能花较少时间，较快的找出所需要的文献也是研究人员应具有的基本功。

在查阅文献的时候，一定要采用临床流行病学/循证医学的原则和方法，进行严格的科学分析和评价，吸收有充分科学依据、有真实性、有水平的文献精华，抛弃受偏倚因素影响较大的、缺乏科学依据的文献。这样对于研究课题才不致发生误导。需要注意的是好的文献并不一定都是阳性结果，反之阴性研究结果并不意味着质量不好，文献的优劣标准取决于研究的真实性。

传统的医学文献是以文字形式记录的医学资料，仍以印刷出版物为主。随着科学技术的发展，有计算机储存阅读形式，以及缩微胶片、幻灯片、投影胶片、录音带、录像带、电影等声相资料。

医学文献中临床研究分为两类：①原始研究证据，即原始论著，分为实验性研究和观察性研究；②二次研究证据，即根据原始论著进行综合分析、加工提炼而成，包括 Meta 分析、系统评价、综述、评述、述评、实践指南、决策分析和经济学分析等。

若按医学文献的种类分为教科书、参考书、专著、杂志、学报、文摘、综述、学术会议论文汇编等。

查找医学文献的方法：可以用手工检索，条件许可亦可用计算机进行检索。

1. 查找引用原文的出处　从论文、专著、综述教科书等参考文献中追朔，查找引用原文出处，可先国内后国外，由近及远，查有权威性，有代表性刊物。

2. 查阅期刊索引　大多数期刊为每年一卷，全年原始文献一查即得。

3. 查文摘　有分类，查阅较方便，查到线索后再选所需要的进一步查原文，如《中国医学文摘》现有 15 个分册，它们是中医学、内、外、儿、计划生育妇产、耳鼻咽喉、眼、皮肤、口腔等学科及卫生学、肿瘤等，基础医学、放射诊断学、护理学和检验与临床等分册。《国外医学》现有 46 个分册，该刊采用综述、译文、文摘三种形式，全面介绍国外医学各领域中新成就、新技术、新进展，是学习国外医学经验重要情报刊物体系。

4. 利用检索工具　如《中文科技资料目录（医学）》《国外科技资料目录（医学）》，用手工检索亦可用计算机检索。计算机检索服务，凡是计算机普及程度较高的科研机构、医学院校、医学中心、大中型医院的图书馆大都已经建立这种服务项目，由于计算机对文献储存数量大，使用代号检索甚快，目前都由专业人员操作联机检索系统，不需用户自己去操作按键。交一定费用，即可获得所需文献资料。

5. 查阅个人累积卡片　临床医学研究人员在日常工作中,常常要查阅有关刊物,了解新进展,并养成制作卡片的习惯,将对自己有用的内容作简短摘要,分类放置,在需用时可以查找。

6. 向专家请教　向有经验的医学专家、教授咨询本专业的学术动态,并根据指点查阅文献,减少不必要的弯路。

（三）研究假设的建立

假说是在对查找到的大量科学文献进行评述的基础上,总结和借鉴他人研究工作经验,并结合自己研究工作实践,发现问题,并提出拟解决问题的过程。因此,假说的建立绝不是凭空臆造的,而是建立在充分的科学依据基础上。

例如,"饮水中钙含量与地方性甲状腺肿关系"研究的假说形成过程是:一位临床医生在门诊中发现当地居民的甲状腺肿患病率很高,而当地食物主要来自外地,因此,碘的来源不应缺乏。据此推测,食物中不缺碘可能也会发生甲状腺肿,这种推测与前人的研究结果及当时已普遍形成的观点明显不同。

1. 根据上述现象提出疑问　如果人体内不缺碘,一般不会发生甲状腺肿。在食物来源不缺碘的情况下,在人群中发生了甲状腺肿,是否由于摄入的碘未能得到充分利用,或被损失掉了?

2. 通过查阅文献初步认识了以下问题

(1) 钙和碘结合有可能会在小肠中形成沉淀物,从而影响碘的吸收。

(2) 摄入钙的增加可能造成氯的再吸收增加,从而造成碘的排出增加。

(3) 动物长期食用高钙食物,可造成甲状腺分泌大量降钙素,并出现甲状腺滤泡增大的形态学改变。

3. 形成初步假说　水中含钙增高,使得碘在肠管中沉淀,减少其吸收;而钙的大量吸收又会导致碘的严重损失。少入多出,体内碘必然缺乏,造成继发性缺碘,形成地方性甲状腺肿。

4. 验证假说　检验当地居民水中钙的含量。经过调查研究,最终证实了饮水中含钙量非常高。通过动物实验研究表明,饮用了高钙水的动物也出现了甲状腺肿大。采用改水措施后,地方性甲状腺肿的发病率便下降了。这一研究结果进一步证实了只有体内缺碘,才能引起地方性甲状腺肿。

（四）假说的形成过程和特点

假说常常是在一次又一次的实验和观察基础上逐步形成的,在此期间可能要排除错误的或无效的假说,接受有效的合理的假说。随着人们认识的深入,形成的假说可以被推翻或修改,而被拒绝过的假说又可被接受。研究者正是根据其假说确定的研究方向,进行主动地、有计划地观察和实验,从而避免了研究的盲目性和被动性。

任何假说都有两个显著特点:①假说是根据已知的科学事实推测出来的,所以它具有假定性;②假说是以一定的科学实验为基础,以一定的事实作依据,所以它具有科学性。如上述"高钙造成继发性缺碘从而有可能形成地方性甲状腺肿"的假说就具有这两个特点。

最后,将临床科研的选题和立题的主要步骤归纳总结见图15-1。

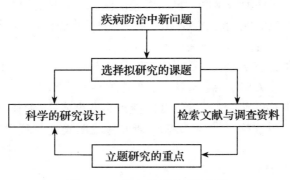

图 15-1 临床科研选题的步骤

二、设计书的撰写要求

撰写科研设计书是开展临床科学研究的重要环节,是获取科研经费、实现研究目的、顺利开展科研工作的必要条件。特别是在当前我国科研拨款和课题申报制度有了重大变化,绝大部分课题都引入了竞争机制,实行了课题招标制和基金合同制的新形势下,撰写符合要求的科研设计书就显得更为重要。目前在我国,申请任何一项科研基金,都要求提交完整、合格的科研设计书。科研设计书又称为课题申请书或课题标书。

科研设计书通常具有下列要求:①研究课题具有重要科学价值或效益;②学术思想新颖,立题依据充足,研究方法和技术路线先进、科学、可行;③有良好的专业科研工作基础,并具有深入开展研究工作的基本条件;④研究内容先进,目标明确,可望在近期取得预期结果;⑤经费预算适当。

科研设计书的撰写应符合课题申请和项目招标的要求。虽然不同部门、单位的标书或申请书的内容不完全相同,但一份完整的科研设计书应包括以下内容:①立题依据,②研究方案,③研究基础,④经费预算。

三、设计书的撰写内容

(一)立题依据

立题依据应提供课题的背景资料,这是临床科研设计书最重要的部分,是它的灵魂,占据篇幅最大。立题依据包括三个主要组成部分:①研究意义;②国内外研究现状;③研究目标。必要时,应列出相关的参考文献。在写这部分内容时,必须事先充分查阅文献资料,熟悉本领域的国内外最新进展,并能结合自身特点,提出研究目标;必须充分重视所提出问题的创新性,以及它在医疗实际工作中的潜在应用前景。只有这样才能写好立题依据。

1. 研究意义和国内外研究现状 首先,必须阐明所研究的疾病是否为常见病、多发病和危害人民健康较大的疾病,这是选题的原则之一,因此需要将所研究疾病的负担阐述清楚。其次,要阐明该病目前研究现状,国内外研究动向,尚存在什么问题,从而可以了解你所研究的课题是处于国际、国内领先水平还是先进水平。再者,需要讲清楚你所研究的临床问题是什么?是有关诊断方法、治疗方法、病因研究或预后研究?文献上对该问题的论述如何?也就是说研究该问题的理论意义和实践意义是什么?若研究的是目前国内外的热点问题,那么国内外对该问题研究的深度和广度怎样?哪些方面已获得结论,哪些方面尚有争议,有待于进一步研究。本课题试图解决的问题在临床上有何理论和/或实践意义和价值?有何经济效益和社会效益?如果已有一定的科研假设,应当详细描写假设的科学依据等等,从而说明该研究课题的研究价值。

总之,这部分必须将该课题研究的意义(理论意义和实践意义)、重要性以及处于国际和国内的水平讲清楚,使人们了解研究该课题的必要性和重要性。

2. 科研假设　科研设计书中科研假设的撰写非常重要,因为整个科研的过程就是对科研假设的论证,应该用准确、简单的文字将研究假设明确地呈现出来,使评阅专家一目了然。

3. 撰写立题依据时的注意事项

(1) 格式清晰、逻辑合理:能让评议专家对你要阐明的项目研究意义、国内外研究现状和研究目标一目了然。

(2) 对研究意义的叙述要简明扼要:对国内外研究现状的分析要全面、透彻;提出的研究目标要合理、适当,避免太分散。

(3) 对理论依据的推测和假设必须严谨、科学:特别是对创新性内容的提出和分析,必须考虑到其理由的充分和合理。

(4) 语言要科学、准确,切忌含糊:在实际工作中,撰写好立题依据特别重要,这不仅仅是因为它位于设计书的最前面,会给审阅者留下先入为主的深刻印象,而且从这一部分可以反映出申请者是否熟悉本研究领域的进展,是否真正理解这些研究问题,资料是否掌握得全而新。

(二) 研究方案

包括:研究目的、内容和拟解决的关键问题、研究方案、技术路线、可行性、创新性、年度计划及预期结果等。

1. 研究目的　准确、简明地表达研究目的,是项目申请的精髓。它必须具体、明确、可行,要准确地将要做什么、希望能解决的问题清晰地传递给别人。为了引人注目,应该将研究目的用最简洁的文字列出。科学基金的目标不是追求具体做一件什么事情,而是在做这件事情的过程中,以特定的思路去达到预期的目的。应该从科学问题和研究内容出发,借助一定的手段,实现拟探索的最终目标,避免目标和内容相混淆和相似。归纳、凝练好的目标应该是项目的科学指向,或者是阶段性驿站。例如,"调查再生障碍性贫血的发病率和发病因素","比较三种铁剂治疗缺铁性贫血的疗效和不良反应","评价血清运铁蛋白受体在铁缺乏症中的诊断价值"。亦可分主要研究目的和次要研究目的逐一列项写清楚。

2. 研究内容和拟解决的关键问题　设置的研究内容和关键问题应紧紧围绕研究目标,且内容不能太庞杂,切忌面面俱到,缺乏重点。最好是归纳成几项主要内容和主要的关键问题。不要罗列太多的研究内容,3~5个方面的内容应该足够了,关键是内容涉及的深度;不要泛泛地讲述尽人皆知的一般规律性研究,一定要突出特色角度和考虑,才能引人入胜。拟解决的关键问题指项目的关键、难点之所在,问题得到解决之后,项目就可以顺利开展下去,而不至于卡壳。所以,需要在随后的研究方案部分给出解决关键问题的方案和对方案思路的可行性分析。

3. 研究方案、技术路线及可行性分析　创新的或重要的研究方法、技术路线和实验方案叙述必须详细、具体,可采用流程图或示意图呈现。可行性应针对研究内容中提到的研究方法、技术路线和可操作性进行分析论证。具体的研究方案中包括研究设计类型、研究对象的选择、样本量的大小、研究方法、测量(观察)指标、统计学方法等方面。

研究设计类型:取决于研究目的,是论证病因还是评价临床疗效,是描述疾病分布特征还是验证病因假设,分别选择不同的流行病学设计类型。

研究对象的选择:包括病例和对照组(或暴露和非暴露组),临床研究的对象是病人或暴露于致病因素的人群都是围绕病人或从病人身上取材而进行的,人是一个复杂的有机体,又是人类社会的成员,受社会心理因素影响极大,对病情和接受诊断治疗的依从性有很大作用,因此,在设计中必须充分考虑人的因素的特殊性,必须是在为病人服务过程中进行,必须从病人的利益出发,不允许由于研究给病人带来危害,必须高度重视医德问题。同时注重知情同意,要求病人签署知情同意书。

在课题设计书中需要写明目标人群、样本人群、纳入标准、排除标准及病人入组时的一般资料等。需要描写研究对象(病人)的来源,是从三级医院或基层医疗机构中来;还是从普通人群中来;是门诊病人还是住院病人;这些病人是怎样选入作为研究对象的,是随机样本,还是连续样本;是随便选择的研究对象,还是选用志愿者;选入病人的诊断标准是什么;是公认的标准或是自己制定的标准;其排除标准是什么。对入选的标准要做具体规定,包括性别、年龄、民族及一般临床特征。对对照组,则需要写清楚对照组的来源和条件。如采用随机化方法分组,则要详细说明随机化的具体方法,是简单随机化、区组随机化还是分层随机化?是应用随机数字表、还是计算器上的随机数字?如何执行随机化方法?如采用配对方法来平衡观察组和对照组非处理因素,则需要说明配对条件和比例。若是人群中的抽样调查,则要描写该人群的人口资料,抽样人群占整个人群的比例等。最后,尚需叙述为减少选择研究对象时的偏倚所采取的各项措施。

此外,在课题设计书中必需将研究地点写清楚,是在教学医院进行研究,或在市级医院、区级医院或街道医院进行研究;是在住院病人中进行研究或在门诊病人中进行研究;是否为多中心研究,若是,则要写清楚有哪些单位参加。

样本数量:研究对象的数量,即样本量,可以直接影响临床研究结果的科学性。若例数过少,不能保证论证的需要而影响论文的质量;例数过多,则会导致时间、人力和物力的浪费,而且会给试验质量控制带来困难,样本量的估算方法,应按照研究课题的性质,检测资料是计数还是计量,不同的研究设计有不同的样本量估计计算公式,其具体方法参照本书前面有关章节。

样本量计算就是在保证科研结论具有一定可靠性条件下,确定最小观察例数。样本量计算方法可借助于公式或查表法。样本量的估计取决于下列因素:①第一类错误出现的概率 α。α 越小,所需样本越大,一般取 $\alpha=0.05$ 为宜。②第二类错误出现的概率 β。一般 β 定为 0.1 或 0.2,β 值越小,检验效能越高,样本量也越大。③允许误差 δ 或差值,一般由研究者根据实际情况自行设定。④总体标准差 σ 或总体率 π,一般是通过查阅文献或做预试验获得,并在课题设计书中写清出处。必要时,还需将计算样本量的公式列上。计算出的样本量还应考虑抽样方式、失访等因素,适当增加,最后确定需要的样本总数。

研究方法:研究方法中有调查方法、试验方法和治疗方法,要说明使用方法的科学性、先进性与可行性。研究中的干预措施必须详细介绍,如治疗性研究中所使用的干预药物的药名,不仅要写出化学名,还要写出商品名、生产药厂、批号等,有些中药还要写出产地。治疗方案要具体写清楚,如剂量、疗程、用药途径、注意事项都必须明确规定,以及治疗前的条件如需要多长时间的洗脱期才可进入试验等。在干预过程中遇到不良反应如何处理,哪些药可以用,哪些药不能用都要加以规定,以保证试验顺利进行。研究观察终止时间和预期结果事件都应明确。

如使用安慰剂对照,需要介绍安慰剂的制备情况,如何保证和研究药物一样,包括外形和味道。采用盲法要明确单盲、双盲还是多盲以及如何保证盲法的实施及解盲条件与方法。在干预过程中如何保证研究对象的依从性。

观察指标:关于测量指标,一定要明确测量哪些指标,要得到哪些数据,才能使研究结果具有说服力,如临床反应与效果的判断都要制订客观的测量指标,并要使每个指标都做到数量化,效果的判定为痊愈、好转或无效均应制订标准、计数并计算各类效果出现的百分频率,避免观察者和病人所造成的偏倚。

明确要观察的指标有哪几项,为什么选择这些观察指标,多少时间随访一次,一共几次,如何记录观察结果。若观察指标是实验室项目应详细描写实验方法,包括所使用的仪器型号、生产厂家,以及试剂如何应用、多少剂量、实验操作方法。如果是成熟的实验方法,则应注明该方法的出处,若是研究者创造的或修改的方法应写明操作步骤。若研究变量是暴露因素或危险因素,应写明这些研究因素的定义,如"吸烟"是采用 Doll 与 Hill 的标准;又如"月经过多",若采用自订的标准,则必须详细说明判断的依据,如月经周期长短、持续时间、有无血块、应用卫生巾数量等。此外,还必须写明如何保证观察指标的准确性和可靠性,是否采用盲法判断结果,是否有质量控制措施。对临床上的一些终点指标最好应用公认的判断标准,如治愈、缓解、有效或无效等都必须写出具体的判断标准。

资料收集、整理和统计学方法:资料收集方法应详细介绍,是通过医院已有的病史资料或制订调查表直接向病人询问调查,如是采集实验室数据,需要介绍标本采集方法和时间,以保证实验室数据采集的正确性,如被检对象的某些情况可影响检测结果,则需要制订某些规定,控制这些影响因素。在科研设计书后应附有该课题研究所用的调查表和观察表,并且要附有填写这些调查表的须知,及计算机编码的说明。若进行面对面的询问调查,应注明培训合格调查员的方式与方法、考核标准,同时要制订如何避免询问者偏倚的若干措施,确保询问调查结果的真实性(效度)。若是临床经济学分析,需要说明这些费用数据的来源,直接成本和间接成本计算的依据和种类。

在研究工作结束后,数据资料整理分析时使用的方法,要做到对收集的资料进行先复核,再对资料进行整理,所获资料力求准确、无误、无伪。根据设计的要求进行系统的分类整理,列出表格,计算指标。亦可将资料编码上机,利用计算机和有关软件进行处理。数据处理和分析要注明采用什么统计学方法,使用的统计分析软件名称和版本应交代清楚。所用软件需使用正版授权软件,以免引起纠纷。对混杂偏倚,是采用分层分析或是采用 Logistic 回归模型进行多因素分析。此外,还需介绍为完成该项研究尚有哪些影响研究质量的薄弱环节,特别是可能产生的偏倚有哪些,对选择偏倚、信息偏倚及混杂偏倚等需逐项进行说明,并提出克服这些薄弱环节和防止这些偏倚所采取的措施,从而保证科研实施过程中的质量。

技术路线:主要以流程图的形式表现本研究的主要步骤和过程。

可行性:科研设计书需要对课题研究的条件进行可行性分析,包括研究人员的素质和经验,是否有良好的技术力量以保证能实施课题,实验室条件和仪器设备是否可以胜任此项研究。

4. 项目的特色与创新之处　项目的特色和创新之处,即创新点,是指有别于他人的学术思想或思路。可以是技术和方法层面上的,最好是一种思路上的新理解,以独特的角度看旧的问题,或者提出新问题,避免罗列似是而非的东西。创新的程度取决于自己的想象力能否比别人走得更远。

5. 年度计划和预期研究结果　预期的研究进展应包括每年的年度进展和每年的主要研究内容。应该尽量具体一些,主要体现项目的研究进度和工作安排,应该结合研究方案,再加上时间安排,就能产生很好的年度研究计划。"一年一句话"式的表述不应该称作研究计划,只能算作计划纲要。

预期研究结果更多地应该体现在和学术有关的产出上,与项目的研究内容、研究目标、科学问题有密切的关系,应该与之有所呼应。重心最好放在研究工作的质量上,不是简单地发表多少论文。完成的工作发表之后最好能够有一定的影响力,或者有助于解决一些实际问题或将可能产生一定的经济效益。

6. 质量控制　应该贯穿整个研究始终,包括设计阶段的问卷设计、资料收集方法和程序的标化,测量仪器的标化、调查人员的培训、预试验以及资料双轨录入和核查等。

(三) 研究基础

要求提供项目组主要成员以往的、主要相关的研究基础和实验室支撑条件的背景资料,并进行客观的自我评价。在研究经费有限的情况下,提倡尽可能地利用重点或部门开放实验室已有的研究设备,鼓励相互之间的合作。除经常利用的仪器外,应谨慎对待不常用的、或更新快的、或价格昂贵的仪器的购置。

主要成员的学历和工作简历应准确明了,提供的论著目录最好应在近三年内发表的,且应包括:论著中全部作者名单和顺序,论文题目,发表年月,期刊名称,卷号,期号和起止页号;已被接收的论著应提供编辑部正式接收的证明材料;未发表的文章(正在整理中或刚投出的)不必列出。

(四) 经费预算

经费预算是否合理,直接影响项目的同行评议结果,切忌漫天要价,否则将直接导致项目的被否决。经费预算时要根据项目类型和以往项目的资助强度确定申请经费,并组织好研究内容。如果经费预算相对于研究内容来说偏少,将直接给申请者带来经费上的压力;反之,便可能削弱项目的竞争实力。当然,如果迫不得已,申请者也可提出较高的申请经费。但在我国目前的情况下,只有极少数的优秀项目才有可能获得较大额度的资助。

经费预算主要包括六个方面:

1. 科研业务费　主要有国内调研和参加学术会议费;业务资料费;论文印刷、出版费;仪器有偿使用费;数据统计分析费。

2. 实验材料费　主要有原材料、试剂、药品等消耗品购置费;实验用动物的购置和饲养。标本样品采集费等。

3. 仪器设备费　主要有申请项目中专用仪器设备购置、运输、安装费;自制专用仪器设备的材料、配件购置和加工费;大型仪器、较昂贵的仪器和行政办公设备不属其列。

4. 实验室改装费 为改善资助项目研究的实验条件而对实验室进行简易改装所需开支的费用。不得将实验室扩建、土建、维修等费用列入其中。

5. 协作费 专指外单位协作承担资助项目的研究在实验工作中开支的科研经费。

6. 项目组织实施费、管理费 根据现在文件规定,受资助单位可按每个课题当年获得的实际拨款额度提取5%～10%作为管理费。

事实上,设计书的格式(撰写提纲)就是提供了一种形式,让申请者能够围绕自己提出的科学问题和新思路,给出清晰、明确、充分、有说服力的论证。科学问题和思路体现申请者的思维、想象力和洞察力,论证则体现申请者的逻辑推断、展开和分析能力。在申请书中,这些内容是通过立项依据、研究内容和目标、拟采取的研究方案及可行性分析等的具体叙述来体现的。要使申请的项目有竞争力,申请者需要下大气力对上述几个方面进行充分细致的准备。这里需要注意的有两点:第一,自己确实有想法和好的思路;第二,要善于把自己的想法和思路清晰、准确地表达出来。两者缺一不可。项目特色或创新之处(即创新点)实际上是点睛之笔,是想象力、洞察力和逻辑思考的必然结果。

四、撰写设计书时的常见问题

一位诺贝尔奖获得者曾说过,伴随他一辈子的科研生涯中,痛苦的事情是写申请书。事实上,写设计书的确令许多人绞尽脑汁。因为它是课题申请者在学术上努力的重要表现,体现了一个科研人员具有的内在价值和学术水平。比如,献身精神、对科学的热诚、科研道德、对学科领域的思考等等。当然它也反映出申请人对学术问题思考是否缜密、科学,分析问题是否深入,准备是否充分,是否有申请经验等等。

这里特别需要注意避免"三段体"式的论证,即第一部分描述领域的国际热点,接下来自然归纳出这方面的研究有意义,最后,自己也准备开展相关研究。另一种三段体的表现形式为先从各个方面叙述研究的大背景和意义,然后给出或者罗列国内外研究现状,最后用几句话说明自己拟开展的研究内容。这种形式的立项依据撰写有一定的代表性,但是由于没有充分阐述自己对具体一个科学问题的理解和提出新的想法及有针对性地进行相关论证,使申请项目的价值打了很大折扣,因为同行尽管看到申请者了解了很多信息,但申请者本人的思路并不明确和清晰。其实,研究领域的前沿或热点,都不代表一个具体项目的研究价值。项目的研究价值应该是申请者自己提出的问题和另辟蹊径的理解思路。

鉴于上述情况,对课题申请者,特别是年轻的科研工作者,在撰写申请书中出现的问题,总结起来主要有以下10个常见问题:①科学意义——不重要;②学术思想——缺少创新;③立论依据——不扎实,或依据不足,或阐述不清,或有某些错误;④国内外进展分析——不了解最新的进展,资料掌握不全;⑤拟解决的关键问题——提出的研究问题不合适或不完整;⑥研究方法(手段)——不能解决提出的问题或缺乏科学性;⑦实验设计(方案)——令人怀疑或有缺陷或不具体;⑧研究目标——不明确或太分散或太庞杂;⑨工作积累——缺少相关研究工作经验;⑩研究条件——缺少必需的实验室仪器设备,缺乏必需的研究材料或缺乏必要的预实验结果。

由于现在总经费有限,申请基金项目竞争日趋激烈,造成项目的申请和项目本身所固有的学术价值成为两件不同的事情,使得申请人的表达能力、说服能力和申请经验几乎摆在与项目本身的学术价值处于同等的重要地位。因此避免上述问题,提高学术水平和写作水平,对取得申报成功是非常重要的。

【附】常用的网站

国家自然科学基金 www.nsfc.gov.cn
国家科技部 www.most.gov.cn
863 计划 www.863.org.cn
973 计划 www.973.org.cn
攻关项目 www.gongguan.most.gov.cn
中国生物技术发展中心 www.cncbd.org.cn
教育部科技发展中心 www.cutech.edu.cn
中华医学会 www.cma.org.cn

（王莉娜　王蓓）

第十六章 临床研究论文与综述的撰写及评价

临床研究论文(research paper)是医学研究者将研究工作中得到的实验数据、结果,经过归纳、整理、分析等思维活动撰写成的文章。临床研究论文是临床医学知识赖以保存、记录和传播的重要途径。它汇集了临床工作者在探索和研究临床现象过程中所积累的宝贵经验,是临床医学信息交流的重要工具,也是临床医生、临床管理工作者、医学教育工作者和医学生获取知识的重要来源。

综述(review)是根据某一研究目的,对特定医学主题在特定时间和领域内的各种文献资料的综合评述。是作者在阅读了有关问题的大量文献后,经过综合、分析而写成的一种学术性文章。它一般是反映当前某个领域中某分支学科或重要专题的最新进展、学术见解和建议;反映有关问题的新动态、新原理和新技术等。随着医学文献的与日俱增,综述性文章的作用日益重要,就其重要性和导向性而言,一篇好的综述,特别是经过定量综合分析的综述并不亚于该领域内很有价值的研究论文。论文和综述的主要区别在于:论文是对研究者自身研究结果的客观报道,综述则是对某一研究领域重要问题的综合评述。

在临床研究论文和综述中,常常会出现一些争论不一甚至矛盾的观点。对此,我们一方面要认识到人们在探索复杂的生命现象时,出现不同观点是正常的;同时我们也应了解,在学术刊物上公开发表的研究论文并非都是正确的,可能出现各种明显或隐藏的错误,从而影响了文章论证的强度,甚至会对研究工作者产生误导。所以,对已发表的学术论文应进行科学的评判和分析,去粗取精、去伪存真。

第一节 临床研究论文撰写

临床研究论文的撰写格式如下:论文题目,作者与单位,论文摘要、关键词,前言,对象与方法,结果,讨论,致谢,参考文献。现分述如下:

一、论文题目

论文题目是整个论文的"窗口",要能反映研究的目的及其意义。因此,文字应该精炼、科学和醒目,题与文要高度相关,既不能夸大,也不能平淡;既能为文献检索提供必要的信息,又能给读者产生足够的吸引力。

例如,有一研究论文,题为:"血管紧张素转化酶抑制剂卡托普利早期治疗急性心肌梗死随机对照试验—全国多中心大规模随机双盲安慰剂对照临床试验11 345例阶段小结",作者的意图是想突出该研究是随机双盲临床对照试验,科学可靠;研究的组织形式为全国多中心的;研究的样本是足够大的;因而研究的结果自然是可信的。所以在文题中提供了十分有价值的信息,无论是对科技信息工作者或读者均有吸引力。但这个题目似乎过长过繁,若省略为"卡托普利治疗急性心肌梗死的多中心随机双盲临床试验—11 345例阶段小结",则较简练且并未漏掉有关的关键信息。

又如,一个研究题目为:"运动试验核素心功能测定和心电图变化对冠心病诊断价值的研究",作者仅用了13例临床诊断为冠心病的病例并配以12例正常人作对照,对比测试了有关核素心功能指标及心电图。从结果中分析了心电图特点及心功能指标,期望对冠心病的诊断提供依据。即使结果不错,但非冠心病所特异,且病例太少,又无金标准诊断,用健康人作对照也欠妥,显得内容不足而题目太大。

撰写论文题目应注意以下几点:

(1) 文题应避免使用非公用的缩略词语、符号、代号、公式等。外国人名、常见缩略语和符号(如 CT、ATP、DNA、HBsAg 等)可以使用,但不宜将其原形词同时列出,亦不必再写出中文全名。以外国人命名的综合征或体征,不必译成中文,不加"氏"字。

(2) 文题中的数字均用阿拉伯数字。但不包括作为名词或形容词的数字,如"十二指肠"不能写成"12指肠","三叉神经"不能写成"3叉神经"。

(3) 下列情况,应在文题的右上角加脚注,并在首页下列出脚注号及加注内容:论文系某科研基金会资助的课题内容,加注"基金项目及项目编号";论文曾在国际学术会议上作过报告,加注"本文曾在某年某国际学术会议上报告";论文系为进修或学习时的工作总结,加注"本文系在某院进修期完成"。

二、作者

按照国际医学杂志编辑委员会对论文署名作者的基本要求,并经中华医学杂志确认,有以下三条规定:

1. 参与研究课题的选题和设计或资料的分析和解释者。
2. 起草或修改论文中关键性的重要理论内容者。
3. 最终同意发表论文者。

凡署名的作者均需具备以上三条,而且对论文中涉及的任何部分的主要结论,至少有一位作者负责。每篇论文作者数最好不超过六位,超过者应在投稿时向编辑部说明。作者署名的顺序,依其贡献大小决定。一般情况下,如仅参加筹措科研经费或资料收集、一般的管理者,或对论文进行修改、评价或提供有关资料数据者均不能作为论文署名的作者。对于这些人员的贡献,应列入致谢部分。

对多中心协作研究课题的论文,可以署负责或课题的法人单位(课题组织的名称),全部作者可附录于文末,但必须符合上述条件。同时还必须注明负责对该论文的联系与解释者。

作者的工作单位、地址、邮政编码以及电子邮件等在论文中亦应列出,以便于读者及编辑部联系。

三、中文摘要

在论文正文的前面,需要撰写300字左右的中文摘要。按国际医学期刊要求的结构格式,摘要内容分为:目的、方法、结果和结论四个部分。

1. 目的(objective) 简要说明研究的目的、意义及其重要性。
2. 方法(methods) 简述课题设计方法、研究对象(材料)、实验或调查方法、研究范围及观察指标、资料收集处理以及统计分析方法等。
3. 结果(results) 简要列出主要的、有意义的、或新发现的观察结果,指出临床与统计学的意义和价值,以及可能存在的局限性,描述要准确和具体。

4. 结论(conclusion) 给出经过科学分析的研究结果及其获得的某些结论或论点,指出这些结论或论点的理论或实用价值,以及某些尚待进一步探讨的问题,供读者参考。

在论文摘要的下面,应列出3~5个"关键词"。它们是论文的主题词,反映论文中的关键性专业术语信息,以便于检索。

例16-1 70例手足口病病原检测和临床分析(摘要)

目的 分析研究70例手足口病患者的临床一般情况及其致病原。方法 采集70例手足口病患者(其中5岁以下儿童患者60例)的咽拭子标本,提取病毒RNA。用逆转录聚合酶链反应(RT-PCR)一步法检测肠道病毒(EV)的5'-UTR区基因、肠道病毒71型(EV71)的Vp3~Vp1区基因、柯萨奇病毒A16(Cox-A16)的Vp3~Vp1区基因。结果 在70例手足口病患者中,咽拭子标本肠道病毒核酸阳性率为42.8%(30/70)。在30例肠道病毒核酸阳性病原中,EV71占66.7%(20/30)。5岁以下儿童有EV71肠道病毒、或Cox-A16病毒、或非Ev71及非Cox-A16的其他肠道病毒感染病例。而5岁以上的儿童和成人患者则只有EV71肠道病毒感染病例。39例4 d内采集的咽拭子标本病原核酸阳性检测率平均为66.7%(26/39),31例5 d以后采集的标本病原核酸阳性检测率是12.9%(4/31),差异有统计学意义($\chi^2=20.4, P<0.01$)。结论 手足口病以0~5岁婴幼儿患病为主,但成人也可发病。用RT-PCR检测病原核酸阳性的手足口病患者以EV71为主,且以发病后4 d内阳性检测率高。

关键词 手足口病;肠道病毒感染;逆转录聚合酶链反应;评价研究由上例可知,摘要应着重说明研究工作的主要发现和创新内容,使读者在短时间内了解论文的概况。摘要部分不列图或表,也没有引文,一般不单独使用缩略语,一般不分段落而独立成章。

四、英文摘要

我国国家级医学期刊对所发表的论著性文章,除中文摘要外,尚要求有相应的英文摘要。英文摘要通常放在中文摘要后,也有的放在文章结尾处。

英文摘要内容应与中文相符,包括文题、作者署名、作者单位、摘要正文、关键词五部分。

(1) 文题:文题要简短明了,确切反映文章主题。文题要居中并全部用大写字母书写。题首不用定冠词"the"。

(2) 作者署名:作者署名按序排列,居中写在文题下方。作者姓名应全部列出,作者过多时至少应写出前三名,后加"et al"。作者姓名一律按国务院颁布的中国人名汉语拼音规定书写,姓在前名在后。姓氏和名字的第一个字母应大写,双字名两字的拼音之间不用连字符号。如果双字名的第二个字是以"a"、"o"、"e"开头的音节,其与第一字的最后一个音节拼读有可能造成音节混淆时,则用隔音号"'"将两个音节分开。如"刘西安"应拼写成"LIU Xi'an"。

(3) 作者单位:居中写在作者姓名下方。书写顺序:科室,工作单位,单位所在地。各项间用逗号隔开,结尾不用标点。作者单位的书写:各实词的第一个字母均应大写,冠词、介词和连词要小写。

(4) 摘要正文:要求简短、完整、明确、精炼。"简短"是以精炼的词句集中表达出文章的精髓,一般不超过200个词(1 000个印刷字符左右)。"完整"是指英文摘要必须"有头有尾",自成篇章,一般应包括目的、方法、结果、结论四项内容,重要信息不能遗漏。"明确"是指结构尽量格式化,语法符合规则,用词选词适当,应使用标准化的专业术语。医学专业术语应采用人民卫生出版社的《英汉医学词汇》和《英汉医学词典》最新版本中的专业术语。"精炼"是指用词力求简化,尽量简明扼要。英文摘要正文中一般不用图表、结构式,不引用脚注和参考文献,不用缩写、简称和特殊符号,必须使用时,要采用国际国内公认的、通用的,并以标准的书写方法书写。正文中一律用法定计量单位,并要按规定书写。

(5) 关键词:每篇文章只标 3~5 个关键词。关键词的标题"KEY WORDS"另起一行,置英文摘要正文下方,顶格用大写字母书写,后空一字间隔接各关键词,每个词第一个字母要大写,关键词之间用分号隔开,最末词结束不用标点。

五、前言

前言为论文的起始部分,字数一般为 300~400 字左右,应简述研究目的和意义,要解决的是什么问题,解决之后可以在理论与实践中产生什么影响,于是就开始引出正文的研究对象和方法等部分。

六、对象(材料)与方法

(一) 研究对象(材料)

1. 对象的来源　临床研究的对象,多系住院或门诊患者,亦可来源于社区。是随机抽取的样本还是非随机样本,样本量大小等都应在论文中交待清楚。

2. 分组方法　论文中如涉及两组或多组的对照比较,就应该交待研究对象分组的方法,是随机分组还是非随机分组。若是随机分组则应交待具体的随机分组方法。

3. 诊断标准和纳入/排除标准　纳入研究的病人一定要明确诊断标准,以及研究者规定的纳入标准及排除标准,以利于读者了解被研究对象的具体临床状况,便于研究成果的推广应用或重复验证。切不可抽象地冠以"全部研究对象符合全国统一诊断标准",更不可应用非公认的临床诊断标准。此外,研究对象的数量及有关社会人口学特征亦应交待清楚。

4. 组间临床基线指标比较　论文中若是两组或多组研究资料,一般要列出两组或多组对象在试验前主要临床基线指标状况。例如各组研究对象的数量、性别、年龄、病情轻、中、重型的分布等,并要作统计学分析,即均衡性或齐性检验。除了被研究或干预的因素外,主要临床特点应无显著性差异,这样各组才具有可比性。

5. 研究的材料　在临床研究中,凡涉及有关实验室和特殊检查的指标与方法,要注明所应用的试剂及其来源、厂家及批号,实验仪器的名称、来源、型号、标准,实验的操作方法、精确度等等。凡属特殊检查的图像性资料,亦应注明设备的名称、来源、型号、检查的方法和结果判断及其一致性检验的方法,以确定资料的可靠性程度。

(二) 研究方法

1. 设计方案　在论文中应将设计方案作具体扼要描述。必要时亦可采用适当的图表表示。对于诊断性试验,则应交待诊断性试验的金标准、新试验方法和依据、病例组及对照组研究对象的选择标准,诊断性试验判断的指标,正常参考值的确定等。

2. 研究场所　研究场所要写清楚,如"人群或社区"、"医学中心"、"基层医院"、"门诊"、"住院部"等。

3. 试验(干预)措施及执行方法　临床研究涉及的诊断、治疗或预防性试验措施,包括试验组或对照组,在论文中应予以详细交待。例如,用于患者治疗试验的药物,应详细说明每日应用的剂量、次数、用药途径、疗程、根据治疗反应作剂量调节或停药的指标等。

4. 测量指标及判断标准　临床施以干预及试验措施后,会发生不同的效应,例如有效、无效、药物不良反应、恶化等,在论文中要交待有关测试的指标及其结果的判断标准。在病因学及危险因素研究中,要有明确的被研究的暴露因素,且应具有量化的指标,如吸烟与肺癌关系研究,就应有吸烟的质和量的指标。对于所致疾病,应有明确诊断标准;在疾病预后观察研究中,亦应有痊愈、致残及死亡等有关的明确指标。

5. 质量控制　凡涉及到的有关偏倚及防止对策,应在论文中反映出来。例如应用随机方法防止选择偏倚;应用盲法防止信息偏倚;改善患者依从性的措施等等。这些内容的描述无疑会增强论文的可信度。

6. 统计学分析方法　应对论文中涉及的计数和计量资料的数据处理、分析方法交待清楚。此外,凡属应用计算机分析的资料,应交待计算机型别,以及使用的统计学软件名称等。

七、结果

结果是论文的核心部分,是研究成果的总体归纳,是获得重要结论的基础,也是评价及判断推理的科学依据。所有研究结果均要围绕研究主题有逻辑、有层次地展开,与主题无关的内容不必列出,以防干扰对主要结果的表达。凡是在对象与方法部分列出的病例与试验检测指标和项目,以及相关的数据,在各项结果中均应反映出来,必要时要作组间或纵向效应的比较,各组的病例数在结果中应与入组时的例数一致,凡失访的病例,要交待失访原因。

对于与研究假设有矛盾的结果、药物不良反应,均要如实报告,不能任意舍取,不能违背实事求是的科学原则。某些矛盾现象或结果也许是由于研究方法或资料分析不当所致,或许一种矛盾现象恰恰可能孕育着某种新的发现,导致人们的重新认识,促进研究的深入。因此,一定要重视矛盾现象或结果,要作实事求是的分析和认识。

对于研究结果的表达,要用文字和图表等形式有机地结合,使研究结果重点突出,要注重其间的内在逻辑联系和互补性,切忌互相之间重复表达。关于统计图表的制作方法可参见有关的医学统计学书籍。在临床研究中,有些研究结果常常可用图像表达。一般要求图像主题要明确,重点要突出清晰,对比度要好,对重点要观察的阳性/阴性特征要有明确的外加标志(如箭头等)。凡应用人像或人体某一部位的照片,一定要征得本人同意,注意伦理学要求,尊重别人的隐私权。

八、讨论

讨论是论文十分重要的部分,是全篇文章的精华所在。讨论是为了寻找事物之间的内在联系,可把本次研究取得的结果与过去的工作或文献进行对比,寻找其间的关系。讨论所需引用的文献材料应尽量抽象概括,而不是抄袭别人的文献资料。讨论部分是从理论上对实验和观察结果进行分析和综合,为文章的结论提供理论依据。讨论部分可以结果部分为基础和线索进行分析和推理,表达作者在结果部分所不能表达的推理性内容。讨论的内容应当从实验和观察结果出发,实事求是,切不可主观推测,超越数据所能达到的范围。写好这部分内容在很大程度上取决于作者对文献掌握的多少及其分析能力如何,切忌将讨论部分写成文献综述。

归纳起来,讨论部分应表达下列内容:

1. 应紧密结合本次研究所获得的重要发现,以及从中引出的结论进行讨论,而不是重复结果部分的内容。特别要对新的发现、文献尚未报道的内容进行深入讨论,包括可能的机制、临床应用范围以及从研究结果对总体的推论等。必须强调应紧密结合本研究的发现进行讨论,且所作的推论必须恰当。

2. 应讨论本研究发现与文献报道的同类研究有何不同。哪些文献是支持本研究的,哪些文献报道与本研究结论不同。切忌冗长的文献综述式的阐述,应紧密结合本研究发现进行讨论。

3. 应对本研究不足之处进行讨论。指出可能存在的偏倚以及偏倚的来源;对本研究的内部真实性和外部真实性进行讨论。

4. 提出进一步的研究方向、展望、建议和设想。

以上内容并非每篇论文的讨论都必须涉及,面面俱到。应从论文的研究内容出发,突出重点,紧扣题目,围绕一个至几个"小核心"进行。对于新的临床病例报告,还应讲清楚诊断和鉴别诊断标准。如果是有关新药疗效,还要说明如何肯定疗效,疗效的指标是否合理,今后治疗方法上还需如何改进等。要集中围绕几个观点讲深述透,不必面面俱到。

每个讨论最好有一个小标题,提示讨论的中心内容,按结果栏目中的顺序并结合文献分段撰写,或标出序号。其次序应从时间、因果、重要性、复杂性、相似与相反的对比等方面来考虑,使内容有条理,有联系,重点突出。讨论部分不使用图和表,篇幅亦不宜过长,一般占全文的1/3~1/2即可。文献一般不整段引用,而是摘其观点或结论,用角码标出参考文献。

九、致谢

对本研究作出了有关贡献,但又不符合署名作者条件的人员,均应在文末以致谢的形式将有关人员的名字一一列出并致谢。

致谢的要求:①致谢必须实事求是,并应征得被致谢者的同意。②一般在正文后面提出其姓名和工作内容或说明贡献。如"技术指导"、"参加实验"、"收集数据"、"参与现场调查"等。③书写方式常为:致谢:本文曾得到×××帮助、审阅、指导,或本文承蒙×××帮助、审阅、指导,谨此致谢。④致谢置于文末,参考文献著录之前。

十、参考文献

按GB7714-87《文后参考文献著录规则》采用顺序码制著录,依照其在文中出现的先后顺序用阿拉伯数字连续编号,加方括号标出,附于正文引文句末右上角方括号内。书写时,两篇相连序号以逗号分开,如[1,2],3篇或3篇以上连续的序号,仅写始末序号,中间用范围号"一"连起,如[1,2,3]应写为[1-3]。文中参考文献序号,应与文末的参考文献编号一致。尽量避免引用摘要作为参考文献,也尽量不要引用未公开发表的文章及私人提供的个人信息;引用的文献,一定要严格地阅读、分析,切忌从他人引用的文献中直接转用而自己不去亲自阅读。如有必要引用其他著作中所引用的材料,即转引,必须说明转引自某文献,以明责任。

1. 参考文献书写的格式　各期刊均有明确规定,可参照相应期刊的投稿要求。
2. 引用参考文献的要求

(1) 参考文献应尽可能引用最新和最主要的,以最近3年内的为好(但个别重要的经典历史文献除外),不用教科书中众所周知的结论,忌用无关的文献。

(2) 必须是作者亲自阅读过或对本文的科研工作有启示和较大帮助;与论文中的方法、结果和讨论关系密切、必不可少的。

(3) 引用参考文献以原著为主,未发表的论文及资料、译文、文摘、转载以及内部资料、非公开发行书刊的文章以及个人通讯等,一般不作为参考文献被引用。非引用不可者,其作者、文题、刊名、出版年、卷(期)、页等可用圆括号插入正文内。未经查阅或未找到原文者,应在该资料来源之前加"引自"二字,不能直接写原文献。

(4) 已被某刊通知采用,将在近期公开发表的论文,可引用,但在刊名后用括号注明"待发表"。

(5) 引用中医经典著作,可在正文所引段落末加圆括号注明出处,不列入参考文献著录。

(6) 引用参考文献条数一般为论文10条左右,综述为20条左右。

现就不同参考文献的书写格式举例如下:

例 16-2　参考文献

[1] 手足口病预防控制指南(2008年版).《医疗机构手足口病诊疗技术指南》(试行).北京市卫生局,2008-05.

[2] Obemte MS, Petlaranda S, Maher K, et al. Complete genome sequences of all members of the species Human enterovirus A. J Gen Virol, 2004, 85(6):1597-1607.

[3] 樊永祥主译,陈君石主审. 食品安全风险分析. 北京:人民卫生出版社,2008.

[4] Valerie Zartarian, Graham Glen, Luther Smith J X, et al. SHEDS-Multimedia Model version 3 Technical Manual[R/OL] 2008. [2009-05-23]. http://www.epa.gov/heasd/products/sheds multimedia/shedsmultimedia3 techmanual.pdf

[5] 龚黎明,葛琼,严菊英,等. 浙江省肠道病毒71型的分离与VP1区域序列分析. 中华流行病学杂志,2005,26(12):971-974.

十一、论文实例分析

河南农村人群血脂异常预测的简易指标筛选(摘编自:中华预防医学杂志. 2009, 43 (10):937~938)

目前,我国成人血脂异常患病率已达18.6%,全国血脂异常患者总人数约为1.6亿。许多研究显示,体质指数(body mass index, BMI)、腰围(waist circumference, WC)与血清总胆固醇(total cholesterol, TC)、甘油三酯(triglyceride, TG)水平呈正相关,而与高密度脂蛋白胆固醇(high density lipoprotein cholesterol, HDL-C)水平呈负相关。亦有研究显示腰身比(waist to height ratio, WHtR)是预测糖尿病、高血压和代谢综合征的有效腹型肥胖指标。我们依托2007—2008年河南农村人群慢性病调查数据进行分析,筛选预测血脂异常的简易指标,从而为农村人群血脂异常的防治提供科学依据。

【评阅】本文前言部分首先介绍了研究背景和提出问题的依据。如选题理由是:目前我国成人血脂异常患病人数众多,使用一些容易获得的身体测量指标有可能预测一些常见的脂代谢异常慢性疾病。同时也描述了研究的预期目的是"筛选预测血脂异常的简易指标，为农村人群血脂异常的防治提供科学依据"。因此前言部分不论写多少，内容一定要包括为什么选本研究的理由（背景）和研究的预期目的，使读者对本文描述的研究主题有一基本了解。中文论文的前言部分不要写的太长，要简明扼要和有吸引力。但英文论文的前言在介绍研究背景和目前的研究现状时一般较中文论文更为详细，这是中英文科技论文在写作上的明显区别之一。

（一）对象与方法

1. 对象　以自然村为抽样单位，整群抽取河南省洛阳市新安县磁涧、铁门 2 个乡镇的年龄≥18 岁的农村居民进行调查。研究对象均签署知情同意书。

2. 调查内容　（1）问卷调查：包括社会人口学特征、个人疾病史和行为危险因素等。（2）体格检查：身高、体重、WC 和血压。WC 参照 2003 年《中国成人超重和肥胖症预防控制指南（试行）》中的推荐方法进行测量。血压测量采用欧姆龙电子血压计，型号为 HEM-770Afuzzy，测量 3 次血压，每次间隔 30 s，取 3 次测量的均数作为受试者的血压值。（3）血生化指标检测：被检者在空腹 8 h 后抽血，分离血浆，采用日立牌 7060 全自动生化分析仪测定血糖、TC、TG 和 HDL-C。

3. 诊断标准　（1）血脂异常：参照 2006 年《中国成人血脂异常防治指南》标准：TC≥6.22 mmol/L 为高胆固醇血症，TG≥2.26 mmol/L 为高甘油三酯血症，HDL-C＜1.04 mmol/L为低高密度脂蛋白胆固醇血症，其中任何一项异常即定为血脂异常。（2）全身性肥胖和腹型肥胖的诊断标准参考国际生命学会中国肥胖问题工作组建议。根据血脂检测结果将研究对象分为血脂正常组和血脂异常组。

4. 统计学分析　采用 Microsoft Access 建立数据库并进行数据录入，应用 SAS 9.1.3 软件包（SAS Institute，Cary，North Carolina）进行统计分析。计量资料以 $\bar{x}\pm s$ 表示，计量资料比较采用 t 检验，计数资料比较采用 χ^2 检验。应用受试者工作特征曲线分析方法比较肥胖不同指标 BMI、WC 和 WHtR 对血脂异常的预测效果。检验水准 $\alpha=0.05$。

【评阅】在对象与方法部分应详细介绍研究设计内容和试验的方法。如本文的研究对象，按试验设计确定为特定抽样地区年龄大于等于 18 岁签署知情同意书的农村居民。在研究方法上详细描述了与获得本次研究结果有关的问卷调查、体格检查、血生化指标检测的具体实施方法；同时给出了血脂异常、全身性肥胖和腹型肥胖的诊断标准；最后给出了表达结果的统计学指标和数据分析的统计学方法和软件名称。由上可见，论文第二段对象与方法的书写要求把研究设计内容和具体做法描写清楚，若文中使用了新的研究方法或对常规方法有所改进是，则应详细具体介绍，便于重复验证，也体现文章的科学性和先进性。

（二）结果

1. 一般情况　研究对象共 20 194 名，其中男性 7 943 名，女性 12 251 名。血脂异常粗患病率为 43.93%（8 872/20 194），以 2000 年全国人口普查数据进行年龄调整后，标准化患病率为 41.17%。血脂正常组和血脂异常组的年龄分别为（49.99±13.97）和（51.54±13.21）岁，组间差异具有统计学意义（$t=8.09$，$P<0.05$）。血脂正常组超重、全身性肥胖和腹型肥胖患病率分别为 30.36%（3 437/11 322）、10.9%（1 234/11 322）和 40.24%（4 556/11 322），血脂异常组超重、全身性肥胖和腹型肥胖患病率分别为 40.45%（3 589/8 872）、20.62%（1 829/8 872）和 62.45%（5 541/8 872）（与血脂正常组比较，χ^2 值分别为 223.49、

364.95和981.89,P值均<0.05)。

2. 不同肥胖状态下男女性血脂异常患病情况　男性血脂异常粗患病率为49.2%(标准化患病率为48.85%),女性血脂异常粗患病率为40.52%(标准化患病率为36.56%),男性血脂异常患病率高于女性,差异具有统计学意义($\chi^2=147.44, P<0.05$)。

3. BMI、腰围和WHtR预测血脂异常的效果评价及适宜切点　BMI、WC和WHtR预测男、女性血脂异常的ROC曲线下面积(AUCs)详见表2。曲线下面积比较,WC和WHtR预测男、女性血脂异常的效果显著优于BMI,而WC和WHtR预测男、女性血脂异常的ROC曲线下面积之间差异无统计学意义。BMI预测血脂异常的适宜切点男性为23.9 kg/m²,女性为24.6 kg/m²,WC的适宜切点男性为82.8 cm,女性为79.7 cm,WHtR的适宜切点男性为0.5,女性为0.52。

【评阅】本文报告了三项结果都作了统计学处理。在写作上,一般首先给出统计分析的描述性结果(如患病率、平均数、标准差等),然后给出统计推断结果(如χ^2检验、t检验、logistic回归等)。若统计分析结果较多时,可用表格或统计图表示(如本文的第二项和第三项结果)。因此结果部分要求先把全部资料整理后准确报告统计学处理数据,而不是把原始数据端出。图表占较大篇幅,故一篇文章不宜使用太多,凡能用文字说明问题的就用文字解释。

(三) 讨论

本调查显示农村人群血脂异常粗患病率为43.91%,标准化患病率为41.17%,显著高于赵文华等2002年调查的我国18岁及以上成人血脂异常患病率(18.6%),与农村血脂异常患病率(17.7%)相比,血脂异常患病率增加近1.33倍,血脂异常患病率的快速增加与近年来我国农村地区经济迅速发展、人民生活水平不断提高、膳食结构和生活方式的改变密切相关。

男、女性血脂异常患病率均随着BMI、WC的增加而逐渐升高,与van der Kallen等对腹部肥胖和家族性高脂血症表达关系的研究结果相一致。Han等应用ROC曲线评价WC是预测心血管危险因素的筛选工具。本研究男性、女性WC和WHtR预测血脂异常的效果均优于BMI,而WC和WHtR预测血脂异常的效果差异无统计学意义,与Jeong等研究结果一致,提示可以通过测量WC和WHtR,早期筛选血脂异常的高危人群。男、女性BMI、WC和WHtR预测血脂异常的适宜切点与Wildman等对中国成人超重、肥胖的研究结果相近,但均低于Schneider等的研究结果,这可能与经济发展、膳食情况和种族差异有关。

本调查结果表明,河南农村人群血脂异常患病已相当严重,中心性肥胖比全身性肥胖和血脂异常的关系更为密切,且两个反映中心性肥胖的指标(WC和WHtR)预测血脂异常的能力相当。

【评阅】讨论是论文的最后一段,主要对研究结果作出理论性的分析,指出所得结果的意义及其内在规律。写这一部分时应注意:①密切结合本文的结果,作出相应的理论分析。如该文指出"血脂异常患病率的快速增加与近年来我国农村地区经济迅速发展、人民生活水平不断提高、膳食结构和生活方式的改变密切相关"。②要将本次研究结果与国内外相关结果进行合理比较。如该文指出"男、女性血脂异常患病率均随着BMI、WC的增加而逐渐升高,与van der Kallen等对腹部肥胖和家族性高脂血症表达关系的研究结果相一致"。③对文章介绍的主要内容进行概括和评价。如该文在讨论中写到"河南农村人群血脂异常患病已相当严重,中心性肥胖比全身性肥胖和血脂异常的关系更为密切"。讨论的最后部分可对文章进行小结,同时也可指出论文的不足和局限性。

第二节 综述的撰写

一、目的和意义

通过介绍某一特定研究的历史背景、前人工作、争论焦点、发展前景,以及综述者对某个问题的看法和评论,帮助读者在较短时间内了解某一研究专题的概况、最新进展和当前急需解决的问题。当学术界对某专题存在争论时,一篇好的综述,可使读者对争论焦点更加清晰。当学术界在某个难题上有新突破或新进展时,一篇好的综述,则可使读者及时了解新知识,掌握新动态。对某疾病作综合叙述系统介绍,可以加深对该病的了解。对年轻的研究者,经常撰写文献综述,可以培养归纳、整理、分析问题的能力,并可系统全面地了解某专题或某疾病的有关问题。在开展某一研究项目前或开题报告前,进行文献综述是一项必不可少的工作,它对保证研究的先进性和获得研究的成功具有重要意义。

二、特点

严格地讲,文献综述属医学情报研究范畴,是医学情报研究成果之一。从广义上讲,写医学文献综述也是一种科研活动,但它的研究对象是文献,而不是医学科学和技术本身;其重点在于运用逻辑方法和统计方法,对广泛收集到的资料进行鉴别、分类、归纳并作系统反映,为科学研究提供参考和借鉴。在撰写综述时,应注意综述写作的以下特点。

1. 综述一般是对他人研究工作的评述,因此,写作前需要有针对性地阅读大量原始文献。

2. 综述不是对原始文献的简单罗列,而是对收集的文献进行归纳整理,去伪存真,客观地、准确地、重点地介绍相关问题。

3. 在评述文献资料时,应该提出自己的见解,并能引经据典地论证自己观点的合理性和可靠性。

4. 提供与本专题有关的参考文献目录。

三、文献来源

文献的来源可分为三种:①一级资料:学术论文、报告书、学位论文、专利说明书、会议论文集等;②二级资料:解说资料(说明书之类)、综述性杂志、文摘杂志、索引杂志、专利公报、手册等;③新闻消息:新闻性杂志、消息和公报等;④图片、照片、辞典、标准等。在撰写综述时,应根据需要,尽可能多地利用各种信息,切忌仅从研究论文中收集信息,从而造成信息偏倚。

四、类型

根据综述方法的不同,可以分为两大类。

1. 叙述性文献综述(narrative review) 为传统的文献综述,是由作者根据特定目的和需要或兴趣,收集有关文献资料,采用定性分析方法,对论文中阐述的研究目的、方法、结果、结论和观点等进行分析和评价,用自己的判断和观点,整理综合成文。因此,收集的文献应充分,文献的取舍或分析评价不应为主观偏爱所左右,否则可能产生误导。

有人曾对传统文献综述采用下列四条原则进行评价:①是否收集了所有的相关研究文献;②是否无偏倚地列出了所有的参考文献;③是否对引用的文献进行了科学的评价;④是否对文献资料进行了恰当的分析和总结。这些原则无论对作者撰写文献综述或对读者阅读与分析评价文献综述的质量和水平,都有重要的参考价值。

2. 系统综述(systematic review)　由专家们采用流行病学严格评价文献的原则和方法,从全面收集检索的文献中筛选出高质量的原始论著,进行定性或定量综合,后者即 Meta 分析从而获得科学可靠的结论,可作为临床决策的重要依据。因此系统综述是高级的综述形式,有较高的参考价值。但作者必须在充分掌握了系统综述的方法学后才能完成。系统综述获得的结论具有一定的权威性,对临床治疗决策具有导向性。

为正确评价系统综述的质量,及时提供高质量的系统综述,有关国家的临床医学专家、生物统计学家、系统综述的专业人员以及临床用户已经联合起来共同成立了一个国际性的组织——Cochrane 协作网,并相继在有关国家成立了 Cochrane 协作中心。Cochrane 协作网产生的系统综述,对临床医学界的重大影响在于:①肯定一些有效的疗法并推广应用;②否定一些无效或有害的疗法并予以抛弃;③发现某些有希望的疗法,但缺乏足够的依据,建议开展进一步的研究,促进了某些重大课题的实施。因此,这种形式的文献综述对临床科学研究及疾病防治实践具有导向性。

五、撰写方法

关于系统综述的撰写方法,因涉及较多的专业知识和较深的医学统计学知识,请参考有关专业书籍,其中 Meta 分析部分见本书第十一章。本章主要介绍叙述性文献综述的撰写方法。

1. 选题　综述的选题来源一般有:①在实际工作或科研工作中发现某方面问题需要归纳。②某一领域近年来研究进展较快,需要综合评价。③与本学科有关的新理论、新技术、新动向。④本人研究的方向和课题。

选题时应注意题目不要过大,越具体越容易收集文献,也越容易写深写透。如选题"肺癌治疗的研究进展",写作内容则要包括肺癌的手术治疗、化学治疗、中医治疗以及支持疗法等有关内容,涉及面较广,较难突出重点。若选择"肺癌手术治疗的研究进展"或"肺癌免疫治疗的回顾与现状",则较为具体。作者容易写清楚,读者也容易掌握其传递的主要信息。

2. 收集文献　根据确定的综述题目和综述的目的,确定重要的检索问题,选定相关的主题词,充分利用检索工具,广泛收集有关文献。此外,还可利用期刊杂志每年最末一期附录的文题索引、专著或教科书以及其中的有关参考文献等作为文献综述的信息资源。选择文献应先看近期的,后看远期的,在广泛阅读资料的基础上,多次深入阅读几篇具有代表性和权威性的文章。必须找到原文阅读,在阅读过程中,做好读书笔记或卡片,为下一步的写作做好准备。

3. 整理资料　综述不是众多文献资料的堆积,而是在作者掌握一定数量的资料后,先把文献归类,从中选出有意义的资料,舍弃一些意义不大的内容后,然后列出文献综述的书写提纲,如确定前言写什么、中心部分分几个大标题、下面又有几个分标题、应介绍什么内容，使文献大体有个轮廓，最后根据提纲进行写作。

4. 写作格式和内容　综述的正文应包括以下内容：

（1）引言（前言）部分：首先要交代本文立题依据和综述目的，介绍有关概念或定义和讨论范围并介绍综述问题的现状、存在问题、争论的焦点和发展趋势等。前言主要起到概括和点明主题的作用，使读者对综述有一个初步了解。前言不宜过长，文句简练、重点突出。

（2）中心部分：这部分内容主要包括提出问题、分析问题和解决问题的过程。通过比较不同文献所提供的信息，结合自己阅读文献的体会和对被综述问题的了解，最好能结合作者自己的研究成果，从不同角度阐明有关问题的历史背景、现状、争论焦点或存在问题、发展方向和解决办法等。这一部分无固定的写作格式，一般由作者按列出的提纲逐项叙述。写作时，内容要紧扣主题，要引用文献资料来帮助说明问题，引文资料的选择要有理论和实际意义，要突出创新的内容。引用他人资料不可断章取义，更不能歪曲原作精神，要尊重别人的工作。论述问题切忌片面，对有争论的观点，一般习惯上将肯定的意见放在前面，否定的意见放在后面。作者可结合自己的认识、体会和工作经验对某一观点表示认同、支持，或表示怀疑、反对。

（3）小结：这一部分要对本文的内容扼要概括地作出总结，应注意与前言部分相呼应。对中心部分论述的问题、目前存在的问题和今后的研究方向，作者应提出自己的观点和见解。对有争议的观点，作者应表明自己的观点，但用词要恰如其分和留有余地。

（4）参考文献：参考文献是综述的重要组成部分。参考文献按文中出现的顺序分别列出，正文内的编号应与列出的参考文献序号一致，以便读者查阅。所列文献的数目不同杂志有不同的要求，目前一般中文医学杂志要求 20 篇左右。

综述初稿完成后，要反复修改，最好请有关专家和同行审阅，进行补充、修正，力求概括完整，论述准确。

第三节　论文和综述的评价

论文和综述评价的实质是运用科学的方法和标准，判断论文的价值、意义以及欠缺等。掌握论文评价方法不但对临床医学知识发展和更新具有重要意义，而且可提高临床研究质量、加深对新知识的理解、促进研究结果在实践中的应用，并为新的研究提供重要依据。

概括的说，对学术论文进行评价是一个复杂的脑力活动过程，评价的深度和质量受评价者经验和水平制约。遵循由浅入深的规则，要求评价者首先能够读懂和理解公开发表的研究报告，然后通过对研究过程进一步的理解和技巧的掌握，进行更深入、全面和恰当的评价。在具体实施上，首先应从论文摘要开始，通读全篇，对文中描述的各个部分进行深入分析和仔细审查。

1. 评价研究问题　需要明确：①研究者是否提出了研究问题；②提出的研究问题是否合理；③研究问题的来源如何。

2. 评价研究目标　需要明确：①研究者试图完成那些研究目标；②这些研究目标是否具体可行。

3. 审查文献回顾部分　需要明确：①与该文的相关研究是否被回顾和描述；②研究中是否对文献进行了评价；③是否描述了文献对所研究问题的价值和文献中的空白之处。

4. 评价研究假设　需要明确：①是否提出了研究假设；②假设的理论依据（假设的科学性）如何；③假设的创新性如何。

5. 评价样本和抽样方法　需要明确：①总体和样本是否被清楚的描述；②抽样方法是否合理可行，样本的纳入标准和排除标准是什么；③是否描述了样本大小的确定依据和样本的主要特征；④如何获得样本的知情同意。

6. 评价研究设计　需要明确：①为得到文中所列出的资料，试验设计的选择是否最为恰当，是否可选择更严密或更高效的设计方法；②该设计是否为达到研究目标或验证假设提供了有效途径；③如果设计中有干预措施，该干预是否被详细地描述；④如果设立了对照组，对照设立的是否合理；⑤如果没有设立对照，是什么困难，它对研究结果的影响如何；⑤设计是否在逻辑上与抽样方法和统计分析方法相关。

7. 评价测评工具　需要明确：①指标测量方法是否被详细描述；②测评方法或工具的信度和效度如何。

8. 评价资料收集过程　需要明确：①对资料的收集过程是否描述清楚；②收集资料的方法是否适合此研究；③是否对资料收集的质量控制（如培训调查员，开展预调查等）进行了描述。

9. 评价统计分析过程　需要明确：①统计分析过程是否适合于所收集资料的类型。②统计描述是否正确，例如应该用中位数的资料，不能使用算术均数等。③论文结果是否使用了统计推断，若未使用，是否有充分的理由。④是否使用了参数统计方法，如果是，是否对参数统计的条件（如正态性、方差齐性等）做了检验；如果用了非参数统计，是否应该用更有力的参数统计。⑤统计结果表达是否便于理解，是否使用表格总结大量的统计资料，表格制作是否规范、清晰，表中的信息与文字描述是否一致，表中信息是否与文字重复。

10. 评价讨论部分　需要明确：①是否讨论了所有重要的结果，结论与结果是否一致；②对结果的讨论是否与研究目的或假设有关；③对结果的解释是否准确、深入，有无偏倚；④是否将本次研究结果与相似研究做了联系和比较；⑤是否对研究中存在的偏倚和不足之处加以指明；⑥对研究方法是否提出了改进建议，对今后的研究是否给予了适当建议，建议是否合理和充分。

由上可知，对学术论文评价，不仅依赖于评价者的知识、经验和学术视野，也与评价者的分析能力、综合及概括能力密切相关。这些能力的培养应该是一个长期的过程，因此对临床研究者而言，必须在平时就要注意培养这些能力，从而不断提高自己阅读和撰写临床科研论文的能力。

（刘　沛）

主要参考文献

1. Merrill RM. Introduction to Epidemiology, 5th ed. Boston: Jones and Bartlett Publishers, 2010.
2. Koepsell TD, Weiss NS, eds. Epidemiologic Methods: Studying the Occurrence of Illness. New York: Oxford University Press, 2003.
3. 李锐, 卢伟, 贾伟平, 等. 上海市 2 型糖尿病患病情况现状调查. 中华医学杂志 2006; 86: 1675-1680.
4. 王家良主编. 临床流行病学——临床科研设计、测量与评价. 第3版. 上海: 上海科技出版社. 2009. 12.
5. 王家良主编. 循证医学. 北京: 人民卫生出版社, 2005.
6. W. Ahrens, I. Pigeot. Handbook of Epidemiology. Copyright Springer-Verlag Berlin Heidelberg. 2005.
7. 翟俊霞, 王丹, 牟振云, 等. Meta 分析中的偏倚分析[J]. 河北医药, 2009, 31(23): 3413-3414.
8. 李河, 麦劲状, 方积乾, 等. Meta 分析中漏斗图的绘制[J]. 循证医学, 2007, 7(2): 101-106.
9. 孙振球, 王乐三主编. 医学综合评价方法及其应用. 北京: 化学工业出版社.
10. 王德任, 刘鸣, 吴波, 等. 丁苯酞治疗急性缺血性卒中随机对照试验的系统评价. 中国循证医学杂志, 2010, 10(2): 189~195.
11. 王建华主编. 流行病学. 人民卫生出版社. 第6版, 北京: 2006年.
12. 方积乾主编. 医学统计学与电脑实验. 第2版. 上海: 上海科学技术出版社, 2001.
13. 孙振球主编. 医学综合评价方法及其应用. 北京: 化学工业出版社. 2006年.
14. 王蓓主编. 临床流行病学. 南京东南大学出版社. 2004年.
15. 陈洁主编. 临床经济学. 上海: 上海医科大学出版社, 1999.
16. 王家良主编. 临床流行病学. 第3版. 北京: 人民卫生出版社, 2008.
17. 李士雪主译. 卫生保健项目经济学评价方法. 北京: 人民卫生出版社, 2008.
18. Anita Patel, Marta Buszewicz, Jennifer Beecham, Mark Griffin, Greta Rait, Irwin Nazareth, Angela Atkinson, Julie Barlow, Andy Haines. Economic evaluation of arthritis self management in primary care. BMJ 2009; 339: b3 532 doi: 10. 113, 6/bmj. b3 532.
19. 威廉·科克汉姆. 医学社会学. 北京: 华夏出版社, 2000.
20. F. D. 沃林斯基. 健康社会学. 北京: 社会科学文献出版社, 1999.
21. Berkman L, Kawachi. Social Epidemiology[M]. Oxford: Oxford University Press, 2000.
22. 风笑天主编. 社会学研究方法. 北京: 中国人民大学出版社, 2001. 3.
23. 谭红专. 现代流行病学. 第2版. 北京: 人民卫生出版社, 2008.
24. 王蓓. 临床流行病学. 南京: 东南大学出版社, 2004.
25. 王家良, 王滨有主编. 临床流行病学. 北京: 人民卫生出版社, 2008.
26. http://www.nsfc.gov.cn.